中国医学临床百家·病例精解

首都医科大学附属北京妇产医院

胎儿医学相关疾病 病例精解

主　编　王　欣

副主编　邹丽颖　侯　磊　姜海利

科学技术文献出版社
SCIENTIFIC AND TECHNICAL DOCUMENTATION PRESS
·北京·

图书在版编目（CIP）数据

首都医科大学附属北京妇产医院胎儿医学相关疾病病例精解 / 王欣主编. —北京：科学技术文献出版社，2022. 1

ISBN 978-7-5189-8743-6

Ⅰ. ①首…　Ⅱ. ①王…　Ⅲ. ①胎儿疾病—病案—分析　Ⅳ. ① R714. 5

中国版本图书馆 CIP 数据核字（2021）第 262267 号

首都医科大学附属北京妇产医院胎儿医学相关疾病病例精解

策划编辑：袁婴婴　责任编辑：帅莎莎　袁婴婴　责任校对：文　浩　责任出版：张志平

出　版　者　科学技术文献出版社
地　　　址　北京市复兴路15号　邮编　100038
编　务　部　（010）58882938，58882087（传真）
发　行　部　（010）58882868，58882870（传真）
邮　购　部　（010）58882873
官 方 网 址　www. stdp. com. cn
发　行　者　科学技术文献出版社发行　全国各地新华书店经销
印　刷　者　北京虎彩文化传播有限公司
版　　　次　2022 年 1 月第 1 版　2022 年 1 月第 1 次印刷
开　　　本　787×1092　1/16
字　　　数　220千
印　　　张　21
书　　　号　ISBN 978-7-5189-8743-6
定　　　价　148.00元

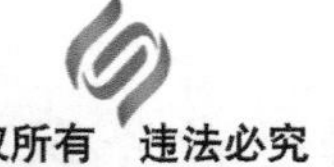

编委名单

主　编　王　欣

副主编　邹丽颖　侯　磊　姜海利

编　委（按姓氏拼音排序）

侯　磊　姜海利　刘丽恒　王　欣　邢　宇

张亚伟　赵　蓉　周士平　邹丽颖

主编简介

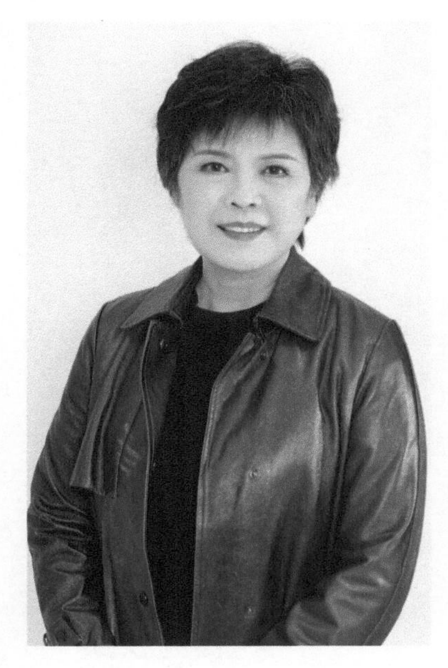

王欣　主任医师，教授，博士生导师。首都医科大学附属北京妇产医院围产医学部副主任（主持工作）、产一科主任。兼任中华医学会围产医学胎儿学组委员、中国妇幼保健学会母胎医学分会常务委员、中国妇幼保健协会双胎妊娠专业委员会委员、中华预防医学会出生缺陷预防与控制专业委员会出生缺陷咨询学组成员、北京医学会围产医学分会委员，且被遴选为北京健康科普专家。

从事妇产科临床工作多年，主持过多项省部级科研项目，多次成功抢救羊水栓塞、重度子痫前期、产后大出血、穿透性胎盘植入等产科危重症患者。对于子痫前期的预测、识别和处理有丰富的临床经验。在临床中率先开展了胎儿医学工作，是北京妇产医院产前诊断中心的主要创建者之一。2007 年开展了首例胎儿宫内输血治疗，以及白化病胎儿镜诊断、双胎输血的激光凝结、复杂双胎的射频减胎、胎儿体腔积液的宫内引流等。对早产的预防和治疗进行临床研究，提出了对短宫颈的个性化管理思路。

前 言

胎儿医学是一门综合学科，囊括了产前诊断、影像医学、产科学、儿科学、外科学、内分泌、组织胚胎、生物、生化，以及检验、医学伦理等学科，其临床特点复杂多样，表现为不同疾病可能会有相同的临床表现，而同一种疾病又可能会有不同的临床表现。因此，每一例胎儿医学病例的诊断和治疗都是多学科知识的融合，需要多学科的积极配合和合作。

虽然近年来胎儿医学有了飞速发展，但依然有很多医生对胎儿医学的病例诊断和转归存在疑惑，对于病例的诊断流程、预后评估、治疗方法及相关咨询策略渴望得到全面系统的学习。本书即结合当前大家所需收集了共 40 余例经典、疑难胎儿疾病病例，每个病例从诊断、预后评估、宫内治疗、出生后治疗，到疾病相关咨询策略都进行了细致地阐述，涵盖了胎儿头颈部、神经系统、心血管系统、腹部（脐带）、泌尿生殖系统、骨骼、染色体异常、代谢性疾病及复杂性多胎妊娠等病例，希望通过本书的出版能为广大临床医生提供极具实用价值的参考和借鉴。

最后，非常感谢各位参编者的积极参与和辛勤付出。由于医学是一门不断发展和进步的学科，以及编者水平有限，书中难免有纰漏之处，欢迎各位读者向我们提出宝贵意见。

王欣

目　录

第一篇 胎儿头颈部异常

001 唇腭裂

病历摘要

孕妇，32 岁，已婚中青年女性，主因“停经 18^+ 周，发现胎儿畸形 3 周”入院。

孕妇平素月经规律，6/（27 ～ 30）天，月经量中，无痛经，末次月经 2018 年 6 月 21 日，预产期 2019 年 3 月 28 日。停经 37 天查尿 hCG 阳性，早期少量阴道出血，口服药物保胎治疗。根据孕早期超声核对孕周无误。孕 11^+ 周行超声示颈项透明层（nuchal translucency，NT）1.2 mm，胎儿膀胱直径 5.7 mm，建议 2 周后复查。孕 15^+ 周行超声检查示胎儿膀胱大

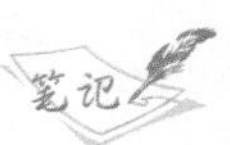

小 1.5 cm × 0.9 cm，略呈葫芦状，胎儿上唇有回声缺失，胎儿心脏四腔心切面似可见室间隔回声缺失。孕妇转至产前诊断中心就诊。孕期无上呼吸道感染病史及症状，规律服用叶酸。2018 年 10 月 16 日 B 超示双顶径（biparietal diameter，BPD）3.9 cm，股骨长（femurl ength，FL）2.2 cm，腹围（abdominal circumference，AC）11.7 cm，羊水容量（amniotic fluid volume，AFV）4.4 cm，胎位臀位，胎心、胎动可见，胎盘位于后壁，似见胎儿上唇侧一回声缺失，鼻尖软组织突出，胎儿心脏室间隔上部回声薄弱，胎儿膀胱大小约 1.7 cm × 0.4 cm，呈葫芦状。超声提示：胎儿唇腭裂可能性大，喙鼻？胎儿膀胱增大（巨膀胱？）。染色体检查未见核型异常及致病片段改变。门诊以“孕 1 产 0 孕 18^+ 周，胎儿多发畸形”收入院。

体格检查：孕妇一般情况好，T 36.5 ℃，P 78 次 / 分，BP 115/78 mmHg。心脏听诊律齐，无杂音；肺部听诊呼吸音清，无异常。肝、脾肋下未触及，腹部膨隆，宫高平脐，胎心 140 bpm，无宫缩，估计胎儿大小 230 g。

诊断：孕 1 产 0 孕 18^+ 周，胎儿多发畸形（唇腭裂）。

妊娠结局：鉴于产后唇裂伴或不伴腭裂（cleft of lip with or without palate，CL/P）修复手术结果极好，目前宫内矫正收益甚微。胎儿诊断为口裂畸形后，不需要改变母亲的产前或产时诊疗。应在能满足新生儿治疗需求的医院分娩，并根据产科指征选择分娩方式。产后患儿情况如图 1-1 所示。

笔记

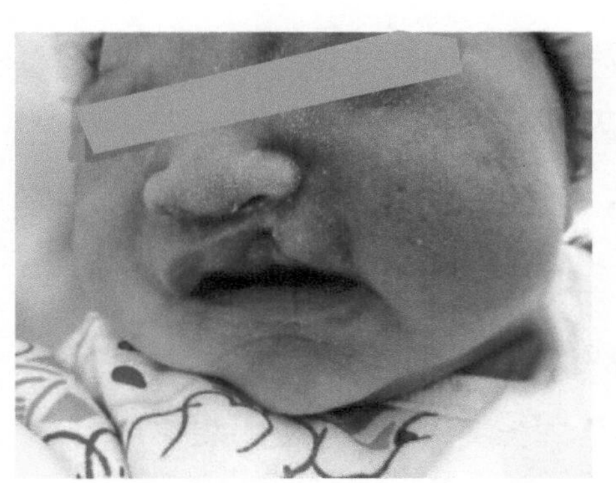

图 1-1　随访产后患儿见口裂畸形

病例分析

1. 发病率

目前已报道的口裂畸形患病率因国家、确诊方法和分类而异。2007—2011 年，美国国家出生缺陷防治网络报道的口裂（CL/P 和腭裂）患病率约为 14.5/10 000 活产儿（每 690 次分娩中有 1 例）：单纯唇裂患病率为 3.1/10 000 活产儿，唇腭裂患病率为 5.6/10 000 活产儿，单纯腭裂患病率为 5.9/10 000 活产儿。由此可见，美国诊断为唇裂的新生儿中约 1/3 为单纯唇裂，2/3 为唇腭裂。

2. 病因

口裂畸形多为非综合征性。不过，约 30% 的 CL/P 和 50% 的腭裂为综合征性。

非综合征性口裂的遗传学机制较复杂，涉及基因 – 基因、基因 – 环境相互作用。在基因方面，现已发现了 30 多种候选基因，但总体而言，这些基因只占非综合征性病例的相对小部

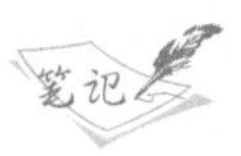

分。约10%的表面非综合征性口裂畸形患者存在与综合征性口裂相关的基因变异，提示两者的遗传学病因存在重叠。影响因素主要包括：药物（如抗癫痫药物、叶酸拮抗剂甲氨蝶呤）、吸烟、叶酸缺乏、母亲肥胖、羊膜带序列征等。

综合征性病例，约30%的CL/P和50%的腭裂由综合征造成，可能与单基因变异或某个基因组区域缺失/重复[拷贝数变异（copy number variant，CNV）]有关。

3. 诊断方法

主要以影像学诊断为主。在超声能清晰显示胎儿面部软组织时才能对CL/P进行可靠诊断，即妊娠13～14周通过腹部超声诊断，采用经阴道超声则略早些。单纯腭裂很少在产前发现，对小颌畸形和羊水过多的胎儿应考虑，可借助胎儿MRI评估。

4. 诊断依据

因为口裂畸形合并其他畸形的胎儿有着较高的染色体异常发生率，所以超声检查显示有这些表现后应进行羊膜腔穿刺术微阵列检查。检查结果有助于确定是否终止妊娠，以及新生儿分娩后的治疗安排。可通过无创产前筛查常见的三体异常。虽然不伴其他畸形的口裂儿很可能是整倍体，但考虑到产前超声可能漏检伴发畸形，我们还是会为此类患者行微阵列检查。

5. 疾病特点

（1）唇裂：口腔颌面部常见的先天性畸形，孕早期常见的面部畸形，发生率约为1∶1000。正常的胎儿，在第5周以后一些胚胎突起逐渐互相融合形成面部，如未能正常发育便可发生畸形，其中包括唇裂。孕13～14周经腹部超声可较准确地

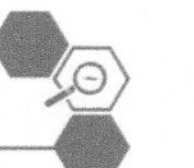

诊断唇腭裂。

（2）唇腭裂：口腔颌面部最常见的先天性畸形，平均每 600 ～ 1000 个婴儿中就有 1 个患唇腭裂。唇腭裂不仅严重影响面部美观，还因口、鼻腔相通，直接影响发育，经常招致上呼吸道感染，并发中耳炎。小孩因吮奶困难导致明显营养不良，会给儿童和家长的心理造成严重的创伤。

根据硬腭和软腭部的骨质、黏膜、肌层的裂开程度及部位，唇腭裂可分为以下几类。

①软腭裂：仅软腭裂开，有时只限于腭垂，不分左右，一般不伴唇裂，临床上以女性比较多见。

②不完全性腭裂：亦称部分腭裂，软腭完全裂开伴部分硬腭裂，有时伴发单侧不完全唇裂，但牙槽突常完整，本型也无左右之分。

③单侧完全性腭裂：裂隙自腭垂至切牙孔完全裂开，并斜向外侧直抵牙槽突，与牙槽裂相连，健侧裂隙缘与鼻中隔相连，牙槽突裂有时裂隙消失仅存裂缝，有时裂隙很宽，常伴发同侧唇裂。

④双侧完全性腭裂：常与双侧唇裂同时发生，裂隙在前颌骨部分，各向两侧斜裂，直达牙槽突，鼻中隔、前颌骨及前唇部分孤立于中央。

6. 咨询和转诊

超声检查推定诊断为单纯 CL/P 或单纯腭裂的胎儿母亲须知：产前评估可能无法检出所有异常，一般无法检出认知缺陷和视听方面的感觉缺陷。例如，一项研究发现，经详细超声检查而推定诊断为单纯性 CL/P 的胎儿中近 1/5 出生时还存在其

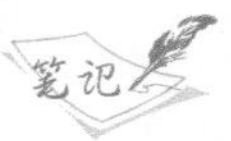

他畸形。转至遗传学专家处有助于探讨已行遗传检测的结果和意义、综合征性和非综合征性病因的可能性，以及是否选择其他产前 / 产后基因检测及其效用。也可请多学科会诊，以帮助患方做出对患儿最有利的知情决策。

7. 诊疗计划

唇腭裂与 400 多种单基因遗传性疾病有关。对唇腭裂病例，应获取详细的家族史，父母双方应检查是否存在腭垂裂、牙齿缺失等。唇腭裂患儿出生时应接受全面的体格检查和遗传学检测。

孕期应请有经验的超声科医师进行全面的产前筛查，以排除其他畸形的可能。一旦确诊面裂，尤其是伴有其他畸形时，需做产前核型检测。13- 三体综合征中口面裂（尤其是正中裂）的发病率为 75%，18- 三体综合征中为 15%，唐氏综合征中为 1.5%，正常核型中为 0.15% ～ 0.19%。通常在明确核型后，需要进一步采用荧光原位杂交技术或微阵列比较基因组杂交技术在分子细胞遗传学水平检测有无 22 号染色体微缺失，以排除 Digeorge 综合征和 Shprintzen 综合征。由于新生儿出生后可能需要一系列手术治疗，因此确定有无异常核型对决定是否继续妊娠有重要意义。

病例点评

1. 唇腭裂病因复杂，伴或不伴染色体异常。

2. 诊断主要依据影像学诊断。

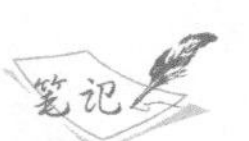

3. 复杂畸形增加胎儿染色体异常风险，但也有些病例，患

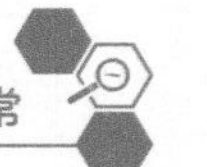

儿染色体分析未见异常。

4. 本病例妊娠早期（孕 11 周）超声即提示胎儿膀胱增大，4 周后复查，确诊巨膀胱同时，发现唇裂、室间隔缺损。

5. 及时转诊到产前诊断中心，进行介入性产前诊断。

6. 胎儿巨膀胱、双侧唇裂、可疑室间隔缺损。从临床表现看，18- 三体风险极大，但经介入性产前诊断，未见胎儿染色体异常，说明“先天疾病多种原因同一表现，以及不同表现，原因相同”的复杂性。

7. 当发现胎儿畸形时，应在胎儿结构影像学诊断同时，进行遗传学诊断。

参考文献

1. MAI C T，CASSELL C H，MEYER R E，et al. Birth defects data from population-based birth defects surveillance programs in the United States，2007 to 2011：highlighting orofacial clefts. Birth Defects Res A Clin Mol Terato，2014，100（11）：895-904.
2. SHI M，WEHBY G L，MURRAY J C. Review on genetic variants and maternal smoking in the etiology of oral clefts and other birth defects. Birth Defects Res C Embryo Today，2008，84（1）：16-29.
3. BASHA M，DEMEER B，REVENCU N，et al. Whole exome sequencing identifies mutations in 10% of patients with familial non-syndromic cleft lip and/or palate in genes mutated in well-known syndromes. J Med Genet，2018，55（7）：449-458.
4. MAARSE W，BERGÉ S J，PISTORIUS L，et al. Diagnostic accuracy of transabdominal ultrasound in detecting prenatal cleft lip and palate：a systematic review. Ultrasound Obstet Gynecol，2010，35（4）：495-502.

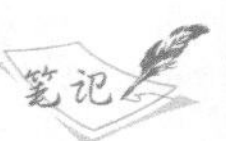

5. VAN DER HOEK-SNIEDERS H E M，VAN DEN HEUVEL A J M L，VAN OS-MEDENDORP H，et al. Diagnostic accuracy of fetal MRI to detect cleft palate：a meta-analysis. Eur J Pediatr，2020，179（1）：29-38.
6. GILLHAM J C，ANAND S，BULLEN P J. Antenatal detection of cleft lip with or without cleft palate：incidence of associated chromosomal and structural anomalies. Ultrasound Obstet Gynecol，2009，34（4）：410-415.
7. OFFERDAL K，JEBENS N，SYVERTSEN T，et al. Prenatal ultrasound detection of facial clefts：a prospective study of 49，314 deliveries in a non-selected population in Norway. Ultrasound Obstet Gynecol，2008，31（6）：639-646.
8. CHMAIT R，PRETORIUS D，MOORE T，et al. Prenatal detection of associated anomalies in fetuses diagnosed with cleft lip with or without cleft palate in utero. Ultrasound Obstet Gynecol，2006，27（2）：173-176.

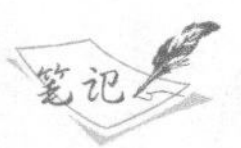

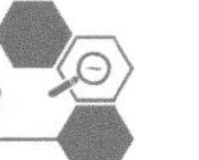

002 无眼畸形

病历摘要

孕妇，27 岁，孕 2 产 0，主因“停经 25^+ 周，发现胎儿畸形 1^+ 周”入院。

孕妇平素月经规律，7/（33 ～ 34）天，月经量中，无痛经，末次月经 2019 年 2 月 2 日，预产期 2019 年 11 月 11 日。停经 2 周曾服用布洛芬止痛。患者于停经 40 天查尿 hCG 阳性，根据早孕期 B 超，核对孕周无误。孕 8 周因阴道出血就诊于门诊，口服黄体酮及保胎无忧治疗后好转。孕 4 个月自觉胎动至今，孕期行唐氏筛查低风险，血压、血糖正常。孕 23 周 B 超（图 1-2）发现胎儿畸形（胎儿右眼异常，无眼畸形可能，胎儿左肾未显示，胎儿股骨长小于相应孕周），于门诊行羊水穿刺查染色体核型、微缺失，检查结果显示染色体未见异常。胎儿 MRI 检查结果显示：单胎妊娠，臀位。胎儿左肾区未见明确正常肾脏结构，左中腹可疑肾脏结构，考虑左侧异位肾不除外，胎儿右眼球未见明确正常显示，胎儿股骨长小于相应孕周，现为引产收入院。

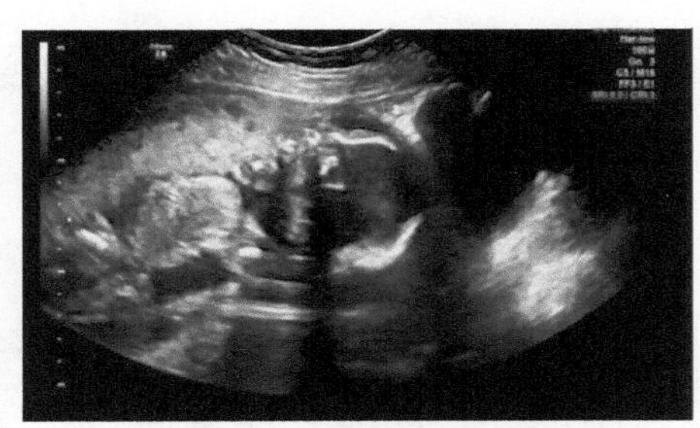

图 1-2　胎儿头部超声

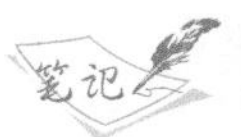

体格检查：患者一般情况好，T 36.0℃，P 90 次 / 分，BP 110/70 mmHg。心脏听诊律齐，无杂音；肺部听诊呼吸音清。肝、脾肋下未触及，腹围 98 cm，无宫缩，胎心 150 bpm。

主要诊断：孕 2 产 0 孕 25^+ 周头位、胎儿畸形（右眼无眼、左侧异位肾）。

妊娠结局：入院后行羊水穿刺 + 利凡诺羊膜腔内注射术，术后 1 天流产一男婴，流产儿左眼窝饱满，右眼睑未能分开，触诊右眼窝空虚，双侧股骨长度均为 6.5 cm。

病例分析

1. 临床讨论

无眼畸形、小眼畸形和眼组织缺损代表着一类眼睛发育畸形。无眼畸形是指眼眶内的眼组织缺失，完全没有眼球各部分的组织结构，部分眼附属器和眼睑可表现为正常。小眼畸形包括形态、体积、结构的畸形，是指眼球的全轴长小于该年龄段正常均值 2 个标准差。无眼和小眼畸形等眼睛发育畸形可单一发病，也可以是某综合征的一部分。国外有文献报道小眼和无眼畸形的发生率分别为 14/100 000 和 3/100 000。

目前无眼和小眼畸形的发病机制仍为未知。约 10% 的患者存在染色体异常，它的发生与遗传、基因突变、环境因素及未知因素有关。高危因素包括孕妇的年龄超过 40 岁、多胎妊娠、新生儿出生体重低和小于胎龄儿。

产前超声诊断对发现胎儿眼部畸形具有重要的临床价值。如果发现眼部发育畸形，常伴随其他解剖学异常，因此需要特

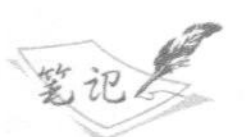

别关注胎儿其他解剖学改变。与染色体异常和单基因遗传病密切相关。建议行染色体核型分析，如果出现双侧无眼畸形，建议行染色体分析，了解有无 *SOX2* 基因突变。建议医学遗传学家和小儿眼科医师共同进行评估并给患者提供产前咨询。

疾病的发展依赖于眼部畸形的严重程度，以及有无合并其他异常。再发风险依赖于有无综合征。

眼发育异常中最严重的就是无眼畸形，另外小眼畸形是眼发育异常的一种，眼组织缺损病情较轻。小眼畸形（microphthalmia）、无眼畸形（anophthalmia）和先天性眼组织缺损（congenital defect of ocular tissue）三者合称为 MAC，经常表现为多发畸形综合征中的一部分。眼睛来源于 3 个胚层，神经外胚层构成视囊泡，神经嵴细胞迁移至发育中眼的前房，外胚层构成眼的晶状体基板。神经外胚层和中胚层参与眼裂的构成。细胞和组织类型的多样性导致眼睛畸形的表型呈多样性。在正常的眼睛发育中，胚胎眼裂在着床后 33 ～ 44 天关闭。如果组织没有融合，就会导致神经外胚层和视色素层（葡萄膜）异常，这样就会出现眼缺损。眼色素层的缺失常常与小眼畸形和小角膜有关。先天性的囊状眼是由于视囊泡迁移失败导致的畸形。小眼畸形是由眼生长和发育停止引起的。出生时眼睛的最大直径小于 15 mm 可诊断为小眼畸形。正常新生儿出生时眼睛直径通常是 16 ～ 19 mm。无眼畸形是妊娠 2 ～ 3 周原始视泡的早期内卷和发育失败的结果。在无眼畸形中因为非神经外胚层结构通常是正常的，所以，其眼眶、眼睑、眼睫毛、泪器、结膜和眼外肌通常都是正常的。视神经束和囊泡开始发育正常，但是后来变性，可导致严重的小眼畸形。

2. 诊疗策略

本病诊断依赖于临床超声检查，最关键需要解决的问题是眼部缺陷是孤立的还是某综合征的一部分，以及是否合并有其他异常。如果是孤立发生的，了解其家族史很重要，如其家庭其他成员是否发病。许多染色体异常都合并先天性畸形综合征，眼部畸形就是其中表现之一，还有其他如 21- 三体、18- 三体、13- 三体、CHARGE 综合征等。MAC 可能是某些药物、电离射线或者病毒感染导致的，也有可能是单基因的多发性先天性畸形综合征，包括 Walker-Warburg 综合征、Fraser 综合征、Meckel-Gruber 综合征、Lenz 综合征等。MAC 还可能是脑部肿瘤或者脑膨出在发育时期压迫眼睛所致，应注意对胎儿颅脑结构的检查。

病例点评

随着超声和 MRI 的发展，越来越多的出生缺陷在胎儿期被发现。该病例为胎儿无眼畸形，孕 23 周时由 B 超发现，并且提示合并胎儿左肾缺如可能。在发现胎儿异常后，积极进行羊水穿刺查染色体核型、微缺失检查。为进一步明确胎儿情况，随后进行胎儿 MRI，结果提示胎儿左肾区未见正常肾脏结构，左中腹可疑肾脏结构，考虑左侧异位肾可能，但胎儿右眼球仍未见正常显示。据此诊断基本明确，与孕妇及家属沟通后，要求终止妊娠。

（1）患者染色体回报：羊水细胞培养染色体检查结果未见异常。

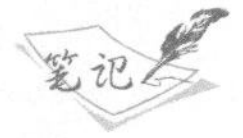

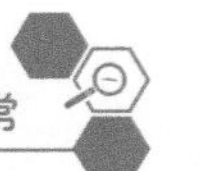

（2）病理回报：①未成熟性胎儿：孕 25^{+} 周，体重 830 g，身长 38 cm，符合平均孕龄。②胎儿右眼发育异常：先天性无眼症。③双肺：双肺肺泡膨胀，羊水吸入，灶性肺泡不规则囊性扩张，部分肺泡间隔宽，间质散在淋巴细胞浸润，少量肺泡腔见蛋白液，病变呈间质性肺炎改变。④心脏发育未见异常：主动脉弓、肺动脉及其分支未见发育异常；心肌纤维混浊肿胀，心内膜局灶性增厚，呈弹力纤维增生症改变。⑤肝脏：肝小叶及汇管区结构清楚，肝细胞混浊肿胀；髓外造血。⑥双肾：左肾发育异常，左肾盆腔异位；皮、髓质结构清楚，肾小球及其所属肾单位结构清楚；肾小管上皮细胞混浊肿胀，间质血管丰富并扩张。⑦脉络丛疏松、水肿，血管扩张淤血。⑧脑组织水肿。⑨其余脏器均见不同程度组织自溶。

参考文献

1. 唐晓军 . 无眼和小眼畸形的研究和治疗进展 . 中国美容医学，2010，19（8）：1259-1260.
2. 朱军，王艳萍，周光萱 . 1988 ~ 1992 年全国无眼及小眼畸形的监测 . 中华眼科杂志，2000（2）：141-144.
3. MORRISON D，FITZPATRICK D，HANSON I，et al. National study of microphthalmia，anophthalmia，and coloboma（MAC） in Scotland：investigation of genetic aetiology. J Med Genet，2002，39（1）：16-22.
4. CAMPBELL H，HOLMES E，MACDONALD S，et al. A capture-recapture model to estimate prevalence of children born in Scotland with developmental eye defects. J Cancer Epidemiol Prev，2002，7（1）：21-28.
5. 葛坚 . 眼科学 . 2 版 . 北京：人民卫生出版社，2010.

6. SHAW G M, CARMICHAEL S L, YANG W, et al. Epidemiologic characteristics of anophthalmia and bilateral microphthalmia among 2. 5 million births in California, 1989-1997. Am J Med Genet A, 2005, 137 (1): 36-40.

7. KÄLLÉN B, ROBERT E, HARRIS J. The descriptive epidemiology of anophthalmia and microphthalmia. Int J Epidemiol, 1996, 25 (5): 1009-1016.

8. FORRESTER M B, MERZ R D. Descriptive epidemiology of anophthalmia and microphthalmia, Hawaii, 1986-2001. Birth Defects Res A Clin Mol Teratol, 2006, 76 (3): 187-192.

9. 邓芳，许玉敏 . 产前超声诊断胎儿眼部畸形价值 . 中华实用诊断与治疗杂志，2013，27（8）：796-797.

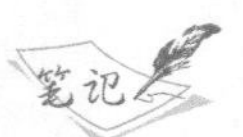

003　梨状窝瘘

病历摘要

孕妇，28岁，首次妊娠，2018年11月7日主因“停经 39^+ 周，规律腹痛 2^+ 小时”入院。

孕妇平素月经规律，6/28天，月经量中，无痛经，末次月经2018年2月5日，预产期2018年11月12日。患者于停经30天查尿常规hCG阳性，早期无阴道出血，孕4个月自觉胎动至今，根据孕早期超声，核对孕周无误，孕期行唐氏筛查低风险，血糖、血压正常，孕30周查B超示胎儿颈部囊性回声，MRI提示胎儿左颈部类圆形囊性占位，考虑良性病变，口底表皮囊肿待排，下生殖道B族链球菌携带，孕 39^+ 周，下腹阵发性疼痛 2^+ 小时，无阴道出血及流液，急诊查宫口开2 cm，宫颈消失，入产房待产。

辅助检查：以超声和MRI为主。

（1）2018年5月7日孕12周B超：NT 1.4 cm。

（2）2018年7月17日孕 23^{+1} 周B超：筛畸超声未提示异常。

（3）2018年9月4日孕 30^{+1} 周B超（图1-3）：胎儿颈部偏左可见一囊性回声，范围约2.7 cm × 1.4 cm × 1.6 cm，边界清，形态欠规则，内透声好，CDFI未见明显血流信号，观察20分钟后，大小及形态无明显改变。

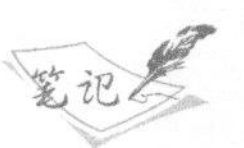

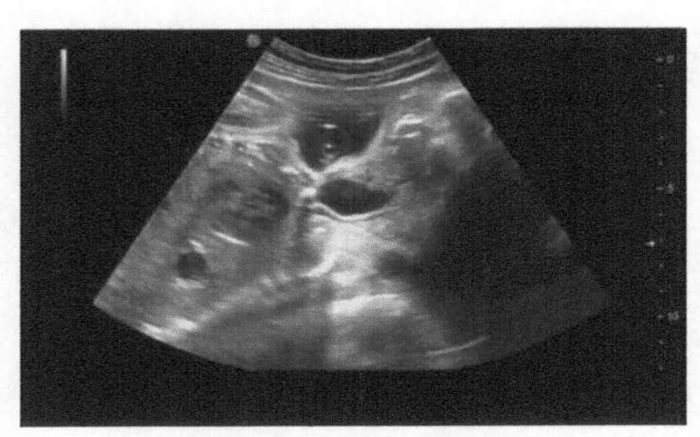

图 1-3 孕 30^{+1} 周超声

（4）2018 年 9 月 30 日孕 32^{+6} 周 B 超：胎儿脊柱左前方可见一囊性回声，范围约 2.9 cm × 2.2 cm × 1.1 cm，边界清，形态欠规则，内透声好，CDFI 未见明显血流信号。

（5）2018 年 10 月 11 日孕 35^{+3} 周 B 超：胎儿脊柱左前方可见一囊性回声，范围约 3.0 cm × 2.2 cm × 1.1 cm，边界清，形态欠规则，内透声好，颈动脉受压左移，CDFI 未见明显血流信号。提示：胎儿颈部囊性肿物（甲状舌管囊肿可能，鳃裂囊肿不除外）。

（6）2018 年 10 月 25 日孕 37^{+3} 周 B 超：胎儿脊柱左前方可见一囊性回声，范围约 2.7 cm × 1.5 cm × 1.1 cm，边界清，形态欠规则，内透声好，颈动脉受压左移，CDFI 未见明显血流信号。提示：胎儿颈部囊性肿物（甲状舌管囊肿可能，鳃裂囊肿不除外）。

（7）2018 年 11 月 7 日孕 38^{+1} 周 B 超：胎儿脊柱左前方可见一囊性回声，范围约 2.9 cm × 1.8 cm × 1.4 cm，边界清，形态欠规则，内透声好，颈动脉受压左移，CDFI 未见明显血流信号，提示：胎儿颈部囊性肿物（甲状舌管囊肿可能，鳃裂囊肿不除外）。

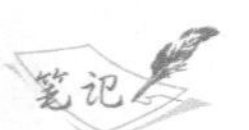

（8）MRI：胎儿左颈部类圆形囊性占位，考虑良性病变，

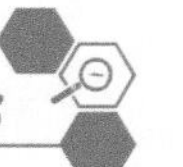

口底表皮囊肿待排。

诊断及依据

（1）孕1产0孕39^+周头位先兆临产：首次妊娠，现孕39^+周，查体为头位，内诊查宫口开2 cm。

（2）胎儿畸形（梨状窝瘘）：颈部囊性肿物？多次超声结果提示：胎儿脊柱左前方可见一囊性回声，直径约3 cm。大小无明显改变。

妊娠结局：2018年11月7日自娩一女，体重2970 g，Apgar评分10分–10分–10分，查体可见胎儿颈部左前方囊性肿物2.7 cm × 1.5 cm × 1.1 cm。补充诊断：脐带绕颈1周紧，脐带过度扭转（45圈）。通过电话追访患者确诊为梨状窝瘘，手术治疗，预后良好。

病例分析

一、胎儿梨状窝瘘的病理特点

1. 先天性梨状窝瘘的诊断和病因

先天性梨状窝瘘（congenital pyriform sinus fistula，CPSF）是一种罕见的颈部鳃源性疾病，是胚胎发育过程中，鳃沟与咽囊发生异常穿破或不完全闭合所致，包括先天性第三和第四鳃裂畸形。梨状窝瘘为胚胎发育过程中腮源性组织未完全退化而形成。起源于腮囊的梨状窝瘘瘘管起自于梨状窝的基底部，向下行于气管食管沟内，从咽下缩肌穿出，终止于甲状腺的上极。这是最常见的梨状窝瘘的走行方式，且90%的瘘管发生在左侧。

2. 先天性梨状窝瘘的分类

（1）咽内及皮外两端均有开口者称为瘘管。

（2）仅一端有开口者称为不完全瘘管（或窦道）。

（3）若两端均无开口，仅为残留于组织内的上皮腔隙，因其内有分泌物潴留，称为囊肿。

三种病变可以互变。梨状窝瘘外口一般位于胸锁乳突肌前缘下部，经颈阔肌深面顺颈动脉鞘上行，沿迷走神经行走，越过舌下神经，在舌咽神经或茎突咽肌下方，绕过颈内动脉，穿过舌骨与喉上神经之间的甲状舌骨膜，内口均开口于梨状窝。

3. 临床表现

梨状窝瘘的临床表现虽典型，却无特异性。梨状窝瘘 MRI 表现一般为单囊状，囊壁具有一定的厚度；病变一般位于左侧，颈部上中 2/3 的颈前三角区，呈上下走向的长椭圆形，病变较局限，对气道有推移但不会导致气道的狭窄；病变与甲状腺关系密切。

4. 鉴别诊断

儿童、青少年梨状窝瘘需与第二鳃裂瘘管、甲状舌管瘘、表皮样囊肿感染、颈部结核性瘘、化脓性甲状腺炎等鉴别；婴幼儿梨状窝瘘需与淋巴管瘤、囊性畸胎瘤等鉴别；成人梨状窝瘘需与蜂窝织炎、颈部囊肿、甲状腺恶性肿瘤等鉴别。

（1）颈部畸胎瘤：较为罕见，在活产儿中，其发病率为 1/40 000 ～ 1/20 000，占所有畸胎瘤的 3% ～ 6%，其与母亲年龄或产次无相关性，男女概率均等，通常是巨大的，直径可达 5 ～ 12 cm，在超声中，颈部畸胎瘤的表现呈典型的不对称

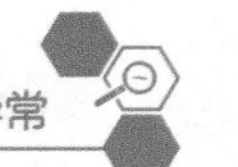

性，单侧发病，活动度好及界线清，大多数呈多房、不规则的囊实性肿块，肿瘤经常蔓延至乳突、下颌骨体，在产前诊断确诊的病例中20%～40%合并羊水过多，而且多是巨大型肿瘤，导致食管梗阻，压迫喉、气管。畸胎瘤内可以有骨骼、脂肪、毛发和牙齿等各胚层组织，但文献报道头颈部畸胎瘤分化程度低，形态各异，出生后应尽快手术。

（2）颈部水囊状淋巴管瘤：妊娠晚期的大小、超声表现、临产特点、位置，以及发病时孕周与颈部畸胎瘤相似，鉴别困难，颈部水囊状淋巴管瘤是典型多房囊性肿块，边界不清，可浸润颈部的正常结构，与通常边界明确的颈部畸胎瘤形成鲜明对比，此外，囊状淋巴管瘤多比颈部畸胎瘤小，单侧发病，且常位于颈后三角区。

（3）甲状舌管囊肿与鳃裂囊肿：甲状舌管囊肿与鳃裂囊肿均为发育异常性囊肿。甲状舌管囊肿源于甲状舌管的残余上皮，由胚胎甲状腺形成过程中的甲状舌管退化不全，遗留在深部组织内并产生分泌物积聚于组织内而成。鳃裂囊肿是由于第二鳃裂和第二咽囊在胚胎发育过程中未能闭合或闭合不全所致。前者较小（约蚕豆大小），发生在舌骨水平的颈中线，能随吞咽上下活动；后者常较大（约鸡蛋大小），多见于颈侧部的动脉三角区，常有波动感。

二、诊疗流程

（1）遗传咨询，包括胎儿基因检测的选择。应注意：①测量NT厚度。② 18～22孕周检查胎儿的解剖学结构是否异常。③在18～20孕周进行胎儿超声心动图检查。

（2）定期评估胎儿的总体健康状况：评估胎儿的一般生长

发育情况，以及是否存在其他畸形。

（3）超声检查了解胎儿大小、羊水量、胎盘情况、胎动等。妊娠晚期行常规胎心监护和生物物理指标评分。

（4）颈部肿块评估：包括肿块的性质、严重程度和与气管的关系。肿块的性质包括大小、形态、质地等；严重程度判断的指标包括是否出现羊水过多、胎儿水肿、心力衰竭等并发症；与气管的关系主要判断是否存在气管受压。如果超声检查不能明确以上 3 方面的内容，可以行 MRI 检查。每 2 周用超声检查一次肿块的大小、胎儿并发症（包括羊水过多、胎儿水肿、心力衰竭），以及肿块与气管的关系。

（5）若有病情变化，启动多学科联合诊治小组（产科、新生儿科、小儿外科、影像医学科）讨论终止妊娠的时机和方法。

三、结局与分娩方式

目前没有专门针对初始评估后这些妊娠最佳处理的研究。考虑到这些风险，我们会在晚期妊娠的早期进行胎儿生长扫描，并从孕 36 周开始安排产前胎儿检测（无应激试验或生物物理评分）。但是，如果诊断出胎儿生长受限，则相关监测应根据针对这些妊娠的常规产科监测标准。

虽然胎儿颈部过伸导致难产时需要剖宫产的可能性很大，但分娩方式的选择应严格遵循产科指征。诊断甲状腺肿后，应进行经皮胎儿血采样以准确评估胎儿甲状腺功能状态，据此选择产前干预措施。

四、治疗

1. 分娩前手术

胎儿颈部肿块是一种特殊的畸形。在宫内，胎儿依靠胎盘

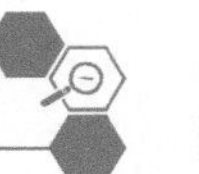

循环能够正常生长发育，一旦娩出，由于气道梗阻导致窒息，可在出生后不久死亡。因此，及时解除梗阻可为存在颈部肿块畸形的新生儿提供生存的机会。如 EXIT 是在保持胎儿－胎盘循环的同时进行胎儿手术或实施干预措施的方法。

2. 分娩后手术

（1）急性感染期：应给予抗感染治疗，采用包括抑制厌氧菌在内的广谱抗生素或根据细菌培养结果选用敏感抗生素。脓肿形成时，部分病例可自然破溃或应及时切开引流，脓肿消退后症状多能缓解。感染消退后，一般 2 周后可行完整的瘘管切除以避免再次感染。

（2）手术切除瘘管：完整切除瘘管是避免复发的关键。而临床上很多时候寻找瘘管并不容易，因为梨状窝瘘瘘管位置深、细小、行径易变异，且大多数系复发性或反复感染、引流病例，瘘管及周围组织糜烂坏死或致密粘连，术中瘘管更难以辨认，很容易造成喉返神经等重要组织的损伤。准确找到瘘管并给予彻底切除是保证不复发的关键。可以运用显微直接喉镜技术在梨状窝寻找瘘管内口，直视下于梨状窝内瘘口处注入亚甲蓝示踪剂，然后颈部消毒铺巾于外瘘口周围做梭形切口，直接到达甲状软骨下角，翻转整个喉体，暴露梨状窝，紧贴蓝染的瘘管管壁进行分离，于内瘘口开口在梨状窝处给予完整切除，并修复内瘘口处缺损。该手术取得了极好效果，避免了术后复发。术中对周围组织损伤小，能很好地避免喉返神经的损伤，以及术后患儿声音嘶哑、进食呛咳等并发症。

病例点评

本病例临床表现为胎儿颈部囊性回声，影像学检查提示胎儿左颈部类圆形囊性占位。于妊娠晚期发现，考虑“甲状舌管囊肿可能，鳃裂囊肿不除外”，但分娩后诊断为“梨状窝瘘”。梨状窝瘘为胚胎发育过程中腮源性组织未完全退化而形成。在胎儿生长发育过程中，退化不全的腮囊上皮分泌物不断蓄积形成囊肿。在影像学检查中表现为颈部低回声。在妊娠期，可能与源于甲状舌管的残余上皮形成的甲状舌管囊肿混淆。

如果囊肿巨大，在胎儿娩出后可能造成呼吸道梗阻，可能在分娩后需要立即手术，建议妊娠期进行包括新生儿科及小儿外科医生在场的多学科会诊，分娩时同样需要新生儿科及小儿外科医生在场，便于及时气管插管和产时手术。

参考文献

1. 王仪，金鹏，武俊男，等. 巨大咽鼓管圆枕畸胎瘤 1 例. 中国耳鼻咽喉头颈外科，2020，27（4）：233-234.
2. 曾斯慧，刘鸿圣，钟微，等. 胎儿颌面颈部先天性囊性肿块的 MRI 诊断. 放射学实践，2014（11）：1259-1262.
3. MANGIONE R，GUYON F，TAINE L，et al. Pregnancy outcome and prognosis in fetuses with increased first-trimester nuchal translucency. Fetal Diagn Ther，2001，16（6）：360-363.
4. CHITTY L S，KAGAN K O，MOLINA F S，et al. Fetal nuchal translucency scan and early prenatal diagnosis of chromosomal abnormalities by rapid aneuploidy screening：observational study. BMJ，2006，332（7539）：452-455.

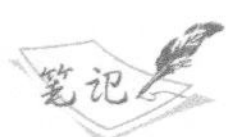

5. COMSTOCK C H, MALONE F D, BALL R H, et al. Is there a nuchal translucency millimeter measurement above which there is no added benefit from first trimester serum screening？. Am J Obstet Gynecol, 2006, 195（3）：843-847.

6. MAYA I, YACOBSON S, KAHANA S, et al. Cut-off value of nuchal translucency as indication for chromosomal microarray analysis. Ultrasound Obstet Gynecol, 2017, 50（3）：332-335.

7. AIUM practice parameter for the performance of fetal echocardiography. J Ultrasound Med, 2020, 39（1）：E5-E16.

8. American College of Obstetricians and Gynecologists' Committee on Practice Bulletins—Obstetrics, Committee on Genetics, Society for Maternal-Fetal Medicine. Screening for fetal chromosomal abnormalities：ACOG Practice Bulletin, Number 226. Obstet Gynecol, 2020, 136（4）：e48-e69.

9. HAAK M C, VAN VUGT J M. Echocardiography in early pregnancy：review of literature. J Ultrasound Med, 2003, 22（3）：271-280.

10. STEIGMAN S A, NEMES L, BARNEWOLT C E, et al. Differential risk for neonatal surgical airway intervention in prenatally diagnosed neck masses. J Pediatr Surg, 2009, 44（1）：76-79.

笔记

第二篇
胎儿神经系统、心血管异常

004 全前脑畸形

病历摘要

孕妇，29 岁，孕 2 产 1，主因“停经 12^+ 周，发现胎儿畸形 4 天”自外院转入。

孕妇平素月经规律，3/30 天，月经量中，无痛经，末次月经 2019 年 5 月 2 日，预产期 2020 年 2 月 6 日。患者于停经 25 天查尿 hCG 阳性，早孕期阴道出血 3 天，口服地屈孕酮后缓解。因不良孕史就诊于外院风湿免疫科，查 PS 41%。4 天前 B 超提示（图 2-1，图 2-2）：CRL 5.0 cm，NT 1.1 mm，羊水厚径 3.3 cm，胎儿丘脑前方脑室似可见融合，脑中线前 1/3 显示不

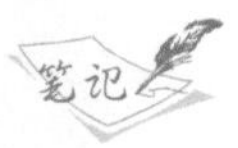

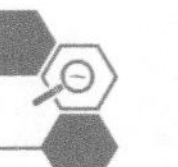

清，眼距略变窄，提示胎儿颅内结构异常（半叶型全前脑不除外），现要求引产收入院。

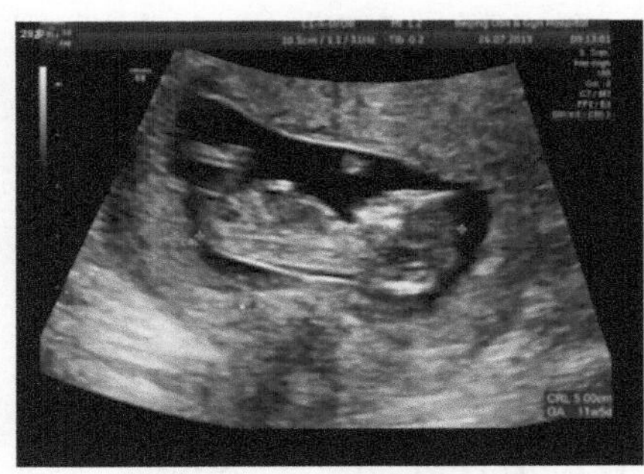
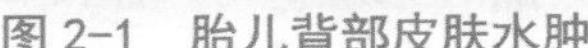
图 2-1 胎儿背部皮肤水肿

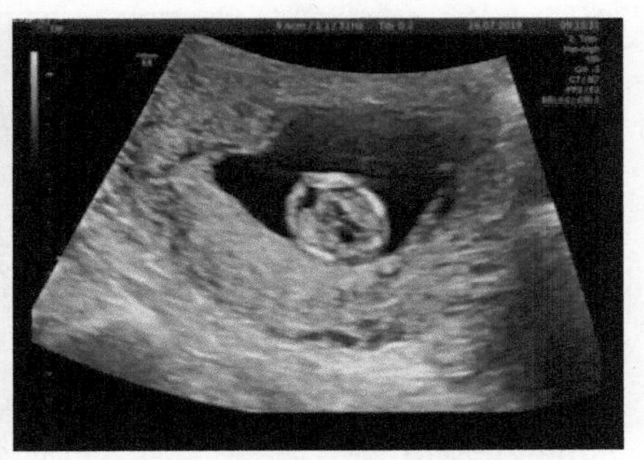
图 2-2 胎儿丘脑前方脑室融合

孕产史：既往因胎儿宫内窘迫足月剖宫产一女婴（侧脑室增宽），出生体重 2200 g，诊断胎儿生长受限，出生后 1^+ 个月因并发心脏畸形、吞咽困难夭折，未进行医学遗传学诊断。

体格检查：患者一般情况好，T 36.5℃，P 80 次 / 分，BP 97/65 mmHg，心脏听诊律齐、无杂音，肺部听诊呼吸音清，肝、脾肋下未触及。

主要诊断：孕 2 产 1 孕 12^+ 周、胎儿畸形（半叶型全前脑不除外）剖宫产再孕、不良孕史。

妊娠结局：入院后行药物流产术，术后 1 天流产。

病例分析

1. 定义与发病率

全前脑畸形（holoprosencephaly，HPE）也称前脑无裂畸形，是前脑发育障碍引起的一组复杂的颅面畸形，病变几乎累及幕上所有结构。全前脑畸形是一种神经系统和面部多发性的

畸形，HPE 相对罕见。一项多中心研究显示，该病总患病率为每 10 000 例新生儿（死产 + 活产）发生 1.31 例；在另一项研究中，每 250 例自然流产的胚胎就有 1 例是 HPE，86% 的病例可由产前超声检出，此类畸形患者的中枢神经系统功能预后很差，故加强对此类畸形的认识、早期发现、及时终止妊娠是十分必要的，对优生优育的意义很大。

前脑无裂畸形是一种复杂的脑部畸形，在胚胎孕 5 周前脑未能分裂成两个半球。全面脑畸形是指在胚胎 4 ～ 8 周时，原始前脑分化发育过程中发生障碍，使前脑大部分没有分开，而出现终脑与间脑的高度形成不全。1882 年，Kundrat 最早对这类畸形以无嗅脑畸形加以记载，指出典型的无嗅脑畸形满足以下 3 个条件：①面部中线性畸形，如唇、腭裂畸形；②嗅球、嗅束缺如；③单脑室。后来人们改称为“全端脑畸形”和“全前脑畸形”，以更确切地表示畸形的特点。1959 年 Yakovlev 提倡以“全前脑畸形”称此种畸形，1963 年 DeMyer 和 Zeman 将之正式命名为“全前脑畸形”。

2. 病因

该病病因不明，部分与遗传有关，主要病因是多源化的，包括遗传和环境因素。原始前脑在胎儿期第 4 ～ 8 周经分裂与憩化形成端脑、前脑，并分化出脑室系统，某些原因使此过程发生障碍时，就会造成前脑大部分没有分开而出现一组颅面畸形。基本病理特点为侧脑室分离不全而呈单脑室，无大脑镰、胼胝体、透明隔及半球间裂，脑重量小于 100 g，仅包括一个残留的原始中线脑沟，其沟回结构大而简单，基底核和丘颅神经核均未分化，且为单一大脑前动脉。按分化程度不同分成无

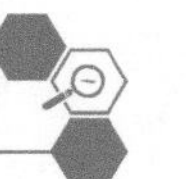

脑叶型、半脑叶型和全脑叶型三类。所有前脑无裂畸形均可出现小头畸形（头部测量值至少低于均值两个标准差）。

3. 超声表现

患者可能有不同程度的面部畸形。最严重的脑畸形（无叶前脑无裂畸形）患者可见最严重的面部畸形，如独眼畸形（独眼、高于眼部的喙鼻、无鼻）、头发育不全畸胎（眼距过窄、小眼、眶间喙鼻、无鼻）或猴头畸形（眼距过窄、小眼、小而平的单鼻孔）。也可能出现其他面部畸形，包括眼距过宽、唇裂和（或）腭裂。患者还可能有颅外畸形，包括肾囊肿和发育不良、脐膨出、心血管畸形、马蹄内翻足、脊髓脊膜膨出和肠道畸形。

4. 影像学检查

CT 和 MRI 表现依畸形轻重程度而异。

（1）无脑叶型：无大脑半球，仅有一层菲薄的原始皮质围绕单一扩大的脑室，第三脑室位于单脑室下方，第四脑室正常。MRI 可显示半球间裂与大脑镰完全缺如、单侧无脑叶常呈盾形、胼胝体缺如、鞍上单脑室呈马靴形、第三脑室缺如等。此型最严重。

（2）半脑叶型：CT 和 MRI 可见大脑后部半球间裂、大脑镰及有关硬膜已部分形成，胼胝体仅具雏形，或未发育。侧脑室颞角、枕角部分可辨，第三脑室已初步形成（图 2-3）。

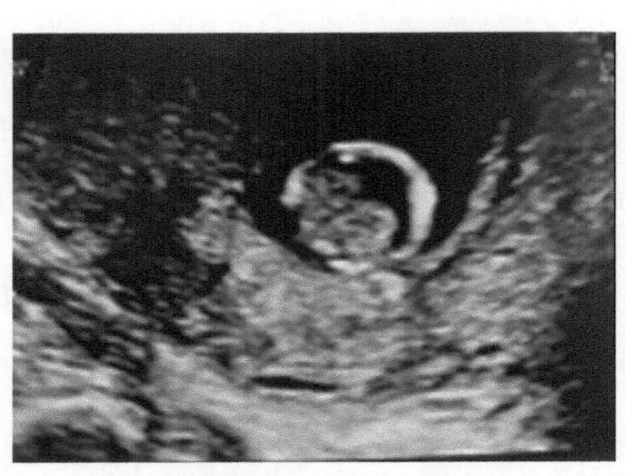

图 2-3　丘脑前方脑室似可见融合，脑中线前 1/3 显示不清，眼间距略窄

（3）全脑叶型：有明确的侧脑室，常扩张，额角顶部扁平或呈方形，丘脑被发育完好的第三脑室分开，透明隔一般缺如，但大脑镰与胼胝体一部分形成，半球间裂已形成，残存的脑叶融合，常见于半球前部及扣带回处。

（4）视隔发育不全：可见透明隔缺如，侧脑室和第三脑室中度扩大，双额角上方呈方形，视神经和视交叉小，第三脑室视隐窝扩大，视交叉位置异常。

5. 妊娠结局

无脑叶型常造成流产、死产或 1 岁内死亡，临床罕见。中国有报道 7 个月和 4 个月无脑叶型患儿，表现为智力低下和脑瘫。半脑叶型较轻，头小，精神呆滞，脑瘫。全脑叶型和视隔发育不全可活至成年，常表现各种神经精神症状，如运动迟缓、智力低下等，后者癫痫发作常见。其他有视力障碍、视盘发育不良、粗大眼球震颤及下丘脑垂体功能障碍导致的尿崩症、侏儒症等。各型均有不同程度面部中线结构畸形，如独眼、唇裂、胼胝体发育不良等。

6. 诊疗策略

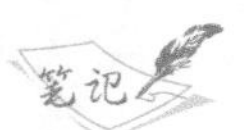

前脑无裂畸形是一种无法改变或者治疗的胎儿脑部严重异

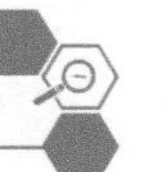

常，孕期的管理包括孕 24 周之前选择性的终止妊娠、确定引起前脑无裂畸形的原因和制定分娩方式。

导致前脑无裂畸形的原因多种多样，包括基因因素（家族性前脑无裂畸形）、染色体异常（13- 三体、18- 三体、多倍染色体）、单基因遗传综合征、环境暴露、药物因素及疾病（抗癫痫药物、维 A 酸、吸烟、他汀类药物、巨细胞病毒感染、孕前糖尿病）等。因为 30% ～ 50% 的前脑无裂畸形胎儿有染色体异常，因此该类病例应进行产前核型分析。

对所有前脑无裂畸形的病例，在产后或者终止妊娠后，和产妇夫妻一起回顾所有病史资料和探讨发病原因、遗传和再发风险是很有必要的。

病例点评

前脑无裂畸形是一种严重的胎儿中枢神经系统发育异常，主要通过超声进行诊断，一经诊断，应进一步进行遗传学检查，与此同时，还应评估新生儿预后。严重的前脑无裂畸形应尽早终止妊娠；而轻度的前脑无裂畸形，应当充分的评估，并且告知孕妇及家属，由其知情选择。

参考文献

1. BLAAS H G，ERIKSSON A G，SALVESEN K A，et al. Brains and faces in holoprosencephaly：pre- and postnatal description of 30 cases. Ultrasound Obstet Gynecol，2002，19（1）：24-38.

2. LEONCINI E，BARANELLO G，ORIOLI I M，et al. Frequency of

holoprosencephaly in the International Clearinghouse Birth Defects Surveillance Systems: searching for population variations. Birth Defects Res A Clin Mol Teratol, 2008, 82 (8): 585-591.

3. MATSUNAGA E, SHIOTA K. Holoprosencephaly in human embryos: epidemiologic studies of 150 cases. Teratology, 1977, 16 (3): 261-272.
4. NANNI L, SCHELPER R L, MUENKE M T. Molecular genetics of holoprosencephaly. Front Biosci, 2000, 5: D334-D342.
5. MUENKE M, BEACHY P A. Genetics of ventral forebrain development and holoprosencephaly. Curr Opin Genet Dev, 2000, 10 (3): 262-269.

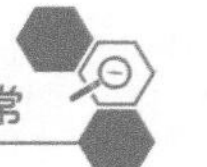

005 脑皮质发育异常

病历摘要

孕妇，31 岁，孕 1 产 0，主因“停经 26^+ 周，发现胎儿大脑发育异常 27 天”收入病房。

孕妇平素月经规律，6/26 天，月经量中，无痛经，末次月经 2018 年 1 月 11 日，预产期 2018 年 10 月 18 日。患者于停经 30 天查尿 hCG 阳性，早期无阴道出血，孕 4 个月自觉胎动至今，根据孕早期 B 超，核对孕周无误。患者孕 12^+ 周 NT 1.3 mm，孕期唐氏筛查低风险，孕 23 周（27 天前）孕检彩超提示胎儿双顶径 5.2 cm，小于 1 SD，股骨长 4.1 cm，小于均值，胎儿颅内沟回较平滑，考虑胎儿大脑发育异常，行 MRI 提示胎儿右侧大脑半球体积稍小，灰质异位不能完全除外。建议产前诊断并定期复查。孕 24^+ 周 OGTT 4.7 mmol/L–7.68 mmol/L–5.16 mmol/L，孕期血压正常。入院 11 天前孕检彩超提示双顶径小于 1 SD，股骨长小于均值，胎儿右侧外侧裂与顶枕裂与孕周相符，复查 MRI 提示胎儿右侧大脑半球所见首先考虑皮质发育畸形，多微小脑回畸形可能，产前咨询结果预估大部分不良（80%）。

体格检查：患者一般情况好，T 36.5℃，P 88 次 / 分，BP 120/70 mmHg。心脏听诊律齐、无杂音，肺部听诊呼吸音清、无异常。肝、脾肋下未触及。腹部膨隆，宫高 28 cm，腹围 94 cm，胎心 140 bpm。宫缩无，头位，先露浮，水肿无，估计

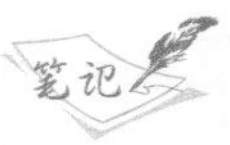

胎儿大小 877 g。

辅助检查

（1）B 超：① 2018 年 6 月 21 日 B 超（图 2-4）：臀位，BPD 5.2 cm，FL 4.1 cm，AC 20.1 cm，HC 20.3 cm，AF 4.7 cm；胎心、胎动可见，胎盘位于后壁。颅骨光环、脉络丛、上唇、四腔心、左右心室流出道、三血管切面、胃泡、肾脏、膀胱、脊柱、四肢轮廓未见异常。胎儿颅内沟回似较平滑。考虑：单活胎，臀位。② 2018 年 7 月 6 日 B 超：臀位，BPD 5.5 cm，FL 5.2 cm，AC 21 cm，HC 22.6 cm，AF 5.2 cm。胎心、胎动可见，胎盘位于后壁。胎儿右侧外侧裂与顶枕裂与孕周相符。考虑：单活胎，臀位。

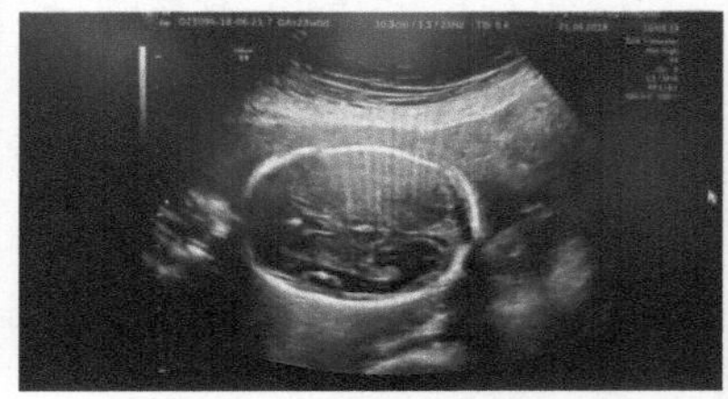
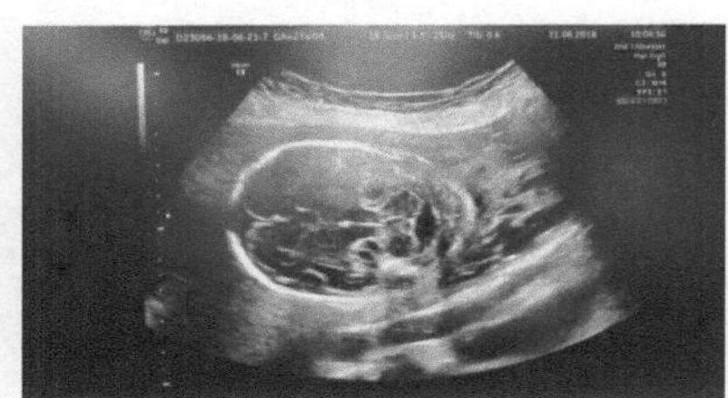

图 2-4　胎儿大脑超声影像

（2）MRI：胎儿右侧大脑半球体积稍小，灰质异位不能完全除外。

（3）实验室检查：血常规：WBC 12.64×10^9/L，HGB 119 g/L，GR 80.5%。弓形虫 TOX-DNA（–）。

诊断：胎儿畸形（脑皮质发育异常）。

妊娠结局：该患者 23^+ 周排畸超声提示：胎儿颅内沟回较平滑，考虑胎儿大脑发育异常。行 MRI 提示胎儿右侧大脑半球体积稍小，灰质异位不能完全除外。孕 27^+ 周复查 MRI 提示胎儿右侧大脑半球所见首先考虑皮质发育畸形，多微小脑回畸

笔记

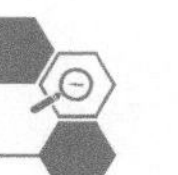

形可能。产前咨询结果预估大部分预后不良。患者要求引产，于 27^+ 周顺利引产，引产儿外观未见明显畸形，过程中查胎儿染色体核型及 CNVs，未见异常。

病例分析

脑皮质发育异常（malformation of cortical development，MCD）是神经元细胞迁移异常的疾病。其病因复杂，可能与遗传、基因突变及感染等因素相关。通常可以引起患儿认知障碍、精神分裂及癫痫等问题，严重影响患儿的生活质量。

常见的脑皮质发育畸形包括无脑回畸形、鹅卵石样畸形、灰质异位（heterotopic gray matter，HGM）、脑室旁结节性异位和多小脑回畸形（polymicrogyria，PMG）。正常胎儿神经系统的大体结构在 11 ～ 14 周已发育完全，脑沟回从孕 23 ～ 25 周开始发育。MCD 与胎儿皮质发生相关，包括三个重叠发育阶段：神经干细胞增生、迁移和结构形成。细胞增生异常可导致原发性小头畸形、巨脑或半脑畸形；早期神经元迁移失败导致脑室旁灰质异位，晚期迁移失败导致典型的无脑回畸形及皮层下带状灰质异位，神经元过度迁移导致鹅卵石样畸形；迁移后皮质异常组织导致皮质异位和局灶性皮质发育不良。根据损害发生的时间，大脑皮质可能完全缺失脑回和脑沟（无脑回），也可能存在少量粗大脑回（巨脑回）、多个小脑回（小脑回或多小脑回畸形）或者脑中有灰质片段出现在异常部位（灰质异位）。

目前主流观点认为，大脑皮层发育畸形是由于异常基因的

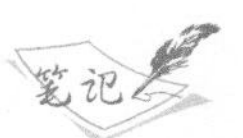

产生和外部原因（如感染或缺血）导致基因功能的破坏、正常基因表达缺失而引起大脑皮质正常发育受到干扰的先天性疾病。以前受到诊断水平的限制，多数 MCD 在患儿出生后或成年出现症状后才得以发现。临床主要表现为癫痫、智力发育障碍，以及一些神经功能发育异常，预后差，有研究表明 23% ～ 26% 难治性癫痫是由皮质发育畸形引起。因此，在胎儿期就能明确诊断并进行干预就显得尤为重要。

超声是孕妇孕期检查的常规项目，所以超声是首次发现胎儿颅脑发育异常的主要途径，经验丰富的超声医生可以发现较明显的 MCD 疾病，如巨型脑裂畸形、脑中线不对称、明显与孕周不符脑沟回、双侧脑沟回明显不对称、小头畸形、室管膜下灰质异位等。必要时应当进一步完善 MRI 检查，从而对超声可能漏诊的 MCD 及时更正，为患者进一步的预后咨询提供有力的证据。此外，胎儿脑皮质发育畸形可能是遗传、感染或血管因素所致，因此应仔细询问家族史，进行全外显子检测，排除宫内感染；MRI 可以很好地分辨白质与灰质，有时需要用来明确脑回和脑沟的位置和发育情况，以及评估白质的形成（包括髓鞘），在妊娠后期诊断皮质发育畸形时 MRI 比超声更准确；确定是否继续妊娠需要神经科医生、遗传学医生、新生儿科医生共同参与评估。

病例点评

1. 妊娠中期超声提示胎儿可疑脑发育异常：胎儿双顶径 5.2 cm，小于 1 SD，股骨长 4.1 cm，小于均值，胎儿颅内沟回

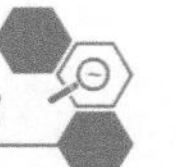

较平滑，考虑胎儿大脑发育异常，行 MRI 提示胎儿右侧大脑半球体积稍小，灰质异位不能完全除外。

2. 及时复查，胎儿 MRI 提示右侧大脑半球所见首先考虑皮质发育畸形，多微小脑回畸形可能。

3. 小儿神经系统持续发育，应动态观察，最终由神经科医生、遗传学医生、新生儿科医生共同参与评估生长状况，评价出生后风险。本病例及时发现异常，超声联合胎儿 MRI 进一步诊断胎儿神经系统、心血管异常，于进入围产期（28 周）前终止妊娠，避免了发生围产儿死亡。

参考文献

1. JENKINSON E M，LIVINGSTON J H，O'DRISCOLL M C，et al. Comprehensive molecular screening strategy of OCLN in band-like calcification with simplified gyration and polymicrogyria. Clin Genet，2018，93（2）：228-234.

2. ÖNCÜ-ÖNER T，ÜNALP A，PORSUK-DORU İ，et al. GPR56 homozygous nonsense mutation p. R271* associated with phenotypic variability in bilateral frontoparietal polymicrogyria. Turk J Pediatr，2018，60（3）：229-237.

3. MA J，HE J J，HOU J L，et al. Metabolomic signature of mouse cerebral cortex following Toxoplasma gondii infection. Parasit Vectors，2019，12（1）：373.

4. UCCELLA S，ACCOGLI A，TORTORA D，et al. Dissecting the neurological phenotype in children with callosal agenesis，interhemispheric cysts and malformations of cortical development. J Neurol，2019，266（5）：1167-1181.

5. PARK S M，LIM J S，RAMAKRISHINA S，et al. Brain somatic mutations in MTOR disrupt neuronal ciliogenesis，leading to focal cortical dyslamination. Neuron，2018，99（1）：83-97.

6. BARKOVICH A J, GUERRINI R, KUZNIECKY R I, et al. A developmental and genetic classification for malformations of cortical development: update 2012. Brain, 2012, 135 (pt5): 1348-1369.

7. BABCOCK D S. Sonography of congenital malformations of the brain. Neuroradiology, 1986, 28 (5-6): 428-439.

8. BAUMAN M L. Neuroembryology——clinical aspects. Semin Perinatol, 1987, 11 (2): 74-84.

9. MALINGER G, LEV D, LERMAN-SAGIE T. Normal and abnormal fetal brain development during the third trimester as demonstrated by neurosonography. Eur J Radiol, 2006, 57 (2): 226-232.

10. BLONDIAUX E, GAREL C. Fetal cerebral imaging - ultrasound vs. MRI an update. Acta Radiol, 2013, 54 (9): 1046-1054.

11. GUIBAUD L, SELLERET L, LARROCHE J C, et al. Abnormal Sylvian fissure on prenatal cerebral imaging: significance and correlation with neuropathological and postnatal data. Ultrasound Obstet Gynecol, 2008, 32 (1): 50-60.

12. GUERRINI R, DOBYNS W B. Malformations of cortical development: clinical features andgenetic causes. Lancet Neurol, 2014, 13 (7): 710-726.

13. ABDEL RAZEK A A, KANDELL A Y, ELSOROGY L G, et a1. Disorders of cortical formation: MRimaging features. AJNR, 2009, 30 (1): 4-11.

14. KABAT J, KROL P. Focal cortical dysplasia-review. Pol J Radiol, 2012, 77 (2): 35-43.

15. GEDIKBASI A, OZTARHAN K, ULKER V, et al. Prenatal sonographie diagnosis of tuberous. Clin Ultrasound, 2011, 39 (7): 427-430.

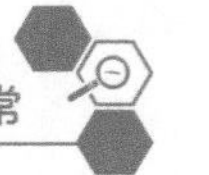

006　胎儿骶尾部畸胎瘤

病历摘要

孕妇，29 岁，已婚。2 年前因孕 18^+ 周稽留流产行利凡诺引产 1 次，死胎原因不明。本次妊娠因“停经 27^+ 周，发现胎儿畸形 1^+ 个月”入院。

孕妇平素月经规律，7/30 天，月经量中，无痛经，末次月经 1 月 30 日，预产期 11 月 7 日。患者于停经 42 天查尿 hCG 阳性，早期无阴道出血，孕 4^+ 个月自觉胎动至今，孕 12 周因胎停育引产史开始口服阿司匹林，每日 75 mg。孕 12 周超声提示胎儿 NT：1.3 mm，患者孕期平顺，孕期唐氏筛查低风险，孕 25^+ 周 OGTT 4.59 mmol/L－9.01 mmol/L －6.80 mmol/L，血压正常。孕 23^+ 周排畸 B 超示胎儿骶尾部可见外突囊实性肿物，大小约 10.0 cm × 8.4 cm × 6.5 cm，CDFI 可见血流信号，提示外生型畸胎瘤可能。2 周后复查 B 超（图 2-5）提示胎儿心包腔内，右心室外侧可见液性暗区，厚径约 0.5 cm，胎儿骶尾部可见外突囊实性肿物，大小约 10.1 cm × 9.5 cm × 6.6 cm，形态不规则，部分包膜不清，CDFI 可见血流信号，提示胎儿骶尾部囊实性肿物，外生型畸胎瘤可能，胎儿少量心包积液，羊水指数 26.9 cm。8 月 6 日我院 MRI 结果（图 2-6）：胎儿臀部及骶尾部后下方巨大囊实性肿块，考虑畸胎瘤可能性大，与盆底及骶尾椎分界不清。患者及家属要求引产，门诊以“孕 2 产 0 孕 27^+ 周头位、胎儿畸形”收入院。

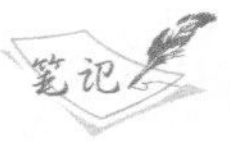

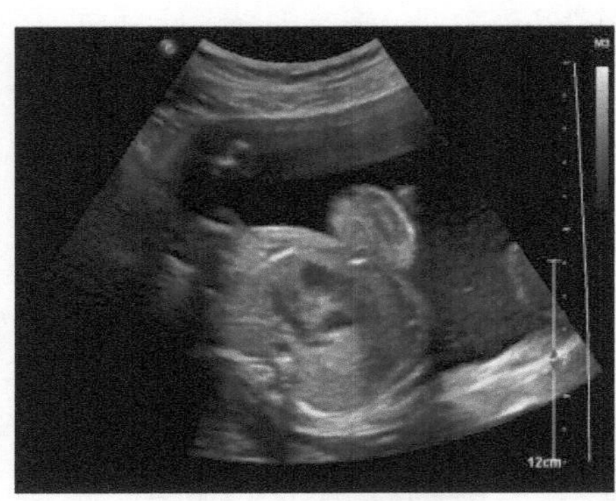

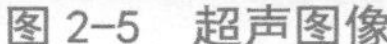
图 2-5　超声图像

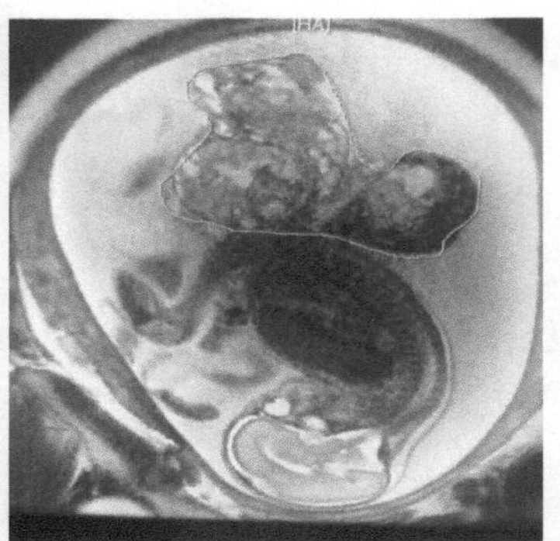
图 2-6　胎儿骶尾部畸胎瘤 MRI

体格检查：患者一般情况好，T 36.5℃，P 78 次 / 分，BP 120/80 mmHg，心脏听诊律齐、无杂音，肺部听诊呼吸音清、无异常，肝、脾肋下未触及，腹部膨隆，宫高 39 cm，腹围 100 cm，胎心 145 bpm，宫缩无，头位，先露浮，水肿无，估计胎儿大小 930 g。

辅助检查

（1）孕 25^+ 周 B 超：BPD 6.4 cm，FL 4.6 cm，AC 22.6 cm，AFI 26.9 cm，胎儿心包腔内，右心室外侧可见液性暗区，厚径约 0.5 cm，胎儿骶尾部可见外突囊实性肿物，大小约 10.1 cm × 9.5 cm × 6.6 cm，形态不规则，部分包膜不清，CDFI 内可见血流信号。

（2）孕 27^{+3} 周 B 超（图 2-7）：胎位为头位，胎心、胎动可见，胎盘位于后壁。羊水厚径约 7.8 cm，回声不均，内见密集细点状回声。胎儿大脑中动脉收缩期峰值流速约 97.9 cm/s。胎儿心包腔内，右心室外侧可见液性暗区，厚径约 0.3 cm。胎儿骶尾部可见外突囊实性肿物，大小约 16.8 cm × 13.6 cm × 9.3 cm，形态不规则，内以实性回声为主并多个囊性回声，较大者大小约 3.6 cm × 2.0 cm，部分包膜不清，CDFI 内可见较丰

笔记

富血流信号，RI=0.57，包块最大周长约 45.5 cm。

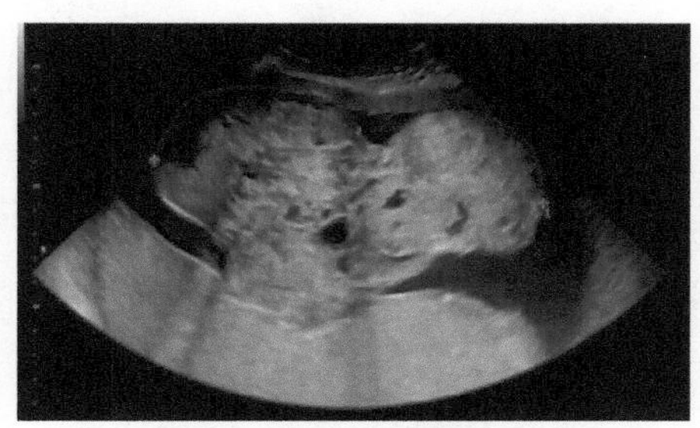
图 2-7　畸胎瘤超声图像

诊断：①孕 2 产 0 孕 27^{+} 周头位。②胎儿畸形（胎儿骶尾部畸胎瘤）。③羊水过多。④不良孕史。⑤双眼近视矫正术后。

诊断流程：胎儿骶尾部畸胎瘤（sacrococcygeal teratoma，SCT）在出生活婴的发生率为 1/40 000 ～ 1/35 000，男女婴发病比例约为 1 ∶ 3 或 1 ∶ 4，是一种起源自生殖细胞的肿瘤。在妊娠第 2 ～ 3 周（妊娠底周）时，残留未退化的原条细胞可能发展成为骶尾部畸胎瘤，手术效果目前评价不一，可能与骶尾部畸胎瘤的分型相关。SCT 不良结局可能与瘤体快速增长、瘤内血流丰富，产生“盗血现象”，胎儿循环血量相对不足，诱发胎儿心功能不全所致。胎儿可出现贫血、低蛋白性水肿。瘤体与宫壁的摩擦，自身生长导致的瘤体破裂，瘤体压迫造成泌尿系、消化道梗阻导致的羊水量异常等，都可能与不良预后相关。

对于胎儿骶尾部畸胎瘤预后的评估，临床采取多种评估方法，包括囊实性评估：囊性比例越大，预后越好；肿瘤体积与胎儿体重比（tumor volume to fetal weight ratio，TFR）：妊娠 24 周 TFR 界值为 0.12，大于 0.12 新生儿死亡率显著增加，妊娠32 周时，界值则为 0.11。实性肿瘤体积与胎头之比：当此比

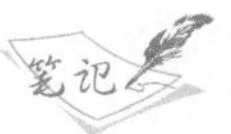

值＜ 1 时，几乎没有胎儿死亡，而当此比值＞ 2 时，胎儿死亡率高达 73%。肿瘤指数是 Coleman 在 Sy 的基础上，利用 MRI 测算的肿瘤实性部分体积 / 胎儿体重（STV1），当 STV1 ＞ 0.09 时，胎儿水肿的比例显著增加。其他评价指标还包括肿瘤生长速度和胎儿心血管指数。部分骶尾部畸胎瘤的胎儿合并染色体异常。

经外科咨询会诊，考虑畸胎瘤良恶性不明确，预后不明确。患者及家属充分考虑后要求放弃此胎。

分娩方式：如果不伴产科剖宫产指征，可以阴道试产。但本病例胎儿骶尾部畸胎瘤巨大，阴道分娩有梗阻性难产可能，直接剖宫产则弊大于利。经讨论并征得孕妇和家属的同意，进行引产，观察产程进展，积极处理产程中的异常情况，避免梗阻性难产所导致的子宫破裂。如发生产道梗阻，则行剖宫取胎。

采用利凡诺羊膜腔注射，宫缩发动后，产程进展顺利，娩出一女婴，1900 g，骶尾部可见畸胎瘤直径约 10 cm，表皮有破溃（图 2-8）。

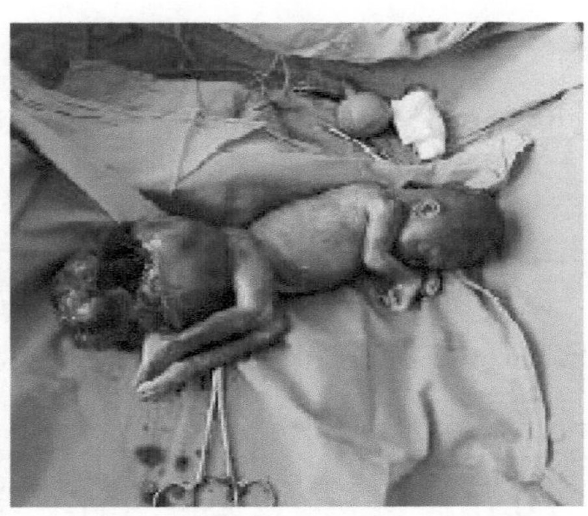

图 2-8　流产儿

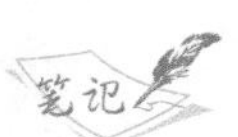

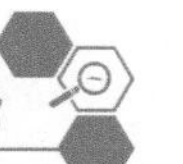

病例分析

胎儿骶尾部畸胎瘤（sacrococcygeal teratoma，SCT）产生于亨森结（原结）的全能干细胞，其可以分为以下四期。Ⅰ期：完全位于体外；Ⅱ期：体外和骨盆内均有肿瘤；Ⅲ期：体外存在肿瘤，体内部蔓延至腹部；Ⅳ期：完全位于体内，体外没有肿瘤。该病发病率极低，女性发病约为男性的4倍。SCT通常是良性的，但可以有未成熟的部分或者处于休眠的恶性卵黄囊瘤。大多数产前确诊的SCT合并羊水过多，可能是由高输出状态而导致肾脏的高滤过引起的，其他包括肝大、胎盘增大、非免疫性水肿、高输出型心力衰竭等。高输出型心力衰竭可能是由肿瘤内出血或肿瘤内动静脉瘘所致。SCT有时也与产妇并发症有关，应观察产妇出现子痫前期的症状和体征。SCT和染色体检查的必要性一直存在争议，合并异常的发病率是11%～38%，主要涉及神经、心脏、消化道、泌尿生殖系统和骨骼肌肉系统。大多数学者认为SCT为局部脏器的异常，直肠阴道瘘、肛门闭锁等，非整倍体尚未见于SCT的报道，SCT不是介入性产前诊断的绝对指征。不建议行羊膜腔穿刺染色体核型分析，除非合并多发异常或者其他产前诊断指征。孕期管理方面，产前SCT主要并发症是早产或分娩时肿瘤破裂出血，妊娠期间应每周进行超声检查，评估羊水指数、肿瘤生长速度、胎儿健康状况及寻找早期水肿证据；连续多普勒超声心动图检查，查找早期心力衰竭、胎盘过大或者水肿迹象的证据，这些症状进展迅速，是胎儿死亡的先兆。分娩方式应由肿瘤的大小决定，阴道分娩的并发症包括肿瘤破裂后导致胎儿死亡或

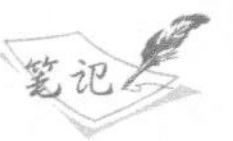

窒息，可经腹或阴道抽吸；为避免创伤引起的出血或难产，肿瘤较大时（＞5 cm）建议行剖宫产。新生儿合并 SCT 的远期结局数据有限，取决于确诊时的年龄。良性 SCT 在术后通常不出现严重肠道或膀胱功能障碍，而对于骨盆内巨大占位的 SCT，神经性膀胱功能障碍是一个常见的后遗症，而确诊时的孕周也会影响预后，发病孕周越晚，预后越好。

诊断中需鉴别以下几种疾病。

（1）胎儿肠道畸形：胎儿期消化畸形的特异性图像为“双泡征”或胃泡过大，出现异常征象要反复多次观察扩大的胃是否可以排空。发现“双泡征”要侧动探头追踪显示两者的连续性，判断两个暗区是否为胃泡。发现胎儿消化道畸形，应进行优生遗传咨询及胎儿染色体检查。

（2）胎儿淋巴管囊肿：淋巴管囊肿是因淋巴系统发育异常，表现为淋巴管囊性扩张，发生于小肠系膜的称肠系膜囊肿，发生于大网膜的称大网膜囊肿；表现为腹腔内的多房囊性包块，主要位于肠管前方或肠管间，边界多不清晰，形态不规则，张力可高可低。

（3）胎儿肾囊肿：位于肾下极突出于肾实质表面的囊肿，表现为圆形或类圆形的无回声区，位置相对较高，其包膜与肾被膜相延续，不会因肠管蠕动而发生轻微的位置变化。

病例点评

1. 胎儿骶尾部畸胎瘤是胎儿贫血的重要原因之一，主要通过影像学检查诊断。

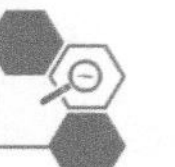

2. 外生型畸胎瘤手术效果较好，但常常因为“盗血”或宫内摩擦破裂，导致胎儿重度贫血。

3. 内生型畸胎瘤则可能影响肠道和膀胱功能。

4. 目前国外已有类似病例施行宫内手术的先例，国内尚未见报道。

5. 本病例诊断及时，检查全面。选择分娩方式是本病例的关键之处，巨大的畸胎瘤大于胎儿头颅，分娩时可能造成梗阻难产。考虑到孕妇尚有再生育的需求，决定阴道试产，术前做好风险预案，避免梗阻难产所致的子宫破裂。

6. 随着超声技术的发展，现在已可通过超声监测胎儿大脑中动脉血流预测胎儿是否存在严重贫血。

参考文献

1. 冯鑫，刘向娇，马秋萍 . 产前超声在胎儿骶尾部畸胎瘤诊治中的应用 . 中国产前诊断杂志（电子版），2020，12（1）：20-23.

2. 王展，唐达星 . 胎儿骶尾部畸胎瘤的预后评估研究进展 . 中华小儿外科杂志，2016，37（9）：706-710.

3. SHUE E，BOLOURI M，JELIN E B，et al. Tumor metrics and morphology predict poor prognosis in prenatally diagnosed sacrococcygeal teratoma：a 25-year experience at a single institution. J Pediatr Surg，2013，48（6）：1225-1231.

4. SY E D，FILLY R A，CHEONG M L，et al. Prognostic role of tumor-head volume ratio in fetal sacrococcygeal teratoma. Fetal Diagn Ther，2009，26（2）：75-80.

5. 汪华，汪龙霞，周红辉，等 . 产前超声对胎儿骶尾部畸胎瘤的诊断价值 . 中华医学超声杂志（电子版），2016，13（2）：117-121.

007　露脑畸形 1

病历摘要

孕妇，39 岁，孕 1 产 0，孕 13 周，超声提示“露脑畸形”。

孕妇平素月经规律，（5 ～ 7）/30 天，月经量中，否认痛经史。既往身体健康，否认慢性疾病史。结婚 7 年，同居未孕。本次妊娠为辅助生殖成功。孕前未服用叶酸，停经后开始口服叶酸 400 mg/d。否认围孕期上呼吸道感染，否认不良物质接触史。停经第 5、第 6、第 8 周分别接受超声检查，三次超声未提示异常。

影像学检查：妊娠 12 周，常规进行胎儿 NT 厚度筛查，超声提示：胎儿顶臀长 5.8 cm，颈后透明层 1.6 mm，未见颅骨光环，脑组织有软脑膜包裹，暴露在羊水中（图 2-9）。

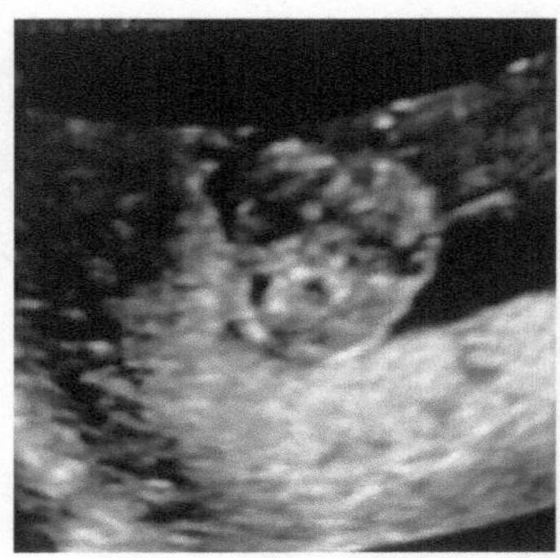
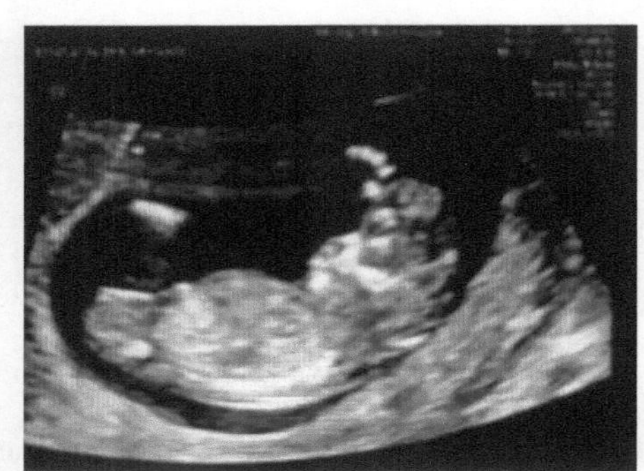

图 2-9　妊娠 12 周超声图像

实验室检查：① TORCH：风疹病毒 IgG 1.10；CMV IgG 1.10；HSV IgG 0.42。②细小病毒：阴性。③ EB 病毒核抗原 IgG 2.09；EB 病毒壳抗原 IgG 2.51。④狼疮因子：阴性；抗

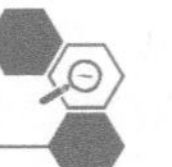

核抗体：阴性。⑤外周血白细胞计数：9.8×10^9/L，血红蛋白水平：134 g/L，血小板计数：203×10^9/L。

诊断：露脑畸形。

妊娠结局：经产前诊断超声确认无误，孕妇和家属决定终止妊娠。口服米非司酮、米索前列醇后流产，检查流产儿证实为露脑畸形（图 2-10）。

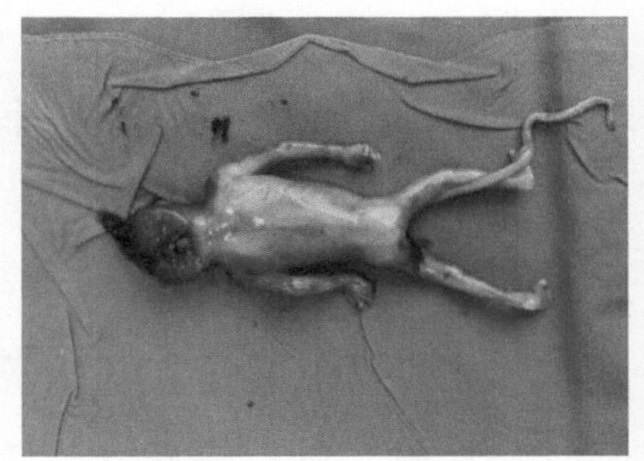
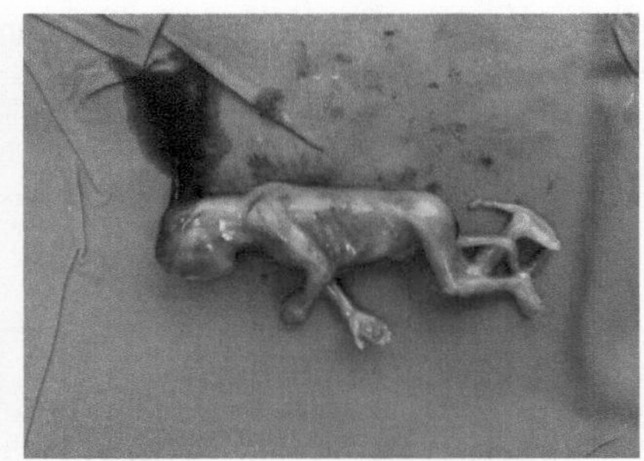

图 2-10　露脑流产儿

病例分析

1. 高龄初产

孕妇年龄为 39 岁，已进入胎儿染色体异常的高发年龄阶段。卵子或受精卵在分裂时可能发生异常。另外，除了染色体异常的发生率显著增高外，胎儿结构异常的风险也同样显著升高，如先天性心脏病、无脑儿、脑积水等神经管畸形。陈爱军等对 50 684 例年龄大于 35 岁的孕妇进行了妊娠结局的观察，发现高龄孕妇多系统畸形率高达 36.73%，父亲的高龄化也和胎儿神经系统、心血管异常的发生有一定关系。

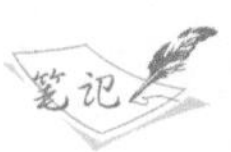

2. 辅助生殖

辅助生殖会否增加胎儿畸形发生率，文献报道不一，研究多在某一系统的结构异常方面进行探讨，大多数胚胎学专家和研究者认为辅助生殖是相对安全的，对子代影响不大。但一些研究还是发现辅助生殖成功的胎儿，较自然受孕胎儿有更高的畸形风险。国内吴琳琅等对 1022 例体外受精 – 胚胎移植（in vitro fertilization-embryo transfer，IVF-ET）胎儿进行超声观察，发现 IVF-ET 妊娠胎儿，除心脏畸形外，心外系统畸形发生率为 1.2%，较自然妊娠畸形发生率高。

3. 神经管畸形

露脑畸形是神经管畸形的一种，人类神经管发育在胚胎发育早期即已经开始。如果在受精后 2 周接触了不良物质，包括化学制剂、致病微生物或放射元素就可能导致发生神经管畸形。

4. 补充叶酸

围孕期补充叶酸可以有效降低胎儿神经管发育异常的风险，这已被国内外的研究所证实。围孕期每日补充叶酸，可以大幅度降低胎儿神经管畸形的风险。1993—1995 年，北京医科大学中国妇幼保健中心、保健流行病学研究室与美国疾病控制预防中心合作，在中国的南北方进行了增补叶酸对预防神经管畸形效果的评价研究，研究显示无论是南方还是北方，女婴神经管畸形的发生率更高，服叶酸过迟（妊娠 3 个月后开始服用叶酸）和停叶酸过早（末次月经前停药），都会使神经管畸形的发生率升高；无论是神经管畸形发生率低的南方还是发生率高的北方，妊娠前后服用叶酸 400 μg/d，都可以有效降低神经管畸形发生率。

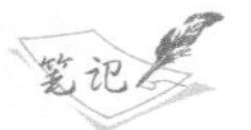

5. 影像学表现

神经管畸形主要依靠影像学诊断。超声、MRI 都能够显示开放性脊柱裂、无脑儿、露脑畸形、脊髓栓系，以及其他神经管异常，但超声对于隐性脊柱裂的诊断存在一定困难。还可以通过甲胎蛋白（alpha feto protein，AFP）水平筛查神经管畸形，但因妊娠期 AFP 水平变化较大，虽有一定提示神经管畸形的作用，但也仅限于开放性神经管畸形，确诊还需影像学诊断。

6. 诊疗策略

（1）通过影像学检查明确神经管畸形的诊断。

（2）进行胎儿染色体检查，包括核型分析和微重复、微缺失检查。

（3）详细询问病史、家族史，询问叶酸补充情况。

（4）建议终止妊娠，对再次妊娠进行指导。

7. 选择分娩方式

随着影像学技术的发展，神经管畸形在妊娠中早期即可以诊断。有孕妇在妊娠 10 周左右，因阴道出血、先兆流产就诊时，超声即诊断无脑儿。本病例于妊娠 12 周诊断露脑畸形。对于这些病例采用口服或阴道置药（前列腺素）终止妊娠即可，对于大月份、神经管畸形胎儿，首先应明确出生后能否存活、能否进行治疗，再根据产科指征决定分娩方式。

病例点评

神经管畸形的病因非常复杂，可能与妊娠早期感染、叶酸缺乏、染色体异常等因素相关。本病例特点如下。

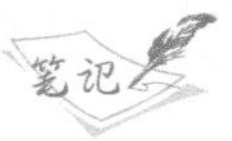

（1）孕妇高龄，39 岁初次妊娠。夫妻双方存在的不孕因素可能也是胎儿畸形的风险因素。

（2）辅助生殖助孕成功。辅助生殖虽是解决不孕不育的有效手段，但助孕过程中存在非生理操作，加上亲代遗传背景，还是可能与子代出生缺陷风险相关。

（3）妊娠前未服用叶酸，停经后才开始补充叶酸，此时，神经管发育已经开始。

对于高龄孕妇或辅助生育助孕成功的孕妇，应高度重视出生缺陷的风险，做好医学遗传学咨询，认真进行产前筛查和产前诊断，客观评价胎儿预后风险。

参考文献

1. 陈爱军，任静，张美丽，等 . 高龄孕妇胎儿出生缺陷情况分析 . 河北医药，2017，39（17）：2656-2658.
2. 黄巧瑶，吴小环，周小花，等 . 两种辅助生殖技术助孕胎儿畸形的影响因素分析 . 广东医科大学学报，2018，36（5）：540-543.
3. 吴琳琅，耿丹明，王鸿 . 体外受精 – 胚胎移植胎儿心外畸形的产前超声表现及分类特征 . 海南医学，2015，26（23）：3492-3495.
4. 李竹，Robert J Beery，李松，等 . 中国妇女妊娠前后单纯服用叶酸对神经管畸形的预防效果 . 中华医学杂志，2000，80（7）：493-497.

008　露脑畸形 2

病历摘要

孕妇，29 岁，孕 1 产 0，主因"停经 13^+ 周，超声提示胎儿畸形（露脑畸形）1 周"入院。

孕妇平素月经规律，（5 ～ 6）/30 天，月经量中，无痛经，末次月经 2016 年 8 月 10 日，预产期 2016 年 5 月 17 日。患者于停经 30 天查尿 hCG 阳性，早期无阴道出血，B 超核对孕周无误。患者现孕 13^+ 周，无阴道流血、流液等不适，2016 年 11 月 4 日 B 超提示（图 2-11 至图 2-13）：子宫前位增大，宫腔内可见胎儿轮廓，胎心、胎动可见，CRL 4.9 cm，NT 1.3 cm，羊水最大深度 3.5 cm。胎儿颅骨光环未显示，仅可见一头结样回声，其上方可见实性非均质回声在羊水中漂浮，范围约 1.8 cm × 1.1 cm × 1.1 cm，提示胎儿结构异常（露脑畸形）。患者未行特殊治疗，门诊遂以"孕 1 产 0 孕 13^+ 周，胎儿畸形（露脑畸形）"收入院。

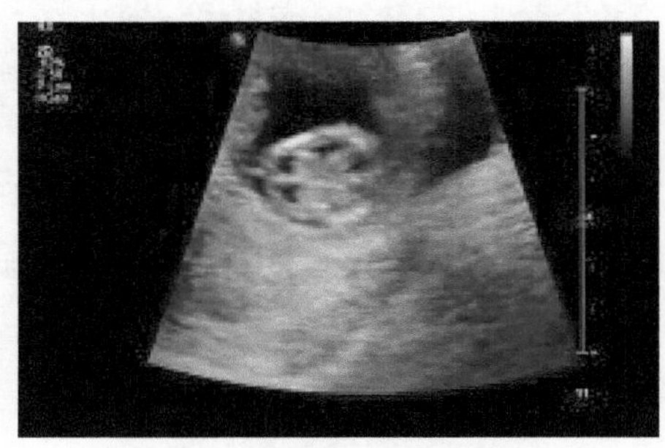

图 2-11　胎儿头颅超声

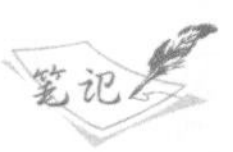

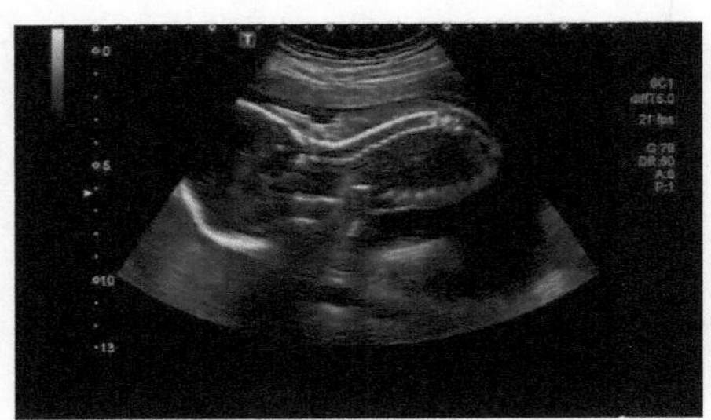
图 2-12　胎儿脊柱超声

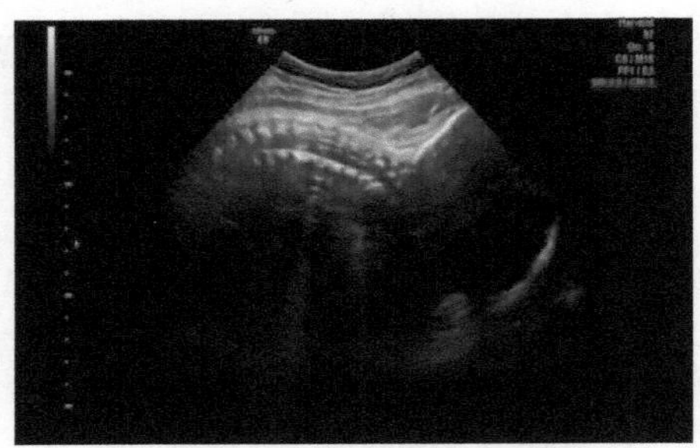
图 2-13　胎儿脊柱和头颅超声

体格检查：患者一般情况好，T 36.5℃，P 88 次 / 分，BP 120/70 mmHg，心脏听诊律齐、无杂音，肺部听诊呼吸音清、无异常，肝、脾肋下未触及。

实验室检查：血常规：WBC 8.41×10^9/L，HGB 117 g/L，GR 77.9%，PLT 237×10^9/L。抗核抗体：阴性。

诊断：胎儿畸形（露脑畸形）。

妊娠结局：①致死性畸形，建议终止妊娠；②可能有染色体异常或单基因异常；③流产物应进行医学遗传学检查；④嘱再次妊娠孕前 3 个月开始口服叶酸，每日 4 mg；⑤一旦诊断露脑畸形，应告知孕妇，尽快终止妊娠。本例给予了终止妊娠（图 2-14）。

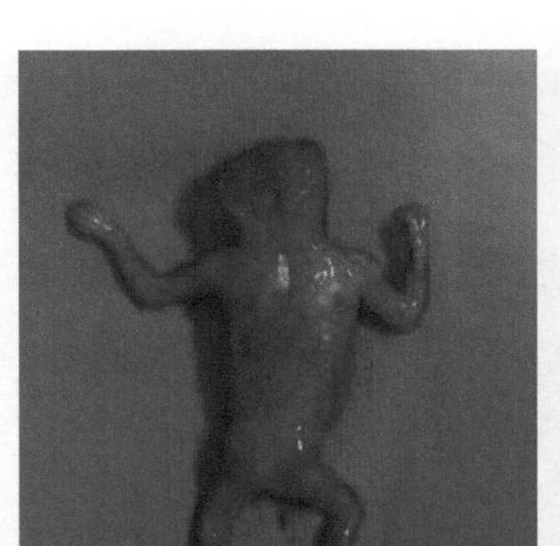
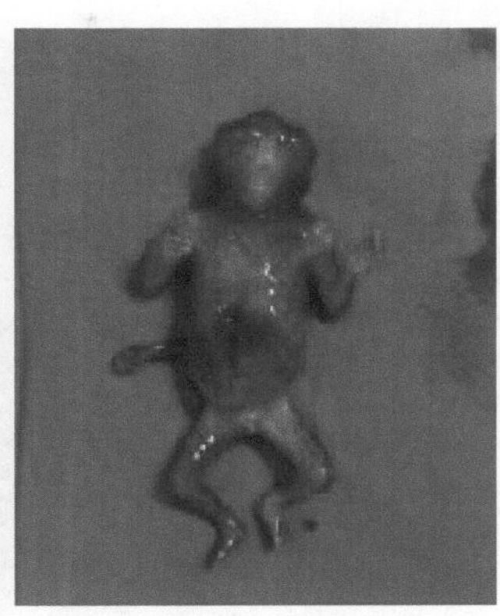

图 2-14 流产儿

病例分析

1. 病因与诊断

露脑畸形是指颅骨全部或很大一部分缺失，但存在脑组织。由胚胎发育第 4 周神经孔未能关闭造成，颅顶骨缺失（无颅畸形）、颅底及颜面部结构保留、露脑畸形是无脑畸形的早期表现。随着孕期的增长，自由漂浮的脑组织有足够的时间溶解。子宫内诊断需仔细检查胎儿的颅骨和脑组织。其似乎为无脑畸形的胚胎学前体。

2. 超声表现及实验室指标

颅骨骨化在早期妊娠已开始，此时即可通过超声来评估胎儿颅骨的完整性。

早期妊娠露脑畸形胎儿的头部形状异常，因为颅顶缺失，暴露的破碎脑组织内存在无回声区。因为暴露的两个大脑半球倒向两侧，所以暴露脑组织外形呈二叶形，这种外观被称为“米老鼠”头（图 2-15）。最早在妊娠 10 周就可检出露脑畸形。

中期妊娠时，胎儿脑组织外围无惯常的颅骨外形。暴露脑组织的外观呈异质性，无颅骨覆盖。虽然颅顶缺失，但胎儿面骨清晰可见（图 2-16）。母体血清甲胎蛋白水平大幅升高。

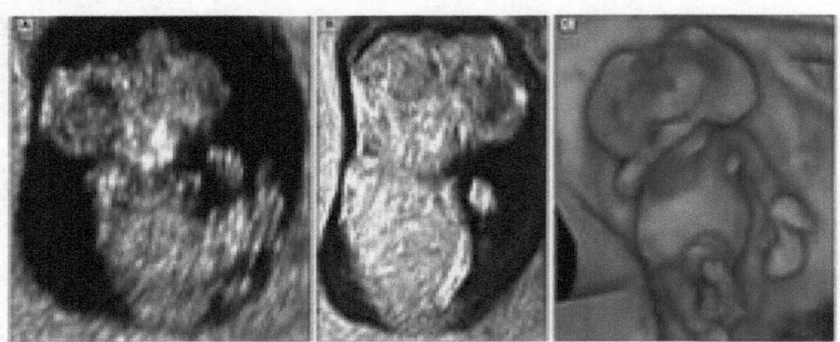

图 2-15 妊娠 3 个月的露脑胎儿冠状面影像

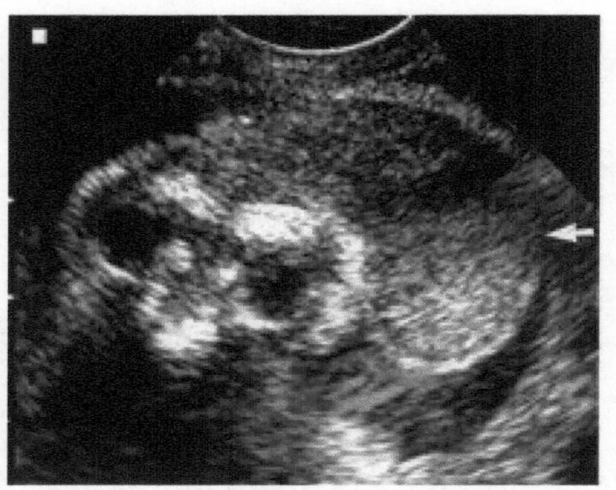

图 2-16 妊娠 17 周的露脑胎儿

3. 结局与治疗

预防是无脑畸形最重要的处理方式。目前尚无神经外科治疗选择。几乎所有活产患儿都会在出生后不久死亡。由于预后差，大多会在确诊后不久终止妊娠或引产。

4. 预防

对于所有妊娠女性或可能怀孕的女性，推荐在围受孕期补充叶酸。对于在使用抗癫痫药的女性或既往有过 NTD 妊娠史的女性，通常推荐补充更大剂量的叶酸。

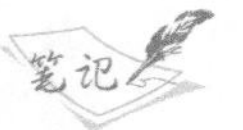

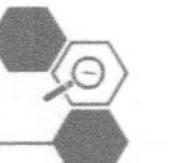

病例点评

露脑－无脑畸形为颅盖骨缺失所致，在声像图上，典型的露脑畸形表现为胎头失去正常形态，未见头颅光环，左右大脑半球向上、向外扩展，似“米老鼠”状。一系列的超声研究已经表明露脑畸形将导致无脑畸形，露脑畸形是无脑畸形的早期阶段，由于颅盖骨缺失，脑组织长期浸泡于羊水之中，受化学及机械因素的影响，脑组织破碎脱落于羊膜腔中。久而久之脑组织越来越少，最后只剩下面部和颅底，成了无脑畸形。大脑组织是否残存，是鉴别露脑畸形和无脑畸形的关键。无脑畸形系前神经孔闭合失败所致，是神经管缺陷的最严重类型，最早在孕 12 周即可确诊。

本病例发病于妊娠 13 周，孕 13 周 NT B 超提示：胎儿颅骨光环未显示，仅可见一头结样回声，其上方可见实性非均质回声在羊水中漂浮，范围约 1.8 cm × 1.1 cm × 1.1 cm。超声提示：胎儿结构异常（露脑畸形）。诊断明确为致死性畸形，入院引产。该病单一畸形复发风险为 2% ～ 5%。建议下次妊娠前每天摄入 4mg 叶酸，以预防畸形的发生。

参考文献

1. O’RAHILLY R，MULLER F. Human embryology and teratology. New York：Wiley-Blackwell，Inc，1992.
2. MOORE K. The developing human. Clinically oriented embryology. Philadelphia：WB Saunders Co，1988：364.
3. VERGANI P，GHIDINI A，SIRTORI M，et al. Antenatal diagnosis of fetal acrania.

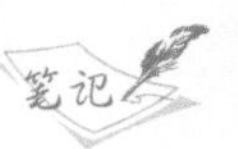

J Ultrasound Med，1987，6（12）：715-717.

4. BRONSHTEIN M，ORNOY A. Acrania：anencephaly resulting from secondary degeneration of a closed neural tube：two cases in the same family. J Clin Ultrasound，1991，19（4）：230-234.

5. COX G G，ROSENTHAL S J，HOLSAPPLE J W. Exencephaly：sonographic findings and radiologic-pathologic correlation. Radiology，1985，155（3）：755-756.

6. GANCHROW D，ORNOY A. Possible evidence for secondary degeneration of central nervous system in the pathogenesis of anencephaly and brain dysraphia. A study in young human fetuses. Virchows Arch A Pathol Anat Histol，1979，384（3）：285-294.

7. PADMANABHAN R. Is exencephaly the forerunner of anencephaly? An experimental study on the effect of prolonged gestation on the exencephaly induced after neural tube closure in the rat. Acta Anat（Basel），1991，141（2）：182-192.

8. INMAN V T，DE C M SAUNDERS J B. The ossification of the human frontal bone：with special reference to its presumed pre- and post-frontal elements. J Anat，1937，71（Pt 3）：383-394.

9. KENNEDY K A，FLICK K J，THURMOND A S. First-trimester diagnosis of exencephaly. Am J Obstet Gynecol，1990，162（2）：461-463.

009　胼胝体发育异常

病历摘要

孕妇，36 岁，孕 3 产 1，主因“停经 37⁺ 周，计划手术”入院。

孕妇平素月经规律，5/28 天，月经量中，无痛经，末次月经 2017 年 10 月 16 日，预产期 2018 年 7 月 23 日。患者于停经 45 天查尿 hCG 阳性。根据孕早期 B 超，核对孕周无误。孕 4^+ 月自觉胎动至今。自诉实际年龄 34 岁，孕期行无创 DNA 筛查低风险，孕 23 周超声提示胎儿双侧脑室轻度增宽 1.1 cm，心室内强回声点，余无异常。行脐带穿刺核型无异常，未行脐血染色体微缺失、微重复检查。MRI 检查提示：胎儿胼胝体缺如，双侧脑室轻度扩张，左侧侧脑室小室管膜囊肿不除外。于北京天坛医院神经外科就诊考虑不除外胎儿远期智力发育受限可能，患者及家属表示了解病情，要求继续妊娠，定期复查。孕 24^+ 周 OGTT 提示正常范围，孕期血糖、血压均正常，孕期轻度贫血，血红蛋白 93 g/L，口服补血药至入院。

体格检查：患者一般情况好，身高 168 cm，孕前体重 57.5 kg，BMI 20.3 kg/m^2，现体重 76 kg，T 36.5℃，P 70 次 / 分，BP 100/65 mmHg。心脏听诊律齐、无杂音，肺部听诊呼吸音清、无异常，肝、脾肋下未触及，腹部膨隆，宫高 34 cm，腹围 105 cm，胎心 140 bpm，宫缩无，头位，先露浮，水肿无，估计胎儿大小 3100 g。

生育史：于 2012 年因社会因素足月剖娩一男婴，孕期无异常发现，现体健。2014 年人工流产 1 次。

辅助检查

（1）超声结果：2018 年 7 月 5 日 B 超（图 2-17，图 2-18）：头位，BPD 9.7 cm，HC 35.4 cm，AC 32.9 cm，FL 7.2 cm，AFI 10.5 cm，胎心、胎动可见，胎盘位于后壁，Ⅱ级。胎儿透明隔腔未显示，双侧脑室呈“泪滴状”，左侧脑室宽约 1.1 cm，右侧脑室宽约 1.3 cm，第三脑室上移增宽约 0.6 cm。胎儿左脑室前角内侧可见一无回声大小约 0.8 cm × 0.6 cm。脐带插入口可见一囊性回声，范围约 3.5 cm × 4.1 cm × 3.9 cm，界清，透声好。考虑：单活胎，头位。结论：胎儿颅内结构异常（胼胝体缺如？胼胝体发育不良？）；胎儿双侧脑室扩张；胎儿双侧脑室无回声（室管膜下囊肿可能）。

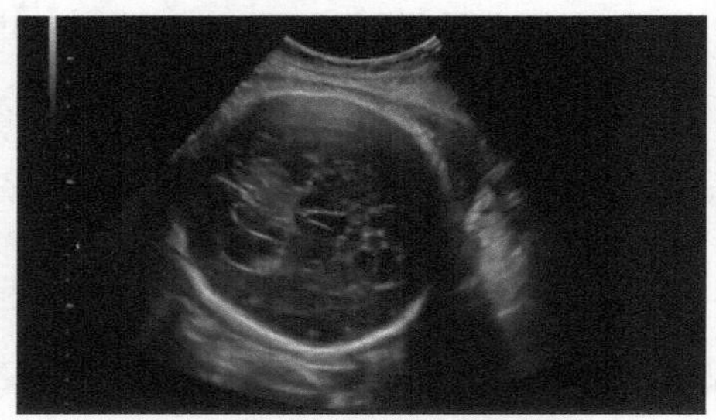
图 2-17　胎儿大脑超声

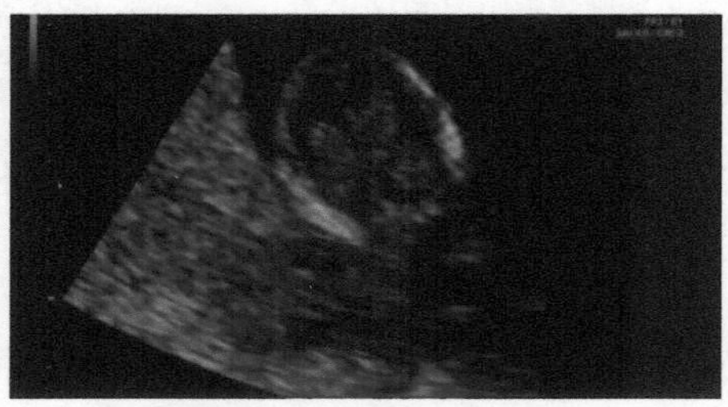
图 2-18　胎儿颅内结构

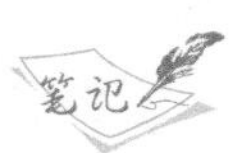

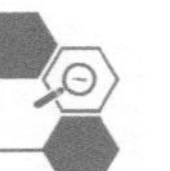

（2）MRI（图 2-19）：胎儿胼胝体缺如，双侧脑室轻度扩张，左侧侧脑室小室管膜囊肿不除外。

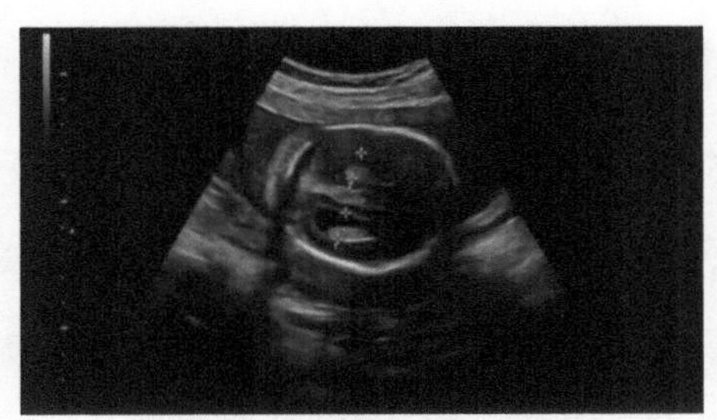

图 2-19　胎儿脑室增宽，胼胝体缺如

（3）实验室检查：①血常规：WBC 7.68 × 10^9/L，HGB 96 g/L，HCT（5d）28.0%，GR 73.5%。② TORCH：风疹病毒 IgG 抗体 2.82，巨细胞病毒 IgG 抗体 4.36，单纯疱疹病毒 IgG 抗体 4.04，EB 病毒 NA-IgG 3.11，EB 病毒 VCA-IgG 6.45，均在正常范围。

诊断：孕 3 产 1 孕 37 周头位；剖宫产再孕；胎儿胼胝体发育不良；胎儿脑室轻度增宽；胎儿室管膜瘤；轻度贫血。

诊断依据：胎儿胼胝体发育不良。孕 23 周超声提示胎儿双侧脑室轻度增宽 1.1 cm。MRI 示胎儿胼胝体缺如，双侧脑室轻度扩张，左侧侧脑室小室管膜囊肿不除外。于小儿神经外科就诊考虑不除外胎儿远期智力发育受限可能。

妊娠结局：本病例达妊娠37周，计划手术，分娩一女婴，3300 g，新生儿出生后无窒息，出生后 Apgar 评分为 10 分。

随访：产后 42 天随访，体格检查未见明显异常；产后 2 个月、6 个月神经、运动发育未见明显异常。

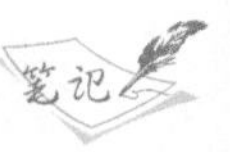

病例分析

一、疾病定义

1. 胼胝体发育异常

胼胝体发育异常是一种罕见的颅脑畸形疾病，发病率为 0.3% ～ 0.7%。活产儿中的患病率为 1/5000 ～ 1/4000，但是在神经发育障碍患者中占比高达 2% ～ 3%。

胎儿胼胝体自 12 周开始发育，其来源于端脑组织，初步形成后再向两侧继续发育，逐步成熟。胼胝体下的长方形的腔隙，称为透明隔腔，透明隔其实是由胼胝体组织发育而来的，孕 16 周左右，早期的透明隔形成中缝，将之分成两叶。因此，胼胝体的发育是否异常可以通过观察透明隔腔的结构进行诊断。孕 18 ～ 20 周胎儿胼胝体的发育基本完成，所以对于胼胝体发育不良的最佳诊断时间应为孕 20 周之后。

胼胝体的发育异常可以分成两大类，一类是发育不完全、发育中止；一类是发育异常。国外研究者对第一类又进行了更为细致的研究，将第一大类依照发育中止的阶段细分为两类：①中止在妊娠早期，即怀孕前 3 个月，表现为胼胝体缺如，称为完全型；②中止在妊娠中晚期，胼胝体存在，但是受到多种因素的影响，部分结构缺失，称为部分型。

超声检查特点有：①产前超声图像特征显示胎儿侧脑室前角变窄、后角扩张，呈“水滴状”，主要表现为第三脑室扩张、上移，透明隔腔消失，在侧脑室和大脑镰之间出现脑回声，胎儿胼周动脉不具有正常弧形状态，可以发现血流明显异常；②使用三维超声多平面容积成像，在胎儿颅脑中部矢状位可发

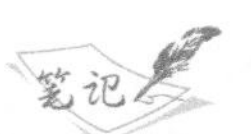

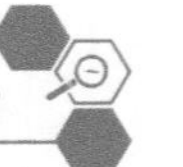

现胎儿胼胝体缺如或部分缺如。MRI 声像图特征显示胎儿冠状或中间矢状位胼胝体结构位置缺如或全部缺如。

胼胝体发育异常的病因尚不明确，染色体异常、基因异常、宫内感染、缺血及代谢异常等原因均可影响胼胝体形成，其中遗传因素最常见。遗传病因中有 30% ～ 45% 为“综合征”病因，20% ～ 35% 为单基因病因。约 18% 的 ACC 存在染色体异常，包括 18- 三体、13- 三体和 8 号染色体嵌合。出生后 ACC 患者的微阵列检测结果显示，9% 的病例至少有一个新的致病拷贝数变异，7% 的病例至少有一个新的大于 500 kb 的大拷贝数变异。

2. 胼胝体缺失

胼胝体缺失（agenesis of the corpus callosum，ACC）又称胼胝体发育不全或发育不良，是胎儿中枢神经系统常见的先天性发育畸形。胼胝体是颅内最大的白质连接体，由连接两侧大脑半球的约 2 亿个轴突组成，在整合信息及协调复杂行为中发挥着关键的作用。胼胝体发育异常包括胼胝体过厚、胼胝体偏薄和 ACC。ACC 是一种非特异性的脑发育不良，根据有无合并其他结构或遗传学异常，ACC 可被分为单纯型（isolated）ACC 和复杂型（complex）ACC。大多数研究将单纯型 ACC 定义为只有胼胝体的缺失，没有合并其他颅内或颅外异常，且染色体核型正常；复杂型 ACC 则指合并了其他结构或遗传学异常的 ACC。超声表现是侧脑室泪滴状结构，侧脑室泪滴状结构只在 ACC 中出现，没有在其他情况下出现过被认为是诊断 ACC 的特异性体征，侧脑室前室及后角扩张常常是最显著的征象，因此引起脑积水的疾病均需与 ACC 鉴别，且 MRI 确

诊率较B超高。

胼胝体缺如胎儿是否合并其他颅脑畸形，以及合并畸形类型是影响预后的关键，单纯胼胝体缺如患儿预后报道不一，从完全无症状，至轻度的运动、语言、学习障碍及社交困难，再至严重的神经、智力发育迟缓均有报道。这给有效提供临床咨询造成了困难。胼胝体缺如合并其他类型畸形时则可能预后较差，可能发生精神发育迟滞、自闭、语言发育迟缓、癫痫、视力障碍、肌张力减退、共济失调等。21%～93%的ACC患者合并有脑部异常。最常见的伴随CNS异常包括脑回异常、半球间囊肿和颅后窝异常，其他还有神经管缺陷和脂肪瘤。此外，多达65%的病例中报道了非CNS异常，最常见的是颅面异常，如大头畸形、眼距过宽、鼻梁宽而塌陷、唇裂和（或）腭裂。综合征病例中还可出现先天性心脏缺陷、肢体异常和生长受限、消化和泌尿系统畸形等其他异常。因此，发现胎儿胼胝体异常后也应仔细筛查其他部位是否有异常。

二、诊疗策略

诊疗中需要注意以下几点。

（1）明确染色体异常病因。

（2）完善病原体检查。

（3）MRI确诊并除外其他颅内结构异常。

（4）咨询遗传学及儿科神经病学专家，根据实际情况决定是否继续妊娠。

①单纯型ACC无染色体异常的无须改变产检标准，没必要转诊至三级医院分娩。

②复杂型ACC应转诊到相关的儿科专科医师，转至三级

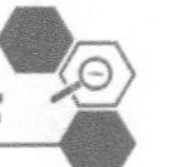

医疗机构分娩。

（5）确定是否继续妊娠。

①如果已排除胎儿染色体异常，应尽可能延长孕龄至新生儿可存活孕周。

②如果孕龄已达 34 周，应根据胎心监护决定是否终止妊娠。

（6）确定分娩方式：分娩方式的选择，应依据产科情况决定。如果骨盆各径线没有异常、没有绝对头盆不称、没有胎儿窘迫的表现，可以阴道试产。

（7）生后儿科随访。

病例点评

ACC 在普通人群中的发病率为 0.3% ～ 0.7%，在发育性残疾人群中的发病率为 2% ～ 3%。男性比例略高于女性占 54% ～ 73%，在国外产前诊断 ACC 终止妊娠率可高达 60.7% ～ 65%，ACC 也是 24 周引产胎儿与中枢神经系统相关的常见原因之一，80% 的单纯型 ACC 患儿有不错的预后之后总的 ACC 终止妊娠率下降了 7%，产前咨询会明显影响患儿母亲的终止妊娠率，所以需要有小儿神经外科及遗传医师共同排除潜在的综合征和发育异常。

本病例发病于妊娠 23 周，超声表现侧脑室轻度增宽，MRI 提示胎儿胼胝体缺如，行脐带血穿刺除外染色体异常，咨询小儿神经外科医师考虑不除外小儿远期智力发育受限可能，经充分与患者及家属沟通要求继续妊娠，继续常规产检。

参考文献

1. PAUL L K，BROWN W S，ADOLPHS R，et al. Agenesis of the corpus callosum：genetic，developmental and functional aspects of connectivity. Nat Rev Neurosci，2007，8（4）：287-299.

2. SOTIRIADIS A，MAKRYDIMAS G. Neurodevelopment after prenatal diagnosis of isolated agenesis of the corpus callosum：an integrative review. Am J Obstet Gynecol，2012，206（4）：337，e1-e5.

3. TIMOR-TRITSCH I E，MONTEAGUDO A，HARATZ-RUBINSTEIN N，et al. Transvaginal sonographic detection of adducted thumbs，hydrocephalus，and agenesis of the corpus callosum at 22 postmenstrual weeks：the masa spectrum or L1 spectrum. A case report and review of the literature. Prenat Diagn，1996，16（6）：543-548.

4. EDWARDS T J，SHERR E H，BARKOVICH A J，et al. Clinical，genetic and imaging findings identify new causes for corpus callosum development syndromes. Brain，2014，137（Pt 6）：1579-1613.

5. PALMER E E，MOWAT D. Agenesis of the corpus callosum：a clinical approach to diagnosis. Am J Med Genet C Semin Med Genet，2014，166C（2）：184-197.

6. LI Y，ESTROFF J A，KHWAJA O，et al. Callosal dysgenesis in fetuses with ventriculomegaly：levels of agreement between imaging modalities and postnatal outcome. Ultrasound Obstet Gynecol，2012，40（5）：522-529.

7. SANTO S，D'ANTONIO F，HOMFRAY T，et al. Counseling in fetal medicine：agenesis of the corpus callosum. Ultrasound Obstet Gynecol，2012，40（5）：513-521.

8. TANG P H，BARTHA A I，NORTON M E，et al. Agenesis of the corpus callosum：an MR imaging analysis of associated abnormalities in the fetus. AJNR

笔记

Am J Neuroradiol，2009，30（2）：257-263.

9. BEDESCHI M F，BONAGLIA M C，GRASSO R，et al. Agenesis of the corpus callosum：clinical and genetic study in 63 young patients. Pediatr Neurol，2006，34（3）：186-193.

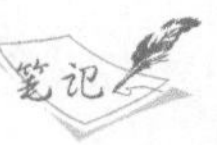

010 Dandy-Walker 畸形

病历摘要

孕妇，34 岁，孕 2 产 0，主因“停经 21$^+$ 周，发现胎儿畸形 1 周”入院。

孕妇平素月经规律，5/28 天，月经量中，无痛经，末次月经 2018 年 3 月 22 日，预产期 2018 年 12 月 27 日。患者早孕超声核对孕周无误，中孕 NT 1.0 mm，唐氏筛查低风险，孕 16 周因出现阴道出血行 B 超检查提示胎头位于耻骨联合上方，呈环形强回声，脑中线居中，双侧侧脑室增宽，宽约 14 mm，为进一步治疗，就诊于唐山市某医院，B 超提示胎儿小脑小，仅见两个小脑半球，未见明显蚓部回声，后颅窝池增宽，左右侧脑室均为 13 mm，脑室率＞ 50%。后为求诊治就诊于我院，会诊超声提示左侧侧脑室增宽 1.5 cm，右侧侧脑室宽约 1.4 cm，双侧脉络丛呈悬吊状，小脑蚓部未显示，小脑延髓池宽约 1.4 cm，透明隔显示不清，第三脑室最宽约 3.6 mm，部分位于侧脑室水平，MRI 示胎儿后颅窝所见，符合 Dandy-Walker 畸形，胎儿双侧侧脑室增宽；胎儿胼胝体压部级后部显示不清，考虑胼胝体发育不全可能性大，胎盘位置低，患者要求终止妊娠，门诊以“Dandy-Walker 畸形”收入院。

体格检查：患者一般情况好，T 36.5℃，P 70 次 / 分，BP 100/65 mmHg，心脏听诊律齐、无杂音，肺部听诊呼吸音清、无异常，肝、脾肋下未触及，腹部膨隆，估计胎儿 550 g。

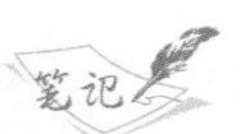

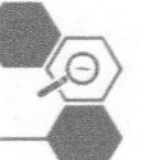

影像学检查：2018 年 8 月 10 日超声检查（图 2-20）示头位，胎心、胎动可见，胎盘位于前壁，下缘达宫颈内口；颅骨光环、上唇、四腔心、左右心室流出道、三血管切面、胃泡、肾脏、膀胱、脊柱、四肢轮廓未见异常；脉络丛（+）。胎儿左侧侧脑室宽约 1.5 cm，右侧侧脑室宽约 1.4 cm，双侧脉络丛呈悬吊状，小脑蚓部大部分未显示，小脑延髓池宽约 1.4 cm。透明隔腔显示不清，第三脑室最宽处 3.6 mm，部分位于侧脑室水平。提示：单活胎，头位；胎儿双侧脑积水；胎儿小脑蚓部形态异常（Dandy-Walker 畸形）；胎儿胼胝体发育异常可能性大；胎盘低置状态。

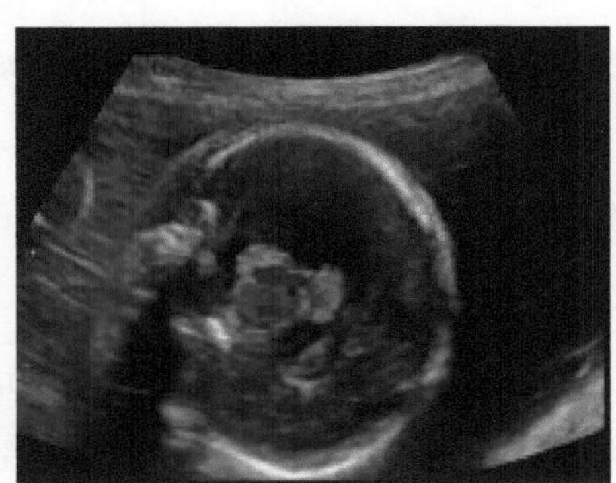

图 2-20　胎儿颅内结构

实验室检查：WBC 10.74×10^{9}/L，HGB 108 g/L，HCT（5d）31.3%，GR 83.2%。

诊断：Dandy-Walker 畸形。

妊娠结局：患者及家属要求终止妊娠，遂给予引产。

笔记

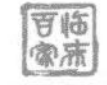

病例分析

一、疾病定义

1. Dandy-Walker 畸形

Dandy-Walker 畸形（Dandy-Walker malformation，DWM）是一种复杂的小脑蚓部发育异常，停经后 13 ～ 18 周表现为第四脑室未正常闭合伴持续性 blake 囊肿，发病率约为 1/30 000，超声表现为第四脑室囊性扩张、持续性 blake 囊肿、后颅窝扩大和小脑蚓部发育不良，如果小脑蚓部完全缺如和上旋，第三脑室和侧脑室扩张更易诊断。DWM 的病因迄今尚不甚明确，已知的致畸因素包括 Meckel-Gruber 综合征、Walker-Walburg 综合征、Retscher-Schinzel 综合征、13- 三体和 18- 三体在内的染色体异常、酒精中毒、严重的母体糖尿病，以及弓形虫、风疹病毒和巨细胞病毒感染等。我院孕 21^{+} 周超声提示左侧侧脑室宽约 1.5 cm，右侧侧脑室宽约 1.4 cm，双侧脉络丛呈悬吊状，小脑蚓部未显示，小脑延髓池宽约 1.4 cm，透明隔显示不清，第三脑室最宽约 3.6 mm，部分位于侧脑室水平，MRI 示胎儿后颅窝所见，符合 Dandy-Walker 畸形。

2. 脑积水

脑积水是指脑脊液增多导致颅内压升高引起的侧脑室增宽（ventriculomegaly，VM），其可以是阻塞性的（脑室内脑脊液循环受阻）或交通性的（脑脊液产生过多或吸收障碍）。脑实质减少可能是先天性或后天性的（萎缩），部分脑实质减少是脑积水的继发表现。根据侧脑室增宽的程度可分为轻度（侧脑室宽度 10 ～ 11.9 mm）、中度（侧脑室宽度 12 ～ 15 mm）

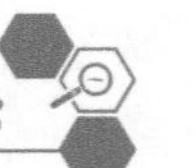

和重度（侧脑室宽度＞ 15 mm）。侧脑室增宽病因：①中枢神经系统结构异常。VM 相关的中枢神经系统结构异常包括：脑结构异常（无脑畸形、无脑回畸形、巨脑畸形、孔洞脑、脑裂或脑穿通畸形）、脑中线畸形（胼胝体缺如、全前脑畸形、视隔发育不良、额鼻发育不良）、后颅窝异常（Dandy-Walker 畸形和持续性 Blake 囊）、神经管缺陷（脊柱裂和脑膨出）、颅内血管异常（盖伦静脉瘤）。②颅内出血及感染。颅内出血部分为自发性，胎儿缺氧、免疫性血小板减少性紫癜、凝血功能障碍、宫内感染、严重的胎儿生长受限（fetal growth restriction，FGR）、双胎输血综合征（twin to twin transfusion syndrome，TTTS）等也可能引起胎儿脑室内出血。血肿压迫或凝血块堵塞均可能导致脑脊液引流障碍从而引起 VM。 胎儿颅内感染可能引起脑室管膜内壁和蛛网膜下腔的炎症，继而造成脑脊液增多或脑脊液循环的机械性阻塞从而导致 VM。③染色体异常及遗传综合征、遗传代谢病。可合并 VM 的多发畸形综合征有染色体异常（21- 三体综合征、18- 三体综合征、13- 三体综合征等）、遗传综合征（Meckel-Gmber 综合征、Walker-Warburg 综合征、Aperto 综合征、Smith-Lemli-Opitz 综合征），该患者 Dandy-Walker 畸形后颅窝异常，继发脑积水。

二、诊疗策略

（1）完善胎儿染色体核型分析及拷贝数变异（copy number variations，CNVs）。

（2）超声排除胎儿其他结构畸形。

（3）与产前诊断医生、小儿神经外科医生、小儿神经科医生、遗传学医生共同评估。

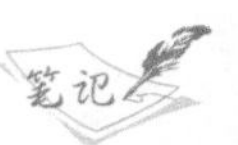

（4）确定是否继续妊娠。由于患儿的智力低下发生率及围生儿死亡率均较高，需充分告知患者及家属相关风险，由夫妻双方商议后决定是否继续妊娠。

病例点评

Dandy-Walker 畸形包括小脑蚓部发育不全、四脑室囊状扩张和幕上脑积水三种病理表现。最基本的病理变化为小脑蚓部发育不全和第四脑室扩大。发病率为 1/35 000 ～ 1/25 000，患儿多伴有精神、运动发育迟滞，表现为共济失调、眼球震颤等。

Dandy-Walker 畸形是一类非特异性的 CNS 异常，可能发生于单基因病和染色体异常中，可以由环境诱发。其表现形式可为孤立性或综合征性，建议患者下次妊娠前进行遗传咨询。

在诊断 Dandy-Walker 畸形时必须考虑到孕周的因素，尽管 Dandy-Walker 畸形可在早期诊断，但孕 18 周前有一定的假阳性率。该病例孕 16 周 B 超提示仅可见双侧侧脑室增宽，宽约 14 mm；孕 21^+ 周超声显示左侧侧脑室宽约 1.5 cm，右侧侧脑室宽约 1.4 cm，双侧脉络丛呈悬吊状，小脑蚓部未显示，小脑延髓池宽约 1.4 cm，透明隔显示不清，第三脑室最宽约 3.6 mm，部分位于侧脑室水平；MRI 示胎儿后颅窝所见，符合 Dandy-Walker 畸形，鉴于 Dandy-Walker 畸形与 9- 三体、13- 三体、18- 三体相关建议对胎儿进行染色体核型分析，且同时咨询小儿神经科和神经外科医生，决定是否继续妊娠，患者及家属要求终止妊娠，故给予利凡诺引产同时做染色体核型分析。

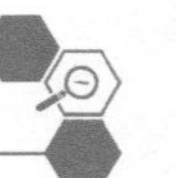

Dandy-Walker 畸形是一种非特异性的先天性脑畸形，是指小脑蚓部发育不良、连接小脑延髓池的第四脑室囊性扩张及后颅窝体积增大。其在活产儿中的发病率约 1/5 000，在出生后证实的 Dandy-Walker 畸形中，12% 合并先天性脑积水，2% ～ 4% 在儿童期出现脑积水。影像学表现为第三脑室对称性扩张、后颅窝增宽或有巨大囊肿、与第四脑室交通、小脑蚓部缺失等。Dandy-Walker 变异型临床症状较轻或没有明显的临床症状，影像学表现为第四脑室上部与小脑上蚓部相对正常，小脑周围脑池加宽，下蚓部发育不全，一般无脑积水。

Dandy-Walker 畸形的病因比较复杂，可见于单基因病、染色体异常、环境因素诱发的畸形综合征等。以往研究显示，36% ～ 45% 的胎儿存在染色体异常。胎儿围产期死亡率高。产前及产后应有小儿神经外科、遗传科共同参与咨询。

参考文献

罗玉琴，孙义锡，钱叶青，等 . Dandy-Walker 综合征胎儿的遗传学分析 . 中华医学遗传学杂志，2020，37（1）：8-11.

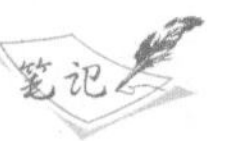

011　小脑延髓池增宽

病历摘要

孕妇，34 岁，孕 2 产 1，主因“停经 24^+ 周，发现胎儿畸形 1 周”自外院转入。

孕妇平素月经规律，7/35 天，月经量中，无痛经，末次月经 2018 年 8 月 15 日，预产期 2019 年 5 月 2 日。患者于停经 30 天自测尿 hCG 阳性，早孕期无阴道出血，孕 4 个月自觉胎动至今，根据早孕期 B 超，核对孕周无误。孕期平顺，因高龄建议羊水穿刺，患者拒绝，行 NIPT 低风险。孕期未行 OGTT，孕 23^+ 周 B 超显示（图 2-21）：单活胎，臀位，胎儿小脑延髓池增宽、侧脑室增宽、双侧脉络丛体积小（胎儿小脑延髓池宽约 1.3 cm，左侧侧脑室位于近场，宽约 1.2 cm，右侧侧脑室宽约 1.0 cm，脉络丛回声不均，右侧脉络丛大小 1.7 cm × 0.8 cm，增粗呈分叉状，左侧脉络丛大小 1.4 cm × 0.7 cm），患者要求放弃妊娠，由门诊收入院。

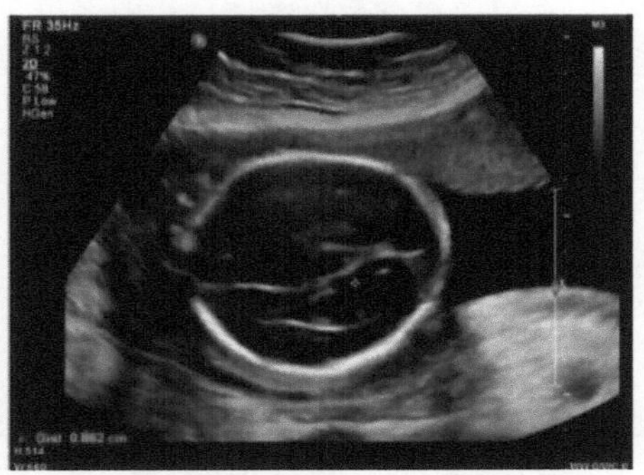

图 2-21　胎儿侧脑室增宽

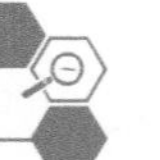

孕产史：2015 年自娩一男婴，出生体重 3430 g，体健。

体格检查：患者一般情况好，T 36.5℃，P 82 次 / 分，BP 126/82 mmHg，心脏听诊律齐、无杂音，肺部听诊呼吸音清，肝、脾肋下未触及，宫高脐下一指，无宫缩，胎心 140 bpm。

主要诊断：孕 2 产 1 孕 24^+ 周臀位、胎儿多发畸形（小脑延髓池增宽、侧脑室增宽、双侧脉络丛体积小）。

妊娠结局：入院后行羊水穿刺 + 利凡诺羊膜腔内注射术，术后 2 天流产一女婴。

病例分析

一、胎儿不同颅脑疾病区别

1. 颅后窝异常

如果超声发现小脑延髓池液体增多，则可疑诊或确定为最常见的颅后窝病变。在妊娠中期，小脑延髓池的大小保持稳定，平均为（5 ± 3）mm，正常上限为 10 mm。4 种常见的颅后窝病变按发病率从高到低依次为：Dandy-Walker 畸形、小脑延髓池增宽、Blake 囊肿和小脑蚓部发育不良。

2. Dandy-Walker 畸形

Dandy-Walker 畸形（Dandy-Walker malformation，DWM）是一种复杂的小脑蚓部发育异常，发病率约为 1/30 000，在停经后第 13 ～ 18 周表现为第四脑室未正常闭合伴持续性 Blake 囊肿。轻度病例的产前诊断和预后评估很困难。超声表现包括第四脑室囊性扩张、持续性 Blake 囊肿、颅后窝扩大和小脑蚓部发育不良。如果小脑蚓部完全缺如伴上旋（小脑幕和

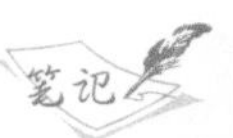

窦汇抬高），第三脑室和侧脑室扩张，则更容易确定诊断。检查脑正中矢状切面有助于诊断小脑蚓部旋转，以及小脑幕和窦汇抬高。检查正中矢状切面的两个夹角，即脑干－小脑蚓部（brainstem-vermis，BV）夹角和脑干－小脑幕（brainstem-tentorium，BT）夹角，可帮助鉴别小脑延髓池增大和小脑蚓部上旋。脑干背侧切线与小脑蚓部腹侧切线相交构成 BV 角，再做一条小脑幕的切线即与脑干背侧切线构成 BT 角。BV 角有助于鉴别颅后窝的不同病变。疾病越严重则角度越大：小于 18° 为正常，18° ～ 30° 提示 Blake 囊肿，超过 45° 则强烈提示 DWM。

小脑半球常因 Dandy-Walker 囊肿的分隔而出现异常（如扁平）。胼胝体可能缺如。DWM 患儿可见小脑蚓部发育不良，以及囊肿与第四脑室相通，据此可与颅后窝蛛网膜囊肿相鉴别。

了解小脑及其蚓部的发育变化有助于避免过早误诊 DWM。小脑蚓部由头侧向尾侧生长，在孕 13 ～ 14 周，第四脑室与小脑延髓池通过一个宽的开口相连，该表现有时可延迟到孕 16 周。因此小脑蚓部的最终解剖结构可能要到孕 16 ～ 20 周才发育完成。随着小脑蚓部发育，超声可见小脑蚓部几乎完全闭合小脑延髓池的裂隙，只留下一个窄的开口，即 Magendie 孔或正中孔。在妊娠前半期，不能将相对宽的开口误认为小脑蚓部发育异常或 DWM 变异型。孕 20 ～ 22 周必须重新评估有无正常的小脑蚓部。

一项关于产前单纯性颅后窝畸形的系统评价发现，后续检出其他 CNS 和 CNS 外结构异常的比例分别为 60.9% 和

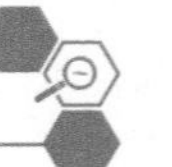

42.6%。脑室扩大在妊娠后期较常见，31.3% 的病例诊断于产前。单纯性 DWM 中，16.3% 有染色体异常，最常见的是染色体微缺失（7.6%）。某些 DWM 的病因是 3q2 缺失个体中的 *ZIC1* 和 *ZIC4* 基因杂合性缺失。

综合征型 DWM 患者可能出现心脏、面部、肢体、消化道或泌尿生殖系统的畸形。DWM 可见于孟德尔遗传病（如 Meckel 综合征）、染色体非整倍体（如 45X 和三倍体）、环境暴露（如风疹和酒精）或多因素（如先天性心脏缺陷和神经管缺陷）所致疾病，也可以是散发性缺陷（如前脑无裂畸形）。

3. 胎儿小脑延髓池增宽

胎儿小脑延髓池增宽（maga cisterna magna，MCM）又称颅后窝增宽，是指小脑延髓池宽度＞ 10 mm 的一种超声表现，若小脑、小脑蚓部、第四脑室及小脑幕上无异常发现且不伴有其他超声可见的颅内或颅外畸形，则称之为孤立性小脑延髓池增宽。单纯性的 MCM 几乎都有良好结局。

MCM 约占先天性颅后窝异常的 40%，其中孤立性 MCM 占 5% ～ 10%。多数孤立性 MCM 病因不明，可为正常变异。Zalel 等提出孤立性 MCM 可能为小脑下蚓部轻度上旋造成，国内有专家认为，头围、体质量大于孕周的胎儿，其小脑延髓池相对较宽是与头围成正比的，无明显临床意义。也可合并染色体异常，主要是 18- 三体。此外，MCM 还与先天性宫内感染有关。孤立性 MCM 是排除性诊断，因此当发现胎儿脑延髓池增宽后，需进行胎儿全身的系统筛查，重点排除胎儿神经系统特别是颅后窝结构异常、Dandy-Walker 畸形及其变异型、小脑发育不良等，并寻找有无其他染色体异常的软指标。应建议孕

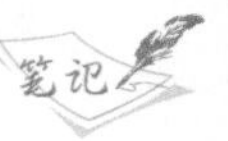

妇行染色体核型分析，并做病毒学检查以排除宫内感染。

4. Blake 囊肿

Blake 小袋是第四脑室的正常胚胎学囊性结构且突入小脑延髓池（又称为小脑延髓池间隔），其颈部或后孔通常在妊娠早期开孔，形成 Magendie 孔。若正常孔洞未形成则会导致持续性 Blake 囊肿。但是超过 50% 的病例到孕 24 ～ 26 周时会形成孔洞，先前的表现随之消退。目前提出的 Blake 囊肿诊断标准包括以下 3 条：①小脑蚓部解剖结构及大小正常；②正中面小脑蚓部轻度 / 中度旋转；③小脑延髓池大小正常。在孕 20 周前扫描半冠状面可能显示小脑半球之间有明显裂隙，第四脑室与小脑延髓池连接处可见颅后窝的 Blake 小袋后孔。

5. 小脑蚓部发育不良

小脑蚓部发育不良时，蚓部可以正常形成但体积较小，颅后窝其他方面大小和解剖结构正常。一项关于产前单纯性颅后窝畸形的系统评价发现，相关 CNS 和 CNS 外异常的发生率分别为 56.1% 和 49.2%。在正中矢状切面评估第四脑室时应重点关注其尖顶的正常尖外形，尽管胎儿基本扫描检查不要求超声评估第四脑室。产前诊断小脑蚓部发育不良很困难，假阳性率为 32.4%。妊娠早期未见第四脑室的脉络丛似乎可预测颅后窝异常和染色体缺陷。即使扩张的第四脑室中未见脉络丛，在妊娠早期也无法区分具体的颅后窝异常类型，故需要在妊娠中期随访评估以确定诊断。

二、诊疗策略

对于 MCM 胎儿的咨询，应综合考虑除小脑延髓池增宽以外，是否合并有其他中枢神经系统或中枢神经系统以外的畸

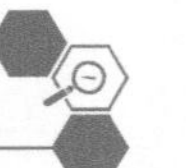

形。如果是单纯性的MCM胎儿，大多数结局良好。如果合并有其他畸形或异常，应警惕胎儿染色体异常（包括微重复、微缺失和神经系统相关的基因突变）。此外，诊疗中需要注意以下几点。

（1）判断MCM胎儿是否伴有其他异常。

（2）进行胎儿医学遗传学相关检查。

（3）排除宫内感染。

（4）告知风险。

（5）2～4周复查。

病例点评

该病例为胎儿神经系统、心血管异常，超声提示小脑延髓池增宽、双侧侧脑室增宽，以及脉络丛体积小。单从超声检查结局看尚不足以进行明确诊断及新生儿预后评估。在疾病的诊断和治疗上应考虑步骤如下。

（1）染色体相关检查，包括染色体核型和染色体微缺失综合征等。

（2）染色体检查同时应考虑感染因素，进行病毒系列，如TORCH的检查。

（3）胎儿颅脑MRI检查，用以判断是否存在后颅窝其他结构异常或者其他颅脑组织结构异常。

（4）多学科会诊。由小儿神经外科医生进行神经外科专科评估，充分评估新生儿预后情况。

参考文献

1. MAHONY B S，CALLEN P W，FILLY R A，et al. The fetal cisterna magna. Radiology，1984，153（3）：773-776.
2. OSENBACH R K，MENEZES A H. Diagnosis and management of the Dandy-Walker malformation：30 years of experience. Pediatr Neurosurg，1992，18（4）：179-189.
3. ROBINSON A J，BLASER S，TOI A，et al. The fetal cerebellar vermis：assessment for abnormal development by ultrasonography and magnetic resonance imaging. Ultrasound Q，2007，23（3）：211-223.
4. GUIBAUD L，LARROQUE A，VILLE D，et al. Prenatal diagnosis of ‘isolated’ Dandy-Walker malformation：imaging findings and prenatal counselling. Prenat Diagn，2012，32（2）：185-193.
5. NYBERG D A，CYR D R，MACK L A，et al. The Dandy-Walker malformation prenatal sonographic diagnosis and its clinical significance. J Ultrasound Med，1988，7（2）：65-71.
6. TAYLOR G A，SANDERS R C. Dandy-Walker syndrome：recognition by sonography. AJNR Am J Neuroradiol，1983，4（6）：1203-1206.
7. FILENI A，COLOSIMO C Jr，MIRK P，et al. Dandy-Walker syndrome：diagnosis in utero by means of ultrasound and CT correlations. Neuroradiology，1983，24（4）：233-235.
8. KIRKINEN P，JOUPPILA P，VALKEAKARI T，et al. Ultrasonic evaluation of the Dandy-Walker syndrome. Obstet Gynecol，1982，59（6 Suppl）：18S-21S.
9. ROBINSON A J. Inferior vermian hypoplasia--preconception，misconception. Ultrasound Obstet Gynecol，2014，43（2）：123-136.
10. VOLPE P，CONTRO E，DE MUSSO F，et al. Brainstem-vermis and brainstem-tentorium angles allow accurate categorization of fetal upward rotation of cerebellar vermis. Ultrasound Obstet Gynecol，2012，39（6）：632-635.

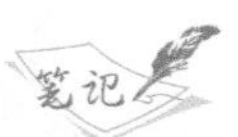

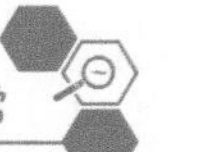

11. BROMLEY B，NADEL A S，PAUKER S，et al. Closure of the cerebellar vermis：evaluation with second trimester US. Radiology，1994，193（3）：761-763.

12. PHILLIPS J J，MAHONY B S，SIEBERT J R，et al. Dandy-Walker malformation complex：correlation between ultrasonographic diagnosis and postmortem neuropathology. Obstet Gynecol，2006，107（3）：685-693.

13. D'ANTONIO F，KHALIL A，GAREL C，et al. Systematic review and meta-analysis of isolated posterior fossa malformations on prenatal ultrasound imaging（part 1）：nomenclature，diagnostic accuracy and associated anomalies. Ultrasound Obstet Gynecol，2016，47（6）：690-697.

14. GRINBERG I，NORTHRUP H，ARDINGER H，et al. Heterozygous deletion of the linked genes ZIC1 and ZIC4 is involved in Dandy-Walker malformation. Nat Genet，2004，36（10）：1053-1055.

15. GAREL C，MOUTARD M L. Main congenital cerebral anomalies：how prenatal imaging aids counseling. Fetal Diagn Ther，2014，35（4）：229-239.

16. LIU Z，HAN J，FU F，et al. Outcome of isolated enlarged cisterna magna identified in utero：experience at a single medical center in mainland China. Prenat Diagn，2017，37（6）：575-582.

17. PALADINI D，QUARANTELLI M，PASTORE G，et al. Abnormal or delayed development of the posterior membranous area of the brain：anatomy，ultrasound diagnosis，natural history and outcome of Blake's pouch cyst in the fetus. Ultrasound Obstet Gynecol，2012，39（3）：279-287.

18. MARTINEZ-TEN P，ILLESCAS T，ADIEGO B，et al. Non-visualization of choroid plexus of fourth ventricle as first-trimester predictor of posterior fossa anomalies and chromosomal defects. Ultrasound Obstet Gynecol，2018，51（2）：199-207.

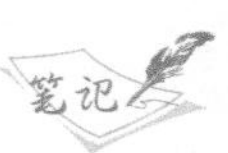

012　双胎之存活胎神经系统发育异常

病历摘要

孕妇 31 岁，孕 1 产 0，因“停经 40^{+6} 周，待产”入院。

孕妇平素月经规律，3/28 天，月经量中，无痛经，末次月经2017年5月25日，预产期2018年3月8日。患者于停经30天查尿 hCG 阳性，根据孕早期 B 超，核对孕周无误，孕早期无阴道流血。2017 年 7 月 13 日于北京天坛医院行彩超检查，结果提示：宫内早孕，双活胎（单绒毛膜双羊膜囊）。孕 4 个月自觉胎动。2017 年 10 月 11 日于北京天坛医院再次行彩超检查，结果捍示（图 2-22）：双胎妊娠，一胎胎死宫内，第一胎儿估计约 20^{+1} 周，第二胎儿约 14^{+1} 周。孕期唐氏筛查低风险，羊膜穿刺结果提示：未见明显异常。孕中期 OGTT 试验结果 4.2 mmol/L-7.31 mmol/L-5.78 mmol/L，孕期血压正常。

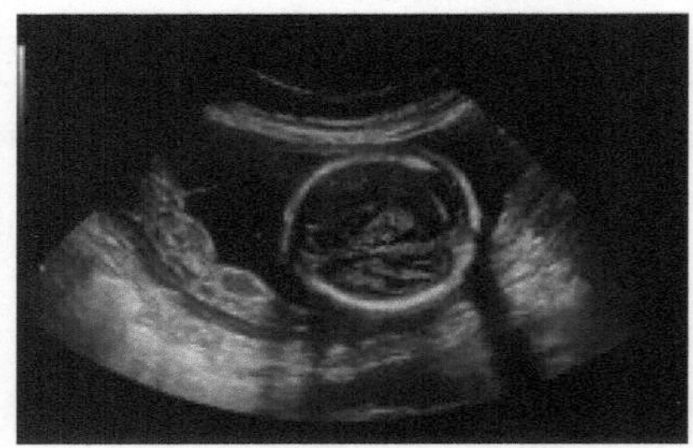
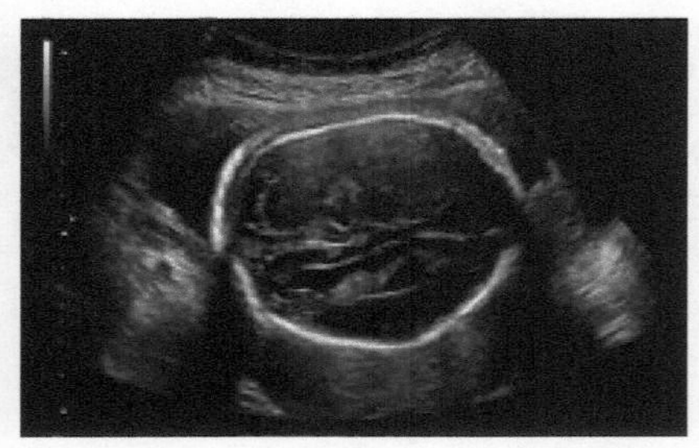

图 2-22　胎儿头部超声

体格检查：患者一般情况好，T 36.5℃，P 88 次 / 分，BP 120/70 mmHg，心脏听诊律齐、无杂音，肺部听诊呼吸音清、无异常，肝、脾肋下未触及，腹部膨隆，宫高 35 cm，腹围

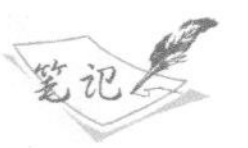

95 cm，胎心 140 bpm，宫缩无，头位，先露浮，水肿无，估计胎儿大小 3500 g。

影像学检查：2018 年 1 月 17 日行胎儿 MRI 结果提示：双胎妊娠，一胎胎死宫内，活胎双侧大脑顶叶明显缩小，考虑顶枕叶发育不全，双侧侧脑室轻度增宽；胼胝体压部发育不良可能。2 周后复查胎儿 MRI 无明显变化。2018 年 2 月 20 日我院彩超提示：胎盘下缘距宫颈内口约 2.0 cm。

实验室检查

（1）血常规：WBC 17.13 $\times 10^9$/L，HGB 120 g/L，PLT 192 $\times 10^9$/L，GR 92.2%。

（2）TORCH：风疹病毒 IgG 2.05；CMV IgG 2.00；HSV IgG 3.65；细小病毒阴性。

（3）EB 病毒核抗原 IgG 3.72；EB 病毒壳抗原 IgG 5.07。

（4）病毒系列检查均未见异常。

（5）染色体核型分析正常；CNVs 未见异常。

诊断：胎儿畸形（顶枕叶发育不全、双层枕叶发育不全、双侧侧脑室轻度增宽、胼胝体发育不良）。

妊娠结局：该患者咨询了多方小儿神经外科专家，考虑新生儿出生后可能影响运动功能，出生后残疾可能性大，但患者及家属了解情况仍要继续妊娠，于 41 周自娩一活女婴，生后复查头颅 MRI 与胎儿期 MRI 相符，继续随访至小儿 3 岁，目前可独立行走，除部分运动稍落后于同龄，其余生长发育均无异常，我们将继续追访（图 2-23）。

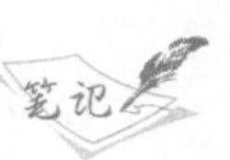

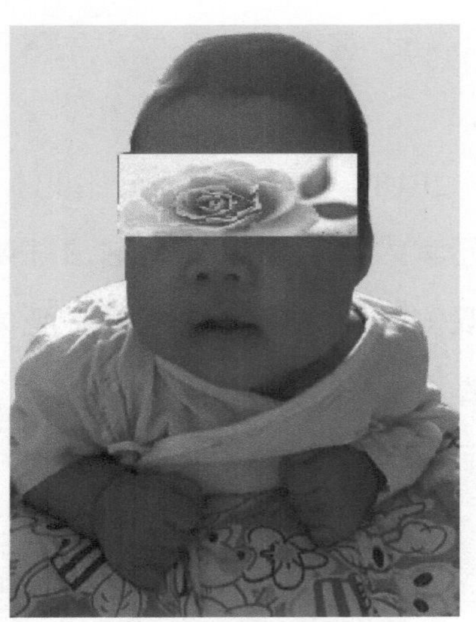

图 2-23　新生儿图片

病例分析

一、胎儿不同颅脑疾病区别

1. 胎儿侧脑室增宽

孕 14 ～ 38 周时胎儿侧脑室宽度的正常范围为（7.6 ± 0.6）mm，当侧脑室宽度≥ 10 mm，定义为胎儿侧脑室增宽。在孕中期，脉络丛占满了侧脑室体部，如检查发现脉络丛与侧脑室壁的距离超过 3 mm，即便侧脑室宽度不足 10 mm，也应加以注意。胎儿侧脑室增宽的病理原因可分为脑积水和脑实质减少（详见病例 10 中的病例分析）。

2. 胎儿胼胝体发育异常

胼胝体发育异常包括完全性（缺如）、部分性（发育不全）、变薄（发育不良）或增厚（增生）。发育不全的胼胝体缺失某些节段，如压部和（或）喙部，故前后径缩短。发育不良

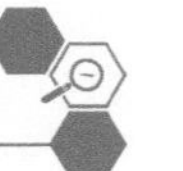

的胼胝体前后径正常，但厚度变薄。在孕 20 ～ 22 周的胎儿畸形常规筛查中，有两条重要线索提示需进一步评估胼胝体以排除异常：①透明隔腔未显示；②脑室扩张（侧脑室直径＞10 mm）。一项研究显示，转诊评估脑室扩张的胎儿中有 13% 检出了胼胝体异常，其中仅 24% 为单纯性胼胝体发育异常，其余则有 CNS、核型或其他重大异常。

3. 胎儿顶枕叶发育不良

单绒毛膜双胎妊娠中，存活的另一胎中 20% 具有异常产前头颅影像学表现。一些单绒毛膜性双胎妊娠胎盘的血管存在异常交通，一胎死亡后，存活胎儿的血液通过交通血管反向灌注死亡胎儿，导致存活胎儿的血流动力学发生改变（低血压和低血容量），从而继发多囊脑软化，其风险高达 20% 以上，这将最终导致神经功能障碍。该患者孕早期 B 超提示单卵双胎，孕中期 B 超提示一胎胎死宫内，孕晚期 B 超及 MRI 均提示胎儿颅内结构异常，考虑与单绒双胎一胎死亡后，存活胎儿急性的颅内缺血有关。

二、诊疗策略

诊疗中需要注意以下几点。

（1）完善胎儿染色体核型分析及 CNVs 检查。

（2）除外胎儿宫内感染，完善病毒检查。

（3）行胎儿头颅核磁序列检查。

（4）充分和患者及家属沟通，进行多学科会诊，包括母胎医学专家、遗传学专家、影像学专家、神经病学专家甚至新生儿外科专家等，共同讨论制订产前咨询及围产期管理计划。

（5）确定是否继续妊娠：如果已排除胎儿染色体异常，病

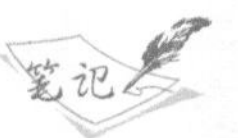

原学未见异常，无遗传病家族史，由患者及家属在充分了解胎儿生后可能发生的情况后做出选择。

（6）确定分娩方式：分娩方式的选择，应依据产科情况决定。如果骨盆各径线没有异常、没有绝对头盆不称、没有胎儿窘迫的表现，可以阴道试产。

（7）分娩后做好新生儿追访工作。

病例点评

妊娠中、晚期，双胎之一宫内死亡（single intrauterine fetal demise，sIUFD）后，存活胎儿宫内死亡、早产、脏器损伤特别是中枢神经系统损伤的风险大大增加。影响其预后的最关键因素是绒毛膜性。单绒毛膜性双胎妊娠胎盘的血管异常交通，一胎死亡后，存活胎儿的血液通过交通血管反向灌注死亡胎儿，导致存活胎儿的血流动力学发生改变（低血压和低血容量），从而继发多囊脑软化，其风险高达 20% 以上，这将最终导致神经功能障碍。有学者报道，孕 28 周前 sIUFD 较孕 28 周之后的发病率低（分别为 3.6%、20.0%）；孕 28 周前 sIUFD 后存活胎儿易发生多囊性的脑软化，其主要的病理基础为动脉栓塞导致脑白质软化，胶质细胞和巨噬细胞发生囊变，导致多囊的脑软化病变；孕 28 周后则易损伤脑灰质。根据病理学特征，sIUFD 中存活胎儿的脑异常主要包括三种类型的疾病：①脑白质缺血缺氧脑病，主要发生在大脑中动脉供血区，导致孔洞脑、多囊脑软化、小头畸形和脑积水。②出血性病变（可以单独存在也可以合并缺血病变），可能导致出血后的脑积

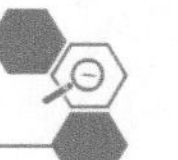

水。③继发于血管紊乱的疾病，包括神经管缺陷、肢体减少畸形或视神经发育不全。对于 MRI 检查发现什么样的脑损伤改变可以继续妊娠观察，什么样的提示预后不良，还没有定论。不同的孕周，不同的损伤方式、程度、部位，导致的临床结局也不同。

（1）轻微的脑异常，如侧脑室轻度扩张、单纯的脑外间隙增宽等，考虑与上述三种类型（包括脑白质缺血缺氧脑病、出血性疾病、继发于血管紊乱的疾病）的 sIUFD 后存活胎儿的脑损伤病理类型无关，所以其病变可能与 sIUFD 无关。如无进行性加重，其预后一般较好，在充分告知孕妇和家属利弊的情况下，可以继续妊娠。

（2）脑损伤具有明显的胎盘血流异常灌注特征，应该在当地的母胎医学中心密切监护、多学科会诊处置，并与胎儿的父母仔细地讨论胎儿潜在的患病及死亡风险，必要时终止妊娠。

（3）MRI 检查发现脑萎缩、脑软化，基本可以判断预后不良，需要慎重考虑是否保留存活胎儿。

参考文献

1. CARDOZA J D，GOLDSTEIN R B，FILLY R A. Exclusion of fetal ventriculomegaly with a single measurement the width of the lateral ventricular atrium. Radiology，1988，169（3）：711-714.

2. PILU G，REECE E A，GOLDSTEIN I，et al. Sonographic evaluation of the normal developmental anatomy of the fetal cerebral ventricles：II. The atria. Obstet Gynecol，1989，73（2）：250-256.

3. FARRELL T A，HERTZBERG B S，KLIEWER M A，et al. Fetal lateral

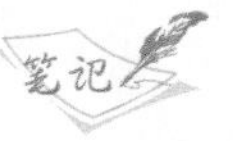

ventricles：reassessment of normal values for atrial diameter at US. Radiology，1994，193（2）：409-411.

4. SMFM，FOX N S，MONTEAGUDO A，et al. Mild fetal ventriculomegaly: diagnosis, evaluation, and management. Am J Obstet Gynecol, 2018, 219(1):B2-B9.

5. GRIFFITHS P D，REEVES M J，MORRIS J E，et al. A prospective study of fetuses with isolated ventriculomegaly investigated by antenatal sonography and in utero MR imaging. AJNR Am J Neuroradiol，2010，31（1）：106-111.

6. EDWARDS T J，SHERR E H，BARKOVICH A J，et al. Clinical，genetic and imaging findings identify new causes for corpus callosum development syndromes. Brain，2014，137（6）：1579-1613.

7. PALMER E E，MOWAT D. Agenesis of the corpus callosum：a clinical approach to diagnosis. Am J Med Genet C Semin Med Genet，2014，166C（2）：184-197.

8. LI Y，ESTROFF J A，KHWAJA O，et al. Callosal dysgenesis in fetuses with ventriculomegaly：levels of agreement between imaging modalities and postnatal outcome. Ultrasound Obstet Gynecol，2012，40（5）：522-529.

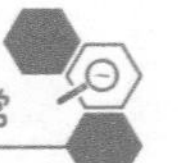

013　胎儿脑脊膜膨出

病历摘要

孕妇，28 岁，孕 4 产 0，主因“停经 25^{+} 周，B 超发现胎儿畸形 3 天，要求引产”入院。

孕妇平素月经规律，(3～4)/38 天，月经量中，无痛经，末次月经 2015 年 11 月 19 日，预产期 2016 年 8 月 26 日。患者于停经 35 天查尿 hCG 阳性，早期无阴道出血，孕 5 个月自觉胎动至今，根据孕早期 B 超，核对孕周无误。孕 12 周 NT 1.6 mm，唐氏筛查低风险。妊娠中期因多次 B 超结果提示胎儿明显小于孕周，于孕 22 周行羊水穿刺，微缺失结果无异常，羊膜穿刺染色体结果未见异常。入院前 3 周于门诊就诊，B 超结果提示胎儿柠檬头，颈后非均质包块（脊膜膨出可能性大），胎儿单脐动脉（图 2-24）。今日要求引产，门诊以“孕 4 产 0 孕 25^{+} 周，胎儿畸形（脑膜膨出）”收入院。

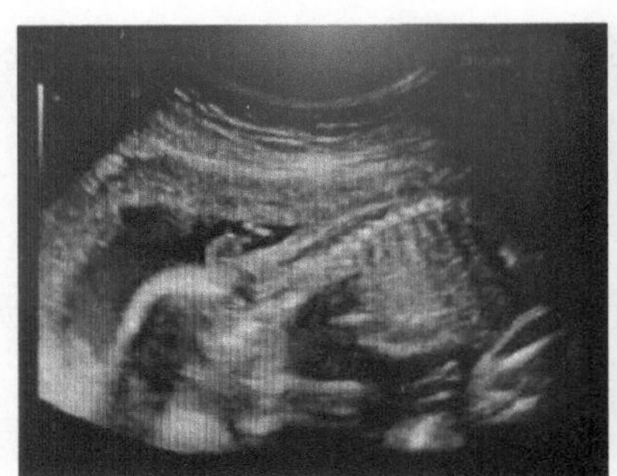
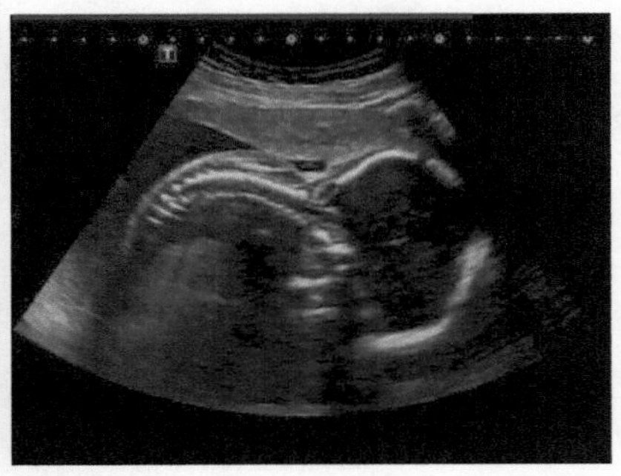

图 2-24　B 超结果

孕产史：既往 2010 年因孕 5^{+} 月胎儿腹部裂在金坛市中医

院行中期引产术；2013 年、2014 年因孕 7^+ 周胎停育于我院西院区行药物流产术。

体格检查：患者一般情况好，T 36.5℃，P 88 次 / 分，BP 120/70 mmHg，心脏听诊律齐、无杂音，肺部听诊呼吸音清、无异常，肝、脾肋下未触及。

影像学检查

（1）2016 年 4 月 29 日 B 超：胎位臀位，胎心、胎动可见，胎儿颈部可见一环状血流信号。胎盘位于后壁，下缘距宫颈内口约 2.0 cm。胎儿颈枕连接处似有回声中断约 0.2 cm，颈后可见一偏囊性包块，范围约 1.5 cm × 1.4 cm × 1.4 cm，与颈后皮肤关系密切。胎儿脐带内仅可见一支脐动脉。

（2）2016 年 5 月 12 日 B 超：BPD 5.1 cm，FL 4.0 cm，AC 18.1 cm，AF 4.9 cm，胎盘 0 级。单活胎，臀位；胎儿颈后非均质包块（脑脊膜膨出可能）；胎儿柠檬头；胎儿单脐动脉。

实验室检查：①血常规：WBC 7.38×10^9/L, HGB 101 g/L, GR 70.7%, PLT 211×10^9/L。② TORCH：风疹病毒 IgG 45.20，弓形虫 IgG 2.00，巨细胞 IgG 18.90，其他均未见异常。

诊断：①胎儿畸形（脑脊膜膨出？）；②单活胎，臀位；③胎儿颈后非均质包块（脑脊膜膨出可能）；④胎儿柠檬头；⑤胎儿单脐动脉。

妊娠结局：经孕妇与家人商议后决定终止妊娠。流产后见胎儿颈后有神经组织膨出（图 2-25）。

笔记

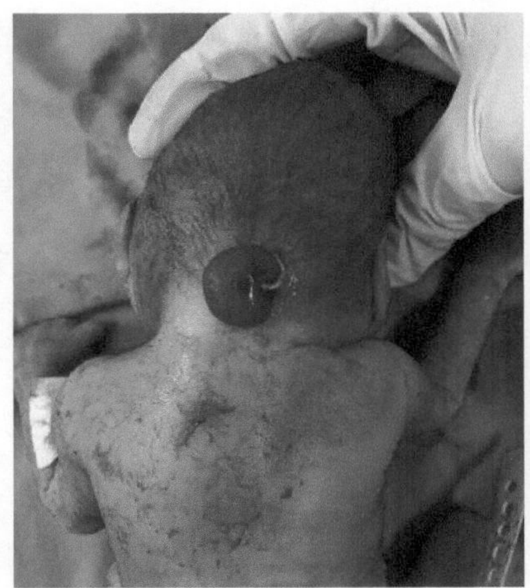
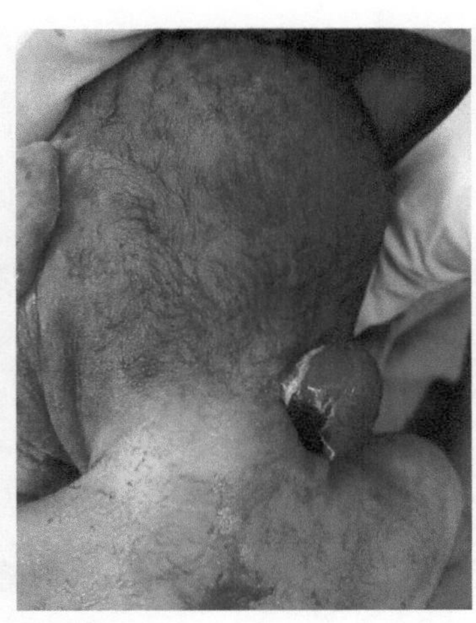

图 2-25　引产儿产后表现

病例分析

1. 超声特点

（1）颅内表现：双顶径小、头围小；“柠檬”征 – 扇形额骨；“香蕉”征 – 小脑受压；侧脑室扩张；顶盖破裂；后脑疝 – 小脑蚓部通过枕骨大孔；髓质伸长和扭曲；小脑延髓池闭塞。

（2）脊髓表现：脊椎单元展开；脊膜囊；脊膜脊髓囊；囊表面存在基板；神经组织跨过囊。

2. 鉴别诊断

（1）露脑畸形：是一种罕见的胎儿畸形，出生后无法存活，由胚胎发育第 4 周神经孔未能关闭造成。颅顶骨缺失（无颅畸形）、颅底及颜面部结构保留、露脑畸形是无脑畸形的早期表现。随着孕期的增长，自由漂浮的脑组织有足够的时间溶解。超声表现：①孕 11 周不能看到颅骨钙化形成的回声区域；②大脑半球两侧扩张，两半球间裂隙轮廓明显，即所谓的“米

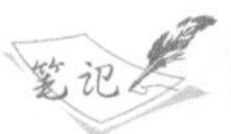

老鼠”征，露脑畸形常合并其他大的畸形（脐膨出、羊膜带综合征，肢体 – 体腔壁综合畸形、Cantrell 五联征）。

（2）颈部水囊瘤：通常见于妊娠 11 ～ 14 周，可以是单房也可有分隔。多与胎儿染色体异常有关。颈部水囊瘤无颅骨缺损或脊椎开放。颅内结构未见异常改变。

3. 诊疗策略

诊疗中需要注意以下几点。

（1）完善胎儿染色体检查，介入性产前诊断分析胎儿染色体核型，以及微重复、微缺失。

（2）与产前诊断医生、儿科专家、遗传学专家、小儿神经科专家、小儿泌尿科专家共同讨论胎儿预后。

（3）疾病的长期预后取决于脊膜脊髓膨出病变的位置，病变越低，预后越好。

（4）脑脊膜膨出为非致死性引产，可根据胎儿预后及家庭情况决定是否继续妊娠。

（5）如果继续妊娠，则应商讨剖宫产的利弊。

3. 确定分娩方式

如果希望保留新生儿，应选择剖宫产，以减少分娩过程中产道对膨出物的压迫。

病例点评

中枢神经系统（central nervous system，CNS）最初以外胚层板（称为神经板）增厚的形式出现，发生于胚胎期第 3 周的开始。颅神经孔在受孕后第 25 日闭合。胚胎尾端的融合延

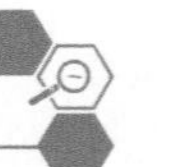

迟，导致尾端神经孔在神经管的管腔（神经管腔）和羊膜腔之间形成开放式交通。正常情况下，尾端神经孔的闭合约发生于颅神经孔闭合 2 日后。

在神经管畸形中，脊髓脊膜膨出是其中最常见的，占 90%。神经管缺陷的发生率，在全球范围内是（1 ～ 10）/1000。在美国和许多欧洲国家，神经管缺陷的发病率为（0.5 ～ 0.8）/1000，以后的复发风险高达 5% 。神经管缺陷的发生率与地域、种族、性别和国家相关。白人的患病率高于黑人，女性高于男性。某些民族 / 种族（例如爱尔兰人和墨西哥人）患神经管缺陷的风险比其他人高。

脑脊膜膨出是由脊髓神经管闭合失败所致，可造成脊椎和脊髓畸形，是一种向背突出的开放性脊髓缺陷，缺陷表面没有皮肤覆盖，并且经常合并脊髓神经瘫痪。脑脊膜膨出的后遗症可能包括神经性膀胱功能异常、感觉异常、背痛和（或）截瘫，这取决于脑脊膜膨出的大小和位置，75% 发生于枕部，也可发生于额部（13%）或顶部（12%）。与外胚层和中胚层发育不良相关。有一定的遗传性。由于胎儿脑脊液中的 AFP 进入羊水当中，导致母体循环中 AFP 水平升高，对母体血清 AFP 的检测提高了该疾病的诊断率。

脑脊膜膨出的病因不清，可能与染色体异常相关，也可能与环境因素相关，或与叶酸代谢、维生素 B_{12} 缺乏相关。有研究显示，母体糖尿病、心脏病、肺部疾病、使用利尿剂、抗组胺药物、磺胺类药物与发病有关，抗惊厥药物如卡马西平及抗叶酸代谢药物甲氨蝶呤也与其发病有关。

超声表现为双顶径小，扇贝形前额骨、小脑受压、侧脑室

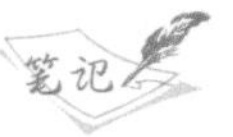

扩张、Chiari Ⅱ型畸形、背侧椎骨开放、背部包块。

神经管缺陷胎儿染色体异常概率为 3% ～ 16%，其中以 18- 三体最为常见，因此，胎儿需完善染色体核型分析。绝大多数开放性神经管畸形新生儿在出生后表现为严重的下肢运动障碍，闭合性神经管畸形一般预后较好，提示神经组织长期暴露于宫内环境造成神经的损伤。近年来，胎儿宫内手术修补显示对胎儿的预后有明显的改善。

该病例为孤立性神经管畸形，患者要求终止妊娠，根据孕周行利凡诺宫腔注射引产，但要告知患者再次妊娠前 3 个月需口服叶酸（每日 4 mg）以预防神经管畸形。

本病例特点，孕妇年龄 28 岁，NT 测量未见异常，唐氏筛查低风险。因妊娠 22 周胎儿即明显小于相应孕龄，系统排畸超声发现胎儿颈枕连接处似有回声中断约 0.2 cm，颈后可见一偏囊性包块，范围约 1.5 cm × 1.4 cm × 1.4 cm，遂及时进行介入性产前诊断。虽然胎儿染色体核型及 CNVs 均未见异常，但孕妇有两次孕早期胎停育、1 次胎儿腹裂中期引产，还应引起高度重视。排除不良生活环境影响后，建议查夫妻双方染色体和 CNVs，或进行胎儿全外显子组基因测序。

参考文献

1. MÜLLER F，O'RAHILLY R. The primitive streak，the caudal eminence and related structures in staged human embryos. Cells Tissues Organs，2004，177（1）：2-20.

2. MÜLLER F，O'RAHILLY R. The development of the human brain，the closure of the caudal neuropore，and the beginning of secondary neurulation at stage 12. Anat Embryol（Berl），1987，176（4）：413-430.

笔记

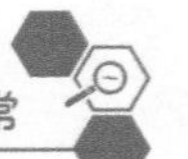

3. WEN SW，WALKER M. Risk of fetal exposure to folic acid antagonists. J Obstet Gynaecol Can，2004，26（5）：475-480.

4. NETHI S，ARYA K. Meningocele. Florida：StatPearls Publishing，2021.

5. EJAZ R，CARTER M，GRIPP K. Lateral meningocele syndrome. Seattle（WA）：University of Washington，2016.

笔记

014 胎儿心脏结构异常

病历摘要

孕妇，43 岁，孕 4 产 0，主因“停经 23^{+3} 周，发现胎儿心脏异常 3 天”入院。

孕妇平素月经规律，6/28 天，月经量中，无痛经，末次月经 2017 年 10 月 7 日，预产期 2018 年 7 月 14 日。患者于 2017 年 10 月 21 日移植冻胚 2 枚，成活 1 枚，移植术后 12 天查血 hCG 阳性，根据孕早期 B 超，核对孕周无误。早期无阴道出血，孕 3^{+} 周查抗核抗体 1 ∶ 100，心磷脂抗体（+），于综合医院就诊，予法安明皮下注射至 22^{+} 周。孕 11^{+} 周因血小板聚集率高给予阿司匹林 50 mg、qd 口服至 22^{+} 周，孕 13^{+} 周行无创 DNA 提示低风险，孕 20 周自觉胎动至今，孕期血糖、血压正常。孕妇入院时妊娠 23^{+} 周，入院 5 天前产检超声提示胎儿先天性心脏病：功能性单心室，室间隔缺损，肺动脉发育不良可能。超声心动会诊提示单心室（A 型），肺动脉狭窄。胎儿预后不良可能性大（图 2-26）。孕妇要求终止妊娠。

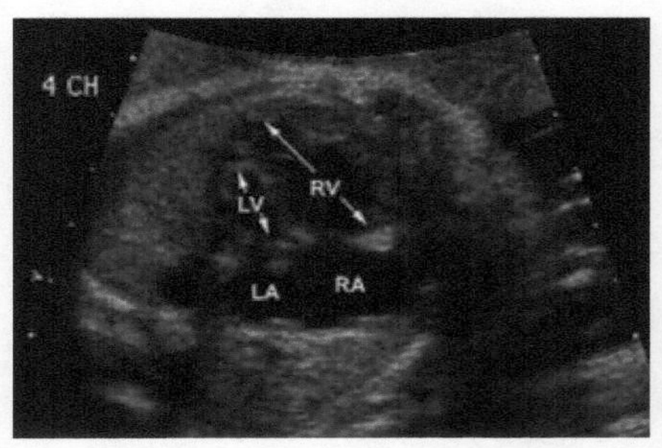

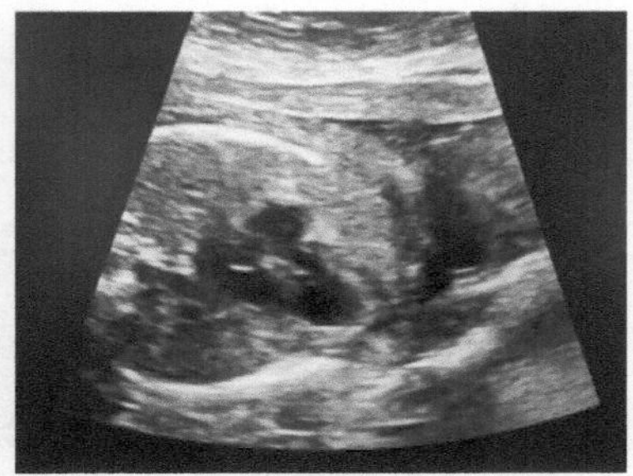

图 2-26 超声检查结果

体格检查：患者一般情况好，T 36.5℃，P 88 次 / 分，BP 120/70 mmHg。心脏听诊律齐、无杂音，肺部听诊呼吸音清、无异常。肝、脾肋下未触及。腹部膨隆，宫高 24 cm，腹围 103 cm，胎心 145 bpm，宫缩无，头位，先露浮，水肿无，估计胎儿大小 600 g。

影像学检查：2018 年 3 月 16 日 B 超（图 2-27）：胎儿臀位，BPD 5.6 cm，HC 21.3 cm，FL 4.1 cm，AC 19.3 cm，AF 5.7 cm；胎心、胎动可见，胎盘位于后壁；颅骨光环、脉络丛、上唇、胃泡、肾脏、膀胱、脊柱、四肢轮廓未见异常；四腔心（+），左右心室流出道（+），三血管切面（+）。胎儿心脏检查中可见两组房室瓣共同开口于左心室，右心室呈细小狭长状，室间隔上段可见回声缺失，宽约 4.4 mm，肺动脉起源于右心室，宽约 3.0 mm，左右肺动脉均宽约 2.2 mm，主动脉起源于左心室，宽约 5.0 mm，主动脉与肺动脉呈交叉走行，动脉导管未显示。考虑：单活胎，臀位（超声孕周 23^{+3} 周）；胎儿先天性心脏病：室间隔缺损、功能性单心室、肺动脉发育不良可能。

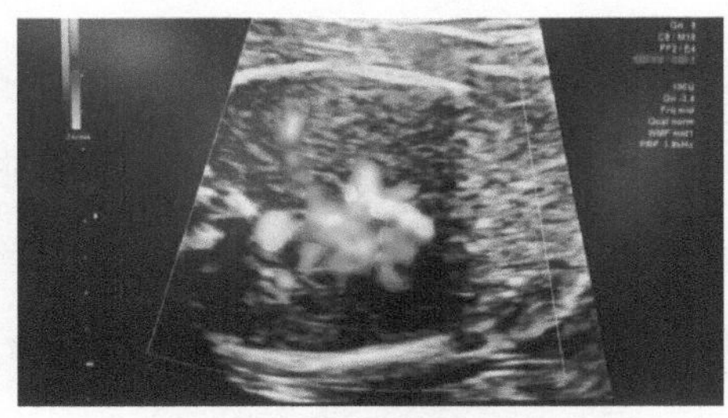

图 2-27 超声检查血流情况

实验室检查：血常规：WBC 8.55×10^9/L，HGB 117 g/L，GR 75.9%，PLT 191×10^9/L。微缺失、微重复结果未见异常。

诊断：胎儿心脏结构异常：单心室（A 型）、室间隔缺损、

肺动脉狭窄。

妊娠结局：患者要求终止妊娠。

尸检结果：心血管发育畸形。见左、右两个心室，左心室扩张，心室壁厚约 0.5 cm；右心室狭小，腔室面大小约 0.4 cm × 0.2 cm，内见少量凝血。探及主动脉骑跨于左、右两心室，主动脉外围直径约 0.7 cm；肺动脉较细，由右心室发出，外围直径约 0.3 cm；心肌纤维混浊肿胀，部分心肌间质内小静脉扩张淤血，灶性心肌间质内出血，灶性心外膜间质内出血。

病例分析

一、不同胎儿心脏疾病表现

1. 胎儿心脏畸形

先天性畸形是婴儿死亡的主要原因，其中 30% ～ 50% 为先天性心脏病。通常除了“孔型房间隔缺损”这种较小病变难以在产前期诊断外，产后发现的各种心脏病变均能在胎儿期检测到。心脏疾病的产前诊断能使父母有机会在胎儿出生前获得预后信息，了解分娩前和分娩后有关的治疗选择，做出对其家庭而言的最佳决定（比如，是否终止妊娠或进行宫内干预或不干预），并对出生时的具体需求进行计划（如计划分娩地点、选择儿科医生和产科医生、分娩方式等）。

某些情况下，产前诊断为宫内治疗提供了机会。侵入性的宫内心脏干预（如主动脉或肺动脉球囊瓣膜成形术、心房缝合中隔成形术）可能改善一些病变的预后，如左心发育不良综合

征（hypoplastic left heart syndrome，HLHS）或严重的瓣膜畸形（如严重二尖瓣关闭不全、主动脉瓣狭窄、肺动脉闭锁）。但这些宫内治疗手段对技术要求高，只能在少数胎儿手术中心进行，而且尚处于临床研究阶段，缺乏大样本预后评估。

发现胎儿心脏缺陷应做全面检查，寻找是否有心外畸形。至少有 20% ～ 40%（中期妊娠 *vs.* 活产 *vs.* 活产和死产）的病例发现有心外畸形。此外，心脏畸形是许多胎儿综合征的组成部分。对 20 项先天畸形登记注册研究进行的一项数据分析报道显示，近 4% 的心脏畸形患者有可识别的综合征。

2. 功能性单心室

单心室（single ventricle，SV）是由原始心室段发育异常而形成的单一心室畸形，占先心病的 1% ～ 2%。该畸形只有一个功能性的心室腔，多合并心房、心室及大动脉排列关系异常与其他心血管畸形。因为仅单一心室存在的情况非常罕见，多数病例有两个心室，一个为主要心室，另一个为发育不全的残余心室。因此，国际命名更倾向于使用“功能性单心室”这一名称。

功能性单心室的分型：目前应用广泛的是 Van Praagh 分型，1964 年 Van Praagh 根据 60 例单心室的尸解结果将其分为 4 种类型：A 型约占 78%，主腔解剖结构为左心室，残余右心室腔位于主腔的前上方；B 型约占 5%，主腔解剖结构为右心室，残余左心室腔位于主腔的后下方；C 型约占 7%，左、右心室肌各半，组成共同心室腔，无室间隔或者仅有残迹；D 型约占 10%，心室形态学上不能分辨左右。

HLHS 占先天性心脏病的 2% ～ 3%，是最常见的一种功

能性单心室心脏病，是新生儿死亡的主要原因之一。HLHS 的特征为左心室狭小，以及左侧结构太小不足以支持体循环，若不给予治疗，HLHS 患儿普遍会死亡，即使有外科和内科干预死亡率仍很高。HLHS 病因尚不清楚，发病机制是多因素的，包括血流改变和遗传因素。一种普遍接受的假说认为，孤立性左心结构的“原发”解剖缺陷使通过左心的血流改变，导致左室和流出道结构继发畸形（有时称为“no flow，no grow”理论）。越来越多的证据表明，遗传因素在 HLHS 的发病中起关键作用。遗传因素可见于某些染色体非整倍体和微缺失综合征（Turner 综合征、Jacobsen 综合征、13- 三体、18- 三体，以及 DiGeorge 综合征），其他也见于单基因突变（NKX2-5）。研究发现 HLHS 患儿的姐妹再发风险为 8%，与遗传有一定关系。

3. 其他合并心脏畸形

（1）肺动脉狭窄：是指右心流出道狭窄。肺动脉狭窄通常是由于肺动脉瓣三个瓣叶交界处互相融合，或者是因为右心室流出道漏斗部缩窄、肺动脉发育不良，后者瓣叶增厚且不活动。通常发生于先天性风疹、弓形虫感染后，或与 Noonan 综合征有关。Noonan 综合征是一种常见的常染色体显性遗传病，与身材矮小和先天性心脏病有关，约 60% 的 Noonan 综合征病例存在肺动脉发育不良。

（2）室间隔缺损：是指心脏室间隔先天性发育异常，室间隔缺损可发生在膜部或肌部，肌部又分入口缺损、小梁部缺损、漏斗部缺损，室间隔缺损是最常见的心血管系统畸形，也是一些多发性畸形的表现之一，如法洛四联症。

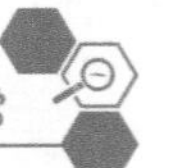

二、诊疗策略

诊疗中需要注意以下几点。

（1）完善染色体核型分析及微缺失、微重复检测。

（2）通过超声排除胎儿其他结构畸形。

（3）完善病毒检测，排除病毒感染。

（4）由小儿心脏外科医生、遗传医生、新生儿科医生、产科医生共同评估新生儿预后和出生后治疗的可能性，确定分娩方式和出生后的即时处理方案。

（5）确定是否继续妊娠：①强烈推荐终止妊娠：现阶段确定无法治疗或治疗效果极差，如心脏恶性肿瘤，或先心病合并多器官严重畸形，建议及早引产。②建议终止妊娠：现阶段有治疗方法，但是宫内治疗疗效不确切、需要多次分期手术、远期效果不理想的先天性心脏病，如左心室发育不良、严重的肺血管发育不良等。本例属于该类疾病。③推荐保留胎儿：现阶段有确切治疗方法，远期效果较好的先天性心脏病，如完全性大动脉转位、右室双出口、肺血管发育良好的肺动脉闭锁、完全性肺动脉异位引流、主动脉缩窄等。④强烈建议保留胎儿：有确切治疗方法、远期效果良好的先天性心脏病，如一些房间隔缺损、室间隔缺损、单心房、法洛四联症等。并建议孕母在有产科母婴先心病救治能力和新生儿先心病救治能力的医学中心生产。

（6）确定分娩方式：若继续妊娠，分娩方式的选择应依据产科情况决定。如果骨盆各径线没有异常、没有绝对头盆不称、没有胎儿窘迫的表现，可以阴道试产。临产后应与新生儿科、小儿外科联系，做好转诊和手术准备。

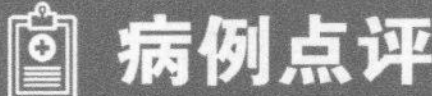

病例点评

常规产前筛查胎儿心脏可使先心病患儿家长在患儿出生前了解预后信息、分娩前后新生儿的治疗，降低围产儿的并发症和死亡率。筛查胎儿心脏的最佳孕周为 18 ～ 22 周，我院初次排畸为 22 ～ 24 周。因为一些胎儿心脏的情况直到妊娠稍晚时才首次显现，对于先心病的高危人群应常规筛查：①糖尿病合并妊娠产妇；②苯丙酮尿症产妇；③患有免疫疾病的产妇；④早期风疹病毒感染、柯萨奇病毒感染、巨细胞病毒感染产妇；⑤辅助生育产妇；⑥胎儿的一级或二级亲属有心脏病；⑦胎儿心律失常；⑧早期 NT 厚。该患者合并抗磷脂综合征及辅助生育后受孕 2 种高危因素，发现孕周较早，多发心脏畸形。经咨询小儿心脏外科医师被告知术后预后差后，患者最终选择终止妊娠。入院后行羊膜腔穿刺进行微缺失、微重复检查，同时予利凡诺羊膜腔内注射引产。流产儿外观未见畸形。建议患者再次妊娠时进行遗传咨询。

参考文献

1. MATHEWS T J，MACDORMAN M F. Infant mortality statistics from the 2006 period linked birth/infant death data set. Natl Vital Stat Rep，2010，58（17）：1-31.
2. GILBOA S M，SALEMI J L，NEMBHARD W N，et al. Mortality resulting from congenital heart disease among children and adults in the United States，1999 to 2006. Circulation，2010，122（22）：2254-2263.
3. GREENWOOD R D，ROSENTHAL A，PARISI L，et al. Extracardiac abnormalities in infants with congenital heart disease. Pediatrics，1975，55（4）：485-492.

笔记

4. WALLGREN E I，LANDTMAN B，RAPOLA J. Extracardiac malformations associated with congenital heart disease. Eur J Cardiol，1978，7（1）：15-24.

5. SONG MS，HU A，DYAMENAHALLI U，et al. Extracardiac lesions and chromosomal abnormalities associated with major fetal heart defects：comparison of intrauterine，postnatal and postmortem diagnoses. Ultrasound Obstet Gynecol，2009，33（5）：552-559.

6. PAJKRT E，WEISZ B，FIRTH H V，et al. Fetal cardiac anomalies and genetic syndromes. Prenat Diagn，2004，24（13）：1104-1115.

7. JANSEN F A，EVERWIJN S M，SCHEEPJENS R，et al. Fetal brain imaging in isolated congenital heart defects-a systematic review and meta-analysis. Prenat Diagn，2016，36（7）：601-613.

8. 王岳恒，刘伟伟 . 临床胎儿超声心动图学 . 北京：人民卫生出版社，2018.

9. GORDON B M，RODRIGUEZ S，LEE M，et al. Decreasing number of deaths of infants with hypoplastic left heart syndrome. J Pediatr，2008，153（3）：354-358.

10. RELLER M D，STRICKLAND M J，RIEHLE-COLARUSSO T，et al. Prevalence of congenital heart defects in metropolitan Atlanta，1998-2005. J Pediatr，2008，153（6）：807-813.

11. FIXLER D E，NEMBHARD W N，SALEMI J L，et al. Mortality in first 5 years in infants with functional single ventricle born in Texas，1996 to 2003. Circulation，2010，121（5）：644-650.

12. BENSON D W，MARTIN L J，LO C W. Genetics of hypoplastic left heart syndrome. J Pediatr，2016，173：25-31.

13. ALLAN L D，SHARLAND G K，MILBURN A，et al. Prospective diagnosis of 1，006 consecutive cases of congenital heart disease in the fetus. J Am Coll Cardiol，1994，23（6）：1452-1458.

14. RAYMOND F L，SIMPSON J M，SHARLAND G K，et al. Fetal echocardiography

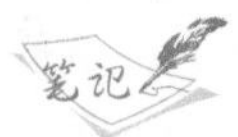

as a predictor of chromosomal abnormality. Lancet，1997，350（9082）：930.

15. HINTON R B，MARTIN L J，RAME-GOWDA S，et al. Hypoplastic left heart syndrome links to chromosomes 10q and 6q and is genetically related to bicuspid aortic valve. J Am Coll Cardiol，2009，53（12）：1065-1071.

16. MCELHINNEY D B，GEIGER E，BLINDER J，et al. NKX2. 5 mutations in patients with congenital heart disease. J Am Coll Cardiol，2003，42（9）：1650-1655.

17. HINTON R B Jr，MARTIN L J，TABANGIN M E，et al. Hypoplastic left heart syndrome is heritable. J Am Coll Cardiol，2007，50（16）：1590-1595.

笔记

第三篇 胎儿腹部、脐带异常

015 胎儿脐膨出 1

病历摘要

孕妇，33 岁，已婚成年女性。4 年前因“妊娠足月，胎膜早破 72 小时，妊娠期糖尿病”于外院行剖宫产术，术后伤口如期愈合，其后自测血糖均正常；既往 2 次因社会因素人工流产。平素月经规律，7/（23 ～ 37）天，月经量中，无痛经，末次月经 2018 年 9 月 27 日，预产期 2019 年 7 月 4 日。停经 30^+ 天查尿 hCG 阳性，早期曾有少量阴道出血伴轻微下腹部不适感，休息 3 天后症状好转，未治疗。根据孕早期 B 超，核对孕周无误。早孕期查心电图提示窦性心律不齐，就诊于内科未

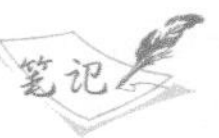

见明显异常。2018 年 11 月 20 日（停经 2 个月）B 超示子宫前位，子宫体大小约 6.7 cm × 6.4 cm × 5.4 cm，肌层回声均质，宫腔内可见妊娠囊，大小约 4.1 cm × 3.6 cm × 1.6 cm，内见胎芽，长径约 1.4 cm，胎心搏动可见，胎囊下缘距剖宫产切口处约 1.2 cm，提示宫内早孕活胎、超声孕周（7^{+5} 周）。2018 年 12 月 21 日 B 超（图 3-1）：NT 1.6 mm，羊水厚径 3.0 cm，胎儿腹部可见外突非均质包块，大小约 1.5 cm × 1.3 cm，其内可见肝脏及肠管回声。超声提示：宫内妊娠单活胎，胎儿脐膨出。于门诊就诊，根据妊娠早期超声，核对孕周无误。建议查胎儿染色体、复查超声；了解病情进展、咨询小儿外科，了解出生后手术效果。孕妇和家人考虑后决定终止妊娠。门诊以“孕 4 产 1 孕 12^{+} 周，胎儿畸形（胎儿脐膨出），剖宫产再孕，剖宫产切口憩室”收入院。

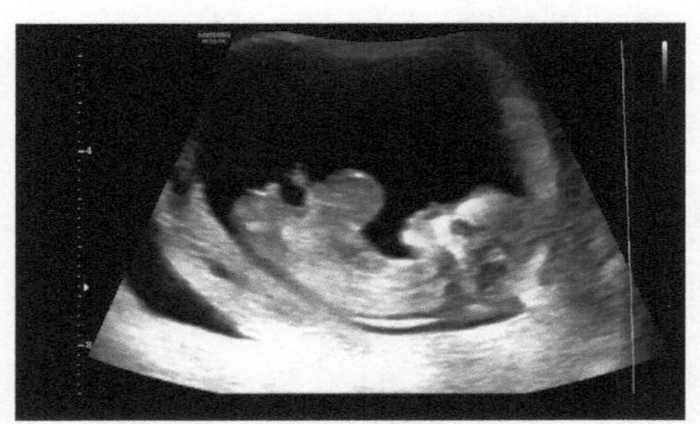

图 3-1　胎儿腹部可见外突非均质包块

体格检查：患者一般情况好，T 36.5 ℃，P 70 次 / 分，BP122/78 mmHg，心脏听诊律齐、无杂音，肺部听诊呼吸音清、无异常，肝、脾肋下未触及，腹部膨隆，宫高为耻骨联合上 2 cm，胎心 145 bpm，无宫缩，无水肿。

诊断及依据：①孕 4 产 1 孕 12^{+5} 周。②胎儿畸形（胎儿脐膨出）。③剖宫产再孕。④剖宫产切口憩室：曾因“自觉腰部

笔记

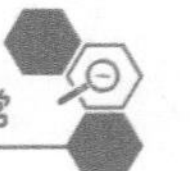

及下腹部酸痛”就诊于外院妇科，查超声：子宫下段前壁肌层内无回声，考虑瘢痕憩室。无月经淋漓不尽及阴道出血症状。

妊娠结局：因发病早，肝脏疝出，病情较重，孕妇已有1个健康孩子，经与家人商议决定放弃胎儿。入院后完善相关化验，口服米非司酮和米索前列醇，给予流产。流产儿见脐膨出。

病例分析

1. 疾病特点

脐膨出是一种以腹壁肌肉、筋膜和皮肤缺损为特点的前腹壁缺损。其大小可从数厘米到前腹壁的大部分缺损。与腹裂不同，脐膨出脐带在腹壁远端的包膜处插入。经阴道超声可以早在10～12周时诊断脐带膨出，胎儿腹壁前方可见胎儿内脏的回声团。

脐膨出为腹壁中线包括肌肉、筋膜和皮肤缺损，腹腔内容物突入脐带内，表面覆盖以腹膜和羊膜。脐膨出的临床特点：①出生后见脐根部突出肿物，脐带位于肿物中央；②肿物内容可见肠管，个别可见胃、肝、脾、膀胱等；③肿物覆盖如破裂时，内容物脱出。脐膨出的原因是胚胎时期外胚层皮肤向中线包卷失败，腹壁中线缺损，腹腔脏器通过脐根部突入脐带内。肠管、胃泡、肝脏是最常见的脐膨出内容物。膨出物表面覆盖有两层膜，内层为腹膜，外层为羊膜。脐带连接于膨出之上。脐膨出的大小差异很大，小的仅有少许肠管突入，大的含有腹腔内大部分脏器。正常腹部横切面：腹壁结构完整，脐带与腹

壁的连接正常，其根部显示肿块回声。脐膨出为腹前壁肿块，表面覆以包膜，内为腹盆腔或胸腔结构，脐带进入包块，常伴有羊水过多和其他胎儿畸形（图 3-2）。

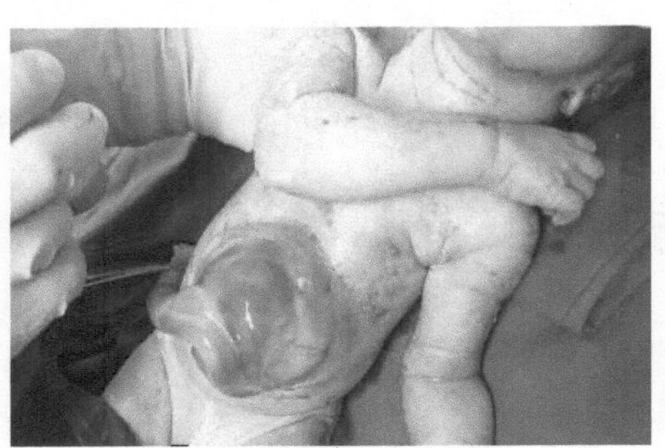

图 3-2　新生儿脐疝

大多数脐膨出合并其他先天畸形，文献报道，30% ～ 50% 伴有胃肠道畸形，50% 合并心血管畸形，40% ～ 60% 可检出染色体畸变，常见为 13- 三体、18- 三体、21- 三体，Turner 综合征（先天性卵巢发育不全）、Klinefelter 综合征（先天性睾丸发育不全）、三倍染色体。所以，在发现胎儿脐膨出后，应仔细检查其他脏器是否同时存在畸形，还应进行胎儿染色体检查，包括核型分析与微重复、微缺失检测。临床观察染色体畸变的脐膨出病例，较少见到肝膨出。

脐膨出前腹壁缺损的特点是：腹壁肌肉、筋膜、皮肤缺损，缺损处由腹膜及羊膜构成的包膜覆盖。发病率为 2/10 000 活产儿。主要的超声诊断特点是：脐带插入覆盖腹壁缺损的包膜远端。腹壁皮肤强回声线中断，腹膜连续完整，内含单纯肠管或单纯肝脏回声，或两者皆有之。有时脐膨出包块内还可见腹水无回声区。声像图上肝脏回声均匀，内部显示细管道状结构。较大的脐膨出有时不易发现其与脐带的确切连接。脐膨出

笔记

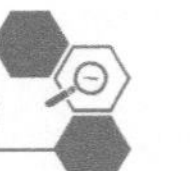

表面有膜覆盖，但有时不易观察到膜的存在。如发现膨出包块呈圆形，表面规则，则多提示有膜覆盖。当合并腹水时，较易观察到膜的回声。但是，大量腹水合并羊水过少时，因脐膨出包膜与宫壁相贴，有时会将漂浮在腹水中的肠管误认为肠管漂浮在羊水中。此时，要与腹裂相鉴别，寻找到脐带入口是关键，腹裂的脐带腹壁入口位置正常，通常位于突出内容物的左侧前腹壁，而脐膨出的脐带入口在包块表面，与宫壁相贴时就可能寻找不到正常的脐带入口。

脐膨出的鉴别诊断包括腹裂、体蒂异常及 Beckwith Wiedemann 综合征。并发多种类型染色体异常的发病率高，产前应完成核型和微重复、微缺失分析，建议行胎儿超声心动图检查。应通过每隔 2 ～ 4 周复查 1 次的产前超声评估胎儿生长及羊水量。

2. 分娩方式

分娩方式的选择存有争议，一些医生担心阴道分娩会使膨出部位受到挤压。但尚未开展随机试验评估这些妊娠的最佳分娩方式。对于大多数脐膨出胎儿，我们建议如果没有剖宫产的标准指征，则进行阴道试产和阴道分娩，因为没有有力证据表明剖宫产可改善结局。如果是巨型脐膨出或体外肝脏者应实施剖宫产，以避免难产、破裂、感染和出血。经过外科咨询，准父母可以对新生儿手术方式和预后建立心理准备。

3. 外科治疗

修复腹壁的首要任务是保留肠血流。对于所有病例，必须权衡腹壁缺损的大小和腹腔容量（right of domain），即腹腔的前后深度。一般而言，对于小的缺损（2 ～ 3 cm），可在出生

后前 24 ～ 72 小时通过一期闭合筋膜与皮肤进行修复。更大的缺损通常需要在出生后前 24 小时用到某种类型的 silo 袋并延迟闭合。可于 3 ～ 7 日内在重症监护病房逐渐还纳 silo 袋，之后将婴儿送回至手术室，最终闭合腹壁。可在多普勒超声引导下还纳较大缺损或包含解剖结构扭结的肝脏的脐膨出，以避免在 silo 袋还纳过程中损害腔静脉和肝脏流出道。对于巨型脐膨出（缺损＞ 5 cm 且包含＞ 75% 的肝脏），处理方法可能需联合采用 silo 袋、无细胞真皮补片和皮片移植，或者通过应用硬化溶液（局部用聚维酮碘）促进羊膜囊结痂，并延迟行疝修补术。

脐膨出还纳完成后，由于呼吸困难和腔静脉压迫，新生儿可能需要长时间机械通气。术后腹腔内压力会增加，这是肠管容量恢复所需，必须通过尿量、脉率和血压严密监测压力变化。包含大部分肝脏的超大型脐膨出可能需要多次重建手术，且有可能发生远期并发症。营养状况、伴发异常和肺发育不良都是婴儿能否有良好远期结局的重要决定因素。

腹裂是继发于妊娠 6 周胚胎两侧裂不完全闭合引起的腹壁全层缺损。出生时，外翻内脏通常高度水肿，妊娠早期诊断腹裂非常困难，因为此时中肠疝入到脐带部位是正常的生理过程。妊娠 11 周，随着肠环回纳入腹腔，肠环再次逆时针旋转 180° 完成肠管旋转过程。诊断腹裂最早的孕周是 12^{+3} 周。

4. 病因及病理

腹裂大部分为散发性，也有家族史报道，但少有染色体异常。目前，一般认为腹裂与脐静脉或脐肠系膜动脉受损有关。胚胎在第 28 ～ 30 天时，左右两条脐静脉应退化右侧这一条。

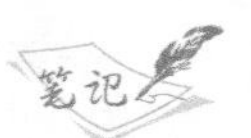

如果退化过早，就可能导致局部缺血而损伤中胚层与外胚层。另外，右脐肠系膜动脉转变为肠系膜上动脉之后，其远端经过体蒂一直延伸到胚外体腔。如果远端部分受损，脐右侧也可能因缺血而导致缺损形成腹裂。腹裂的特点为脐旁腹壁的全层缺损，而脐带与腹壁相连处为正常。通常，病损主要见于脐右侧，缺损往往较大，大都在 2 ～ 4 cm。突出的腹腔内脏主要是肠管，极少有肝脏或泌尿道脏器的外突。由于肠管长期浸泡在羊水中，受化学刺激造成肠管表面炎性渗出。另一方面，羊水受到胎粪污染也并非少见。肠系膜血管的受损也可以导致肠管狭窄、闭锁和旋转异常。由于裂口较小加上突出在外肠管的炎症反应，可引起机械性肠梗阻。此时，腹腔内、外肠管均出现扩张，并产生羊水过多。严重时可造成坏死性肠穿孔，羊水过多还可诱发早产。

声像图表现：①腹壁缺损常常位于脐根部的右侧。缺口一般较小，而脐根部结构显示正常。由于腹壁全层缺损，突出的内脏表面无膜覆盖。突出的脏器多为肠管，可多可少。但是，少有肝脏和泌尿道器官的外突。突出的肠管漂浮在羊水中，故肠管壁增厚，管腔有轻度扩张改变。若大量肠管外突，胎儿腹围将变小。当并发肠梗阻时，声像图显示腹腔内外的肠管均明显扩张。有时胃泡也显示有明显的扩张，羊水出现增多改变。当扩张的肠管突然消失时，提示有发生肠穿孔的可能。腹腔内肠管穿孔的声像图表现与胎粪性腹膜炎相似。②腹裂为单发的腹壁缺损，在脐带插入部位右侧。与孕妇过于年轻和吸烟有关。与胎儿生长受限和羊水量异常相关。妊娠晚期，胎死宫内的发病率增加，10% ～ 15% 的病例伴有小肠闭锁。

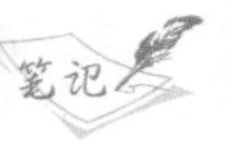

5. 脐膨出与腹裂的鉴别

（1）缺损部位：腹裂中线旁，右侧多见；脐膨出位于中线。

（2）肿块表面是否有包膜覆盖：腹裂无；脐膨出有包膜覆盖。

（3）脐带与肿块的位置：腹裂时脐带从脐空处入肝脐静脉；脐膨出脐带首先入肿块。

（4）疝出的脏器：腹裂，小肠＞其他＞肝；脐膨出，肝脏＞其他。

大多数脐膨出合并其他先天畸形，腹裂除合并肠旋转不良和空回肠闭锁外，合并其他畸形者较脐膨出少。脐膨出表面覆盖的膜，在一定程度上限制了 AFP 的漏出；腹壁缺损使胎儿 AFP 大量漏出。因此，77% 母血 AFP 明显升高，也是诊断腹裂的一个有用指标。

6. 腹裂发病机制假说

目前已提出了几种解释腹裂发病机制的假说。所有假说都涉及胚胎时期体壁的形成缺陷或破裂，并在随后出现肠疝。

（1）体壁中胚层形成失败。

（2）脐环周围羊膜破裂。

（3）右脐静脉退化异常导致体壁薄弱。

（4）右卵黄动脉血供受阻，随后出现体壁损伤。

受环境因素影响的基因多态性可能在发病机制中起到了一定作用。母体对新的父系（胎儿的）抗原产生的免疫应答也可能起到了一定作用。目前没有高质量的证据证明何种药物会导致腹裂，但已报道阿司匹林、布洛芬和血管收缩剂（如伪麻黄碱）存在可能的相关性。据报道，在早期妊娠时使用对乙酰氨

笔记

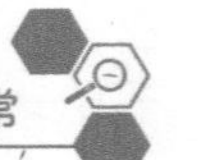

基酚既可降低腹裂风险，也可增加腹裂风险。尚未发现临产和胎膜破裂对妊娠结局有不利影响，也未发现对无并发症的腹裂妊娠采取剖宫产能改善结局。一篇 Meta 分析纳入了评估分娩方式对腹壁缺损胎儿（腹裂或脐膨出）影响的观察性研究，结果发现，剖宫产并未改善任何新生儿结局（死亡率、一期筋膜修复率、新生儿脓毒症发生率、坏死性小肠结肠炎发生率、二期修复率、短肠综合征发生率、开始肠内喂养的时间、住院时长）。

一些儿外科医生推荐，当腹裂累及肝脏时进行剖宫产，特别是当有明显肝疝时，存在难产和创伤的风险。肝疝较少见，可能实际上是脐膨出并发周围的羊膜－腹膜破裂。若有肝疝出，应排除肢体－体壁综合征或重度羊膜带综合征，因为这些情况会致死，不宜行剖宫产。

一些研究报道，腹壁裂患儿分娩时，常因频繁出现胎心率监护异常或羊水污染（胎粪或胆汁）导致剖宫产。胎心率异常可能是由于羊水过少导致脐带受压，或蛋白质和水通过暴露肠管慢性丢失，导致胎儿低血容量。目前没有关于在这些病例中应用产时羊膜腔灌注术的研究。

病例点评

脐膨出是一种以腹壁肌肉、筋膜和皮肤缺损为特点的前腹壁缺损。出生时肠的一部分通过脐部腹壁上一缺损而突出；突出的肠只覆盖着一层由羊膜和腹膜组成的透明薄膜。脐带在腹壁远端的包膜处插入。也有些胎儿，在腹壁前方可见其他内脏

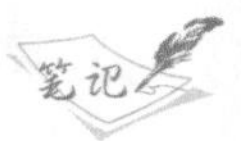

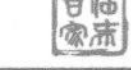

的回声。

脐膨出和先天性腹裂鉴别的要点在于是否存在正常脐部结构。脐膨出失去正常的脐部结构；腹壁裂发生时脐带的位置和形态均正常，只是在脐旁腹壁有一裂缝，肠管由此突出腹外。

参考文献

1. 黄鲜梅．产前超声诊断胎儿脐膨出的临床价值．中国优生与遗传杂志，2015，23（10）：102-103.
2. FELDKAMP M L，CAREY J C，SADLER T W. Development of gastroschisis：review of hypotheses，a novel hypothesis，and implications for research. Am J Med Genet A，2007，143A（7）：639-652.
3. TORFS C P，CHRISTIANSON R E，IOVANNISCI D M，et al. Selected gene polymorphisms and their interaction with maternal smoking，as risk factors for gastroschisis. Birth Defects Res A Clin Mol Teratol，2006，76（10）：723-730.
4. CHAMBERS C D，CHEN B H，KALLA K，et al. Novel risk factor in gastroschisis：change of paternity. Am J Med Genet A，2007，143A（7）：653-659.
5. WERLER M M. Teratogen update：pseudoephedrine. Birth Defects Res A Clin Mol Teratol，2006，76（6）：445-452.
6. WALLER S A，PAUL K，PETERSON S E，et al. Agricultural-related chemical exposures，season of conception，and risk of gastroschisis in Washington State. Am J Obstet Gynecol，2010，202（3）：241，e1-e6.
7. WERLER M M，SHEEHAN J E，MITCHELL A A. Maternal medication use and risks of gastroschisis and small intestinal atresia. Am J Epidemiol，2002，155（1）：26-31.

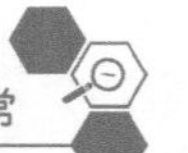

8. HOW H Y，HARRIS B J，PIETRANTONI M，et al. Is vaginal delivery preferable to elective cesarean delivery in fetuses with a known ventral wall defect?. Am J Obstet Gynecol，2000，182（6）：1527-1534.

9. SALIHU H M，EMUSU D，ALIYU Z Y，et al. Mode of delivery and neonatal survival of infants with isolated gastroschisis. Obstet Gynecol，2004，104（4）：678-683.

10. PULIGANDLA P S，JANVIER A，FLAGEOLE H，et al. Routine cesarean delivery does not improve the outcome of infants with gastroschisis. J Pediatr Surg，2004，39（5）：742-745.

11. STRAUSS R A，BALU R，KULLER J A，et al. Gastroschisis：the effect of labor and ruptured membranes on neonatal outcome. Am J Obstet Gynecol，2003，189（6）：1672-1678.

12. SEGEL S Y，MARDER S J，PARRY S，et al. Fetal abdominal wall defects and mode of delivery：a systematic review. Obstet Gynecol，2001，98（5 Pt 1）：867-873.

13. KIROLLOS D W，ABDEL-LATIF M E. Mode of delivery and outcomes of infants with gastroschisis：a meta-analysis of observational studies. Arch Dis Child Fetal Neonatal Ed，2018，103（4）：F355-F363.

14. HUNTER A，SOOTHILL P. Gastroschisis--an overview. Prenat Diagn，2002，22（10）：869-873.

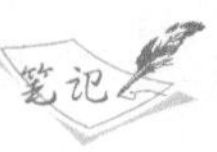

016 胎儿脐膨出 2

病历摘要

孕妇，33 岁，孕 1 产 0，主因“停经 17+ 周”，发现“胎儿畸形”入院。

孕妇平素月经不规律，（6 ～ 7）/（35 ～ 80）天，月经量中，无痛经，末次月经 2017 年 11 月 15 日，预产期 2018 年 8 月 23 日。患者于停经 40+ 天查尿 hCG 阳性，孕 6+ 周因孕酮值低就诊于某中医院，给予口服中草药治疗（具体不详）。否认妊娠前后上呼吸道感染病史和致畸物质接触史。根据孕早期 B 超核对孕周无误。孕 12+ 周行 B 超（图 3-3）提示脐带根部向外膨出一偏实性回声，范围 1.5 cm × 1.4 cm × 1.4 cm，可见包膜，建议产前诊断就诊。孕期行无创 DNA 提示低风险，孕前未检测血糖，孕期血压正常。

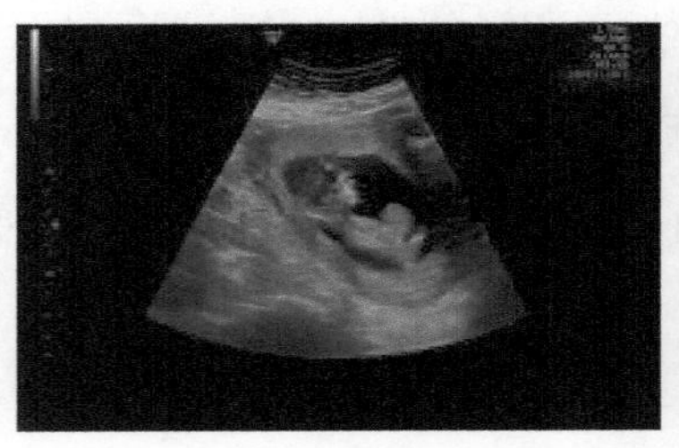
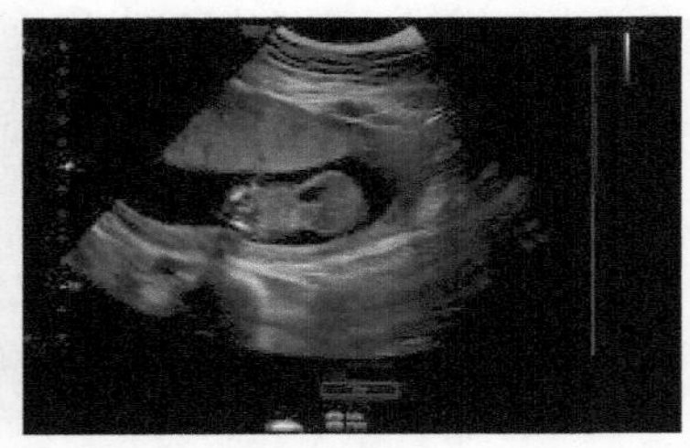

图 3-3 胎儿脐膨出

体格检查： 患者一般情况好，T 36.5℃，P 88 次 / 分，BP 120/70 mmHg，心脏听诊律齐、无杂音，肺部听诊呼吸音清、无异常，肝、脾肋下未触及，腹部膨隆。

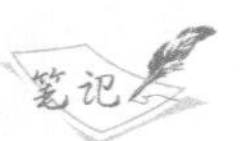

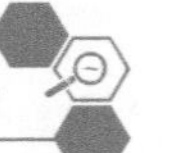

辅助检查

（1）孕 14^{+} 周就诊于产前诊断门诊，建议复查 B 超及行羊水穿刺。

（2）妊娠 16 周 B 超检查示子宫前位增大，胎心、胎动可见，宫腔内可见胎儿轮廓，羊水最大深度 4.3 cm，胎儿脐带根部向外膨出一偏实性回声包块，范围约 2.7 cm × 2.8 cm × 2.4 cm，膨出物内似肝脏样中等回声，另可见一胃泡样结构，范围 1.1 cm × 0.9 cm，包块周边可见包膜。胎儿室间隔上部似有缺失，宽约 2.5 mm，主动脉似有骑跨，肺动脉宽约 1.5 mm，主动脉宽约 3.9 mm（图 3-4）。子宫左侧与子宫相连可见一低回声，范围约 3.1 cm × 2.3 cm × 1.8 cm，其内未见明显膜样回声。双侧附件未见明显异常。考虑：宫内妊娠，单活胎；胎儿心脏结构异常可能（法洛四联症待除外）；胎儿脐膨出；子宫左侧低回声。

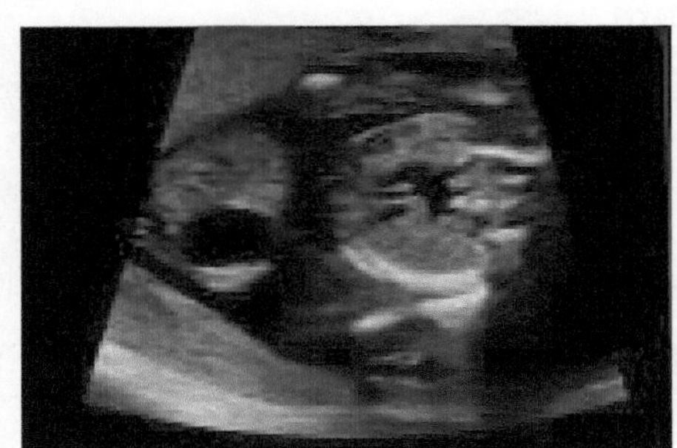

图 3-4　胎儿心脏结构

（3）孕 16^{+} 周超声检查提示双顶径 3.7 cm，股骨长 2.1 cm，羊水最大深度 5.2 cm，胎盘位于前壁，脐带根部向外膨出一偏实性回声，范围 2.5 cm × 2.6 cm × 2.8 cm，可见包膜，其内见胃泡样回声（图 3-5），考虑胎儿脐膨出可能。

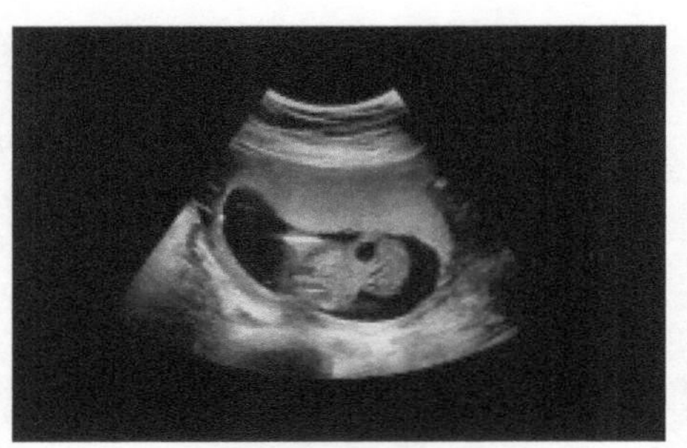

图 3-5　脐膨出

实验室检查： 血常规：WBC 8.15×10^9/L，HGB 118 g/L，PLT 263×10^9/L，GR 58.1%。TORCH 系列筛查未见异常。

诊断： 脐膨出。

妊娠结局： 患者要求引产。

病例分析

1. 胎儿脐膨出

脐膨出是一种发生在脐带根部、大小不等的中线腹壁缺损，这种缺损的表面覆盖一种 3 层的膜囊，此膜囊由羊膜、华通胶和腹膜组成。脐带 / 脐血管由膨出疝囊的顶端插入，疝囊通常有疝出的腹腔内容物，膨出的可分为不含肝脏的和包含肝脏的两类，超声可表现为脐区域不同大小的中线腹壁缺损，上面覆盖一种膜囊，膜囊外层为羊膜，内层为腹膜，两者之间是华通胶，含有腹腔内容物（通常是肠管，但还有内脏，有时含胃或膀胱）。

脐膨出新生儿病死率高达 17% ～ 41%，但实际上单发脐膨出预后良好。某三级医院胎儿医学中心实行多学科团队联合

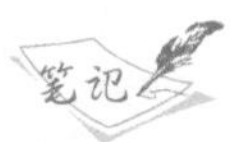

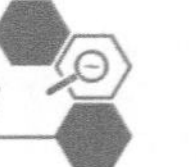

管理，可使先天性脐膨出患儿病死率从原来的 18% 显著降低到 2.4%。

2. 胎儿脐膨出与染色体异常的关系

我医院产科对 2013—2016 年诊断的 42 例脐膨出胎儿进行了介入性产前诊断，发现染色体异常的发生率为 30.95%。其中，孤立性脐膨出胎儿染色体异常的发生率为 7.1%，伴发其他结构异常的胎儿染色体异常的发生率为 42.86%。另有文献报道，伴有其他结构异常的脐膨出胎儿远期不良预后的发生率可达 50% ～ 77%。因此，对伴发其他异常的脐膨出应认真进行产前诊断和风险告知。

Beckwith-Wiedemann 综合征（BWS）脐膨出的发病率约为 1/13 700，85% 为散发，15% 为家族遗传。研究显示，导致 BWS 发生的分子机制多样，80% 是由 11p15.5 区域的母源或父源的印记基因差异表达所致。

3. 鉴别诊断

腹裂：脐膨出的囊膜可与腹裂相鉴别，而腹裂的特征是肠襻在羊水中游离漂浮，但脐膨出的膜有时候在宫内破裂，尤其是巨型脐膨出，这种情况下肝脏在胎儿体外和（或）脐部缺损提示脐膨出，而肝脏在胎儿体内和脐旁缺损提示腹裂。

脐带疝：脐带正常插入脐环，脐环周围的皮肤完整且直径通常小于 2 cm，而脐膨出时脐带插入膜囊，膜囊覆盖者包含脐环区域的较大腹壁缺损，与脐膨出一样，脐疝可含肠管，但不同的是异常或遗传综合征的发生风险不增加。发病机制也不同。

其他重要腹壁缺损：如异位心脏、肢体 – 体壁综合征、泄

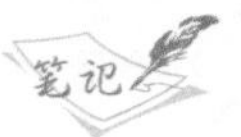

殖腔外翻和脐尿管囊肿等。

4. 诊疗策略

（1）胎儿染色体检查、微阵列分子学检查，除外染色体异常。

（2）超声排除胎儿其他结构畸形（超声心动）。

（3）母胎医学专家、新生儿专家、小儿外科医生、遗传学专家共同商讨新生儿预后。

（4）确定是否继续妊娠。

①预后根据肝脏是否在体外、腹壁缺损的绝对或相对大小（脐膨出周长与胎儿腹围之比）、缺损直径与平行于缺损的腹部最大直径比，以及是否存在其他先天畸形来判断。多数预后良好。

②确定分娩方式。分娩方式应依据产科情况决定。如果骨盆各径线没有异常、没有绝对头盆不称、没有胎儿窘迫的表现，可以阴道试产。临产后应与新生儿科、小儿外科联系，做好转诊和手术准备，我们推荐巨型脐膨出（脐膨出包含＞ 75% 肝脏且缺损＞ 5 cm）实施剖宫产以避免出现难产、破裂、感染、出血。

病例点评

脐膨出是一种先天性的以腹壁肌肉、筋膜和皮肤缺损为特点的前腹壁缺损，在妊娠期诊断的脐膨出发生率为 1/5 000，因为部分孕妇选择终止妊娠，活产的发生率下降为 0.8/10 000。脐膨出可能是综合征性的也可能是孤立的，54% ～ 57% 的综合征性病例是由非整倍体染色体异常所致，其中主要是 18-

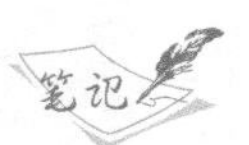

三体。

本病例发病于妊娠 17 周，12⁺ 周 NT B 超提示脐膨出可能，16⁺ 周 B 超提示：脐带根部向外膨出一偏实性回声，范围 2.5 cm × 2.6 cm × 2.8 cm，可见包膜，其内见胃泡样回声。建议行胎儿染色体检查，患者要求引产收入院。入院完善胎儿染色体检查，建议患者向小儿外科专家咨询预后，患者放弃胎儿要求引产，应待胎儿染色体结果回报后告知患者再发风险，多数脐膨出胎儿核型正常的单纯性脐膨出，再发风险低于 1%；核型为三体的脐膨出，再发风险为 1%；如果检出亲体平衡易位，则风险更高。

有一种脐膨出伴有巨舌，胎儿体质量也很大，称为“伯－韦综合征”。新生儿具有脐膨出，身长体重都超出正常范围，舌厚而大，伸出口腔，常在出生后 24 ～ 48 小时出现严重低血糖。还可有呼吸困难、肌张力低下等表现。超声检查可能见到肾、肝、胰腺增大。具体病因尚不明了，致病位点在 11p15.5，也有人认为与下丘脑释放的某种神经递质有关。当发现脐膨出，特别是超声提示内脏增大时，应行微阵列检测以寻找染色体 11p15.5 重复或异常。家族性伯－韦综合征可以常染色体显性遗传，有 50% 再发风险。

伯－韦综合征患儿有易罹患某些肿瘤的倾向，10% 的患儿有 Wilm 瘤、肝母细胞瘤、肾母细胞瘤、性腺母细胞瘤、肾上腺癌等，另有报道伴有半身肥大表现者其合并肿瘤的可能性更大，为 25% ～ 30%。

Cantrell 五联征极其罕见，典型征象为胸骨裂胸骨下段缺损、膈肌前部半月形缺损、心包壁层缺如与腹腔交通、脐上腹

壁缺损、心脏畸形。腹壁缺损以脐膨出最常见，但是亦可表现为腹裂畸形。

参考文献

1. 郑海清，徐素婷，黄紫君，等.多学科团队管理对先天性脐膨出结局的影响.中华新生儿科杂志，2020，35（1）：25-28.

2. AKINKUOTU A C，SHEIKH F，OLUTOYE O O，et al. Giant omphaloceles：surgical management and perinatal outcomes. J Surg Res，2015，198（2）：388-392.

3. 李晓莺，律玉强，高敏，等.两例 Beckwith-Wiedemann 综合征的遗传学分析.中华医学遗传学杂志，2017，34（6）：831-834.

4. 王小新，侯磊，王欣.核型联合低覆盖度大规模平行测序技术对脐膨出胎儿的产前诊断结果分析.中国医刊，2020，5（4）：437-439.

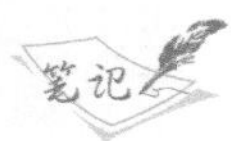

017　胎粪梗阻性腹膜炎

病历摘要

孕妇，29 岁，孕 1 产 0，主因“停经 34^+ 周，自觉胎动减少 3 天，超声提示胎儿水肿”自外院转入。

孕妇平素月经规律，5/28 天，月经量中，无痛经，末次月经 2019 年 1 月 24 日，预产期 2019 年 10 月 31 日。患者于停经 30 天查尿 hCG 阳性，早期无阴道出血，孕 5^+ 月自觉胎动至今，根据孕早期 B 超，核对孕周无误。患者孕期平顺，唐氏筛查正常，OGTT 4.6 mmol/L-7.3 mmol/L-4.8 mmol/L，血压正常，无头痛、头晕、眼花等症状。现孕 34^+ 周，3 天前自觉胎动减少 2/3，每小时约 1 次，入院当日于外院行常规产前检查，超声提示：胎儿腹腔内可见液性暗区，范围约 6.5 cm × 3.0 cm。遂来我院，急诊以“孕 1 产 0 孕 34^+ 周头位、胎儿腹腔积液”收入院。复查超声：双顶径 8.69 cm，股骨长 6.49 cm，腹围 34.68 cm，羊水指数 14.34 cm，胎儿腹腔内可见液性暗区，范围约 6.5 cm × 3.0 cm，肠管漂浮其中，胎儿左心室外侧壁心包腔内见液性暗区，厚约 0.3 cm（图 3-6）。胎心监护 NST（+）。

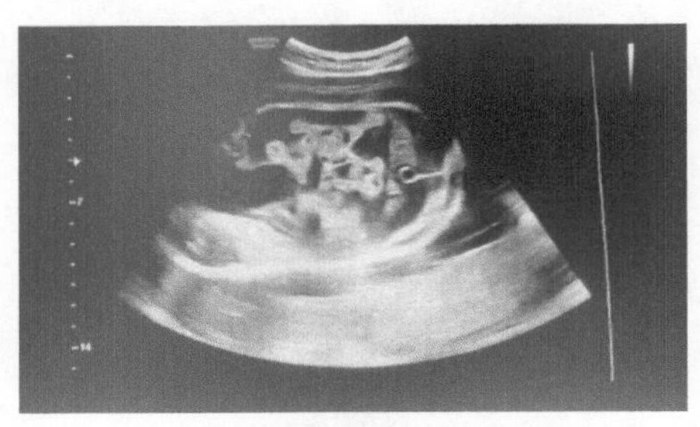

图 3-6　胎儿腹腔积液和漂浮的肠管

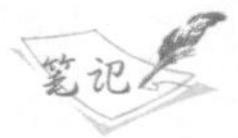

体格检查： 患者一般情况好，身高 164 cm，孕前体重 47.5 kg，BMI 17.66 kg/cm²，现体重 66.5 kg，孕期增重 19 kg，T 36.5℃，P 88 次 / 分，BP 120/70 mmHg，心脏听诊律齐、无杂音，肺部听诊呼吸音清、无异常，肝、脾肋下未触及，腹部膨隆，宫高 29 cm，腹围 94 cm，胎心 140 bpm，宫缩无，头位，先露浮，水肿无，估计胎儿大小 3100 g。

实验室检查： ①血常规：血红蛋白 112 g/L，白细胞 101×10^9/L，PLT 140×10^9/L。中性粒细胞 87%，嗜酸性粒细胞 0。② TORCH：风疹病毒 IgG 1.52，CMV IgG 2.20，HSV IgG 2.46。③细小病毒：阴性。④ EB 病毒核抗原 IgG 2.49。⑤ EB 病毒壳抗原 IgG 3.56。⑥狼疮因子阴性，抗核抗体阴性。

宫内诊断及治疗

（1）胎儿腹腔穿刺，抽出胎儿腹水 110 mL，呈粪水样（图 3-7）。

（2）胎儿腹水常规：李凡他试验（+），棕黄色，混浊，胸腹水比重 1.024；凝固性阴性，白细胞单个核 16%，白细胞分类多个核 84%。

立即进行胎儿腹腔冲洗，冲洗液颜色逐渐变浅，以期减少腹膜的化学性刺激（图 3-8）。

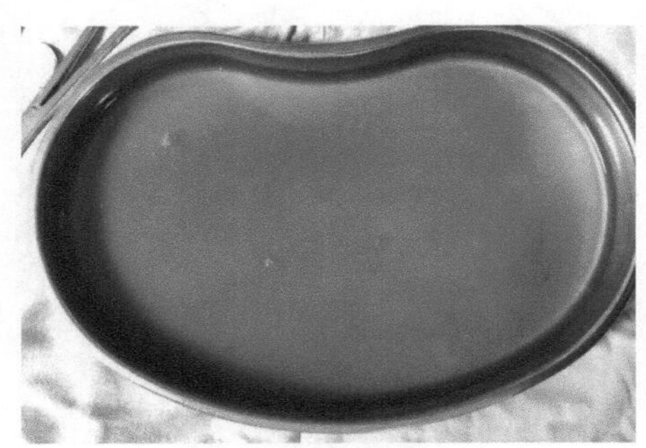

图 3-7　暗黄色胎儿腹水

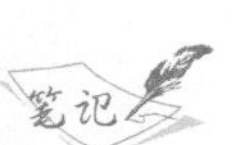

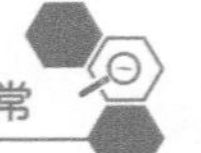

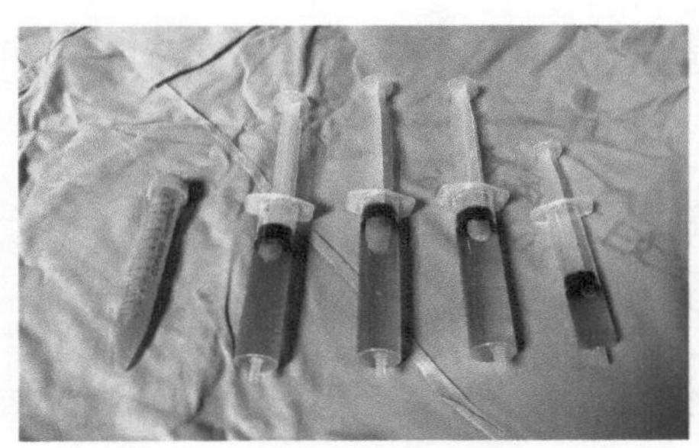

图 3-8　胎儿腹腔冲洗液

妊娠结局：本病例已达妊娠35周，初产臀位，在术前与小儿外科充分沟通，采取椎管内麻醉、子宫下段剖宫产。新生儿出生后无窒息，新生儿血气：pH 74.2；PO_2 39.4；sBE–4.2 mmol/L；pO_2/FO_2 187。胸腹水细菌培养（厌氧/需氧）：均阴性。胎盘细菌培养：无菌生长。立即转往小儿外科，当日手术（图 3-9）。

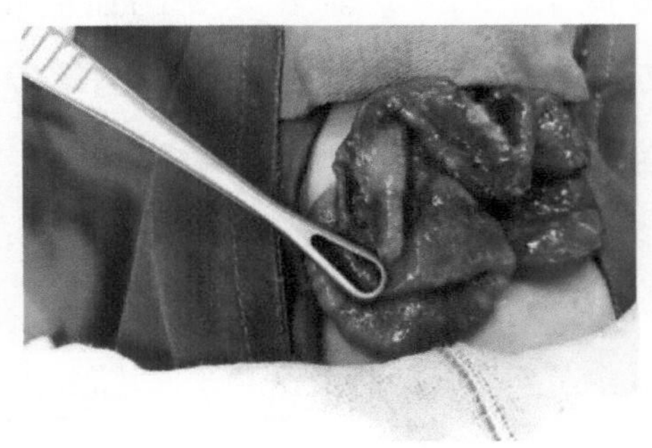

图 3-9　穿孔的肠管

病例分析

一、引起胎儿腹内病变的原因

1. 急性宫内感染

急性宫内感染是各种原因，包括母体全身感染、生殖道感

染诱发的宫内感染。临床表现伴有或不伴有母体发热，白带量多，有异味。实验室检查提示白细胞增多，中性粒细胞比例增多。正常妊娠时，白细胞总数虽然也会上升，但通常小于 15×10^9/L。孕妇自觉胎动减少。超声提示：羊水量过多或正常，胎儿腹水或伴皮肤水肿。病毒感染以微小病毒 B19 常见，本病例病毒筛查未见异常，血常规白细胞 13.96×10^9/L，血红蛋白 145 g/L，中性粒细胞 58.5%。孕妇体温正常，白带不多。虽有胎动减少，但 NST（+）。

2. 乳糜腹

乳糜腹是淋巴系统在发育过程中没有淋巴导管先天发育完全所致，淋巴液外漏进入腹腔。实验室检查为漏出液。颜色多数为淡黄色，透明，比重低于 1.105，不能自凝，李凡他试验阴性，蛋白含量低于 25 g/L，血糖水平与血糖相近，细胞总数常小于 100×10^9/L，以淋巴细胞为主，细菌培养（–）。

3. 胎儿重度贫血

胎儿重度贫血时，由于血浆蛋白水平低，胶体渗透压下降，发生体液外漏。可见于先天性球形红细胞增多症、重度地中海贫血、先天性再生障碍性贫血、先天性白血病、微小病毒 B19 感染、胎母输血综合征等。超声检查可以见到胎儿大脑中动脉血流峰值显著增高，大于相应孕周的 1.5 MoM。

4. 胎粪梗阻性腹膜炎

胎粪梗阻性腹膜炎是由于胎便积聚导致肠道梗阻，最终造成肠道穿孔，胎粪外漏发生化学性腹膜炎。发病早期，常常表现为胎儿腹水，伴或不伴有肠道扩张及肠管强回声，继发腹腔囊肿，为粘连的肠管。病程迁延者，宫内可表现为胎儿生长受

限，也可由无菌性腹膜炎转为细菌性腹膜炎。出生后轻症者可能仅表现为腹腔钙化伴新生儿腹水，病情严重者可表现为肠梗阻或肠道穿孔。如不能及时救治，可能发生多脏器衰竭、新生儿死亡。

5. 其他原因

各种原因导致的胎儿心功能不全、代谢性疾病，如黏多糖贮积症、胎儿染色体异常、单基因病、Noonan 综合征等。

二、诊疗策略

（1）明确腹水病因。

（2）超声排除胎儿其他结构畸形。

（3）复查超声了解胎儿腹水和肠管变化。

（4）监测胎儿大脑中动脉血流峰值。

（5）胎儿 MRI 明确腹腔囊肿性质。

（6）孕龄大于 28 周可行胎心监护。

（7）胎儿腹腔穿刺：①排除胎儿染色体异常；②检测腹水性质，判断渗出液或漏出液。

三、确定是否继续妊娠

如果已排除胎儿染色体异常，应尽可能延长孕龄至新生儿可存活孕周。

如果孕龄已达34周，应根据胎心监护决定是否终止妊娠。

四、确定分娩方式

分娩方式的选择应依据产科情况决定。如果骨盆各径线没有异常、没有绝对头盆不称、没有胎儿窘迫的表现，可以阴道试产。临产后应与新生儿科、小儿外科联系，做好转诊和手术准备。

病例点评

胎粪梗阻性腹膜炎的病因尚不完全明确。国外报道发病率为 1/3000 ～ 1/2000；国内尚无准确数据。白种人可能与位于第 7 号染色体的纤维囊性变基因突变相关，10% 纤维囊性病变患儿伴发胎粪性肠梗阻，80% ～ 90% 胎粪性肠梗阻患儿患纤维囊性病变。

本病例发病于妊娠 35 周，胎儿娩出后可以存活。超声提示胎儿大量腹水，胎儿腹腔穿刺腹水呈粪水样改变，考虑存在急性消化道穿孔，用生理盐水冲洗胎儿腹腔，以减少消化液对腹膜的刺激。因超声提示臀位，决定立即剖宫产终止妊娠，新生儿开腹探查，证实消化道穿孔。术后，新生儿腹腔造瘘出院，等待Ⅱ期手术。如果发病时间在妊娠 28 周以前，则进行胎儿腹腔冲洗，延长孕周。

参考文献

1. Cystic Fibrosis Foundation. 2018 Patient Registry: Annual Data Report. [2020-08-14]. https：//www. cff. org/Research/Researcher-Resources/Patient-Registry/2018-Patient-Registry-Annual-Data-Report. pdf.
2. COLLINS F S. Cystic fibrosis：molecular biology and therapeutic implications. Science，1992，256（5058）：774-779.
3. DRUMM M L，COLLINS F S. Molecular biology of cystic fibrosis. Mol Genet Med，1993，3：33-68.
4. RIORDAN J R，ROMMENS J M，KEREM B，et al. Identification of the cystic fibrosis gene：cloning and characterization of complementary DNA. Science，

笔记

1989，245（4922）：1066-1073.

5. KEREM B，ROMMENS J M，BUCHANAN J A，et al. Identification of the cystic fibrosis gene：genetic analysis. Science，1989，245（4922）：1073-1080.

6. ROMMENS J M，IANNUZZI M C，KEREM B，et al. Identification of the cystic fibrosis gene：chromosome walking and jumping. Science，1989，245（4922）：1059-1065.

7. BEAR C E，LI C H，KARTNER N，et al. Purification and functional reconstitution of the cystic fibrosis transmembrane conductance regulator（CFTR）. Cell，1992，68（4）：809-818.

018 胎儿下腹部偏囊性回声

病历摘要

孕妇，32 岁，已婚，孕 1 产 0，因“停经 39^+ 周，发现胎儿下腹部偏囊性回声 9 周，临产”入院。

孕妇平素月经规律，(4～5) /35 天，月经量中，无痛经。患者于停经 37 天查尿 hCG 阳性，停经 87 天查超声提示 CRL 6.4 cm，NT 1.3 mm。根据孕早期 B 超，核对孕周无误。早期无阴道出血，孕 4^+ 月自觉胎动至今，患者孕期平顺，孕 17^+ 周行唐氏筛查提示低风险，孕 23^+ 周行胎儿畸形超声筛查提示未见明显异常。孕 25^+ 周行 OGTT 提示 3.98 mmol/L – 7.71 mmol/L –6.13 mmol/L。孕 25^+ 周产检行超声提示：单活胎，头位，宫颈长约 2.9 cm，内口呈闭合状，宫颈管分离约 1.6 cm，较宽处约 0.3 cm。孕期血压正常。孕 30^+ 周产检行超声提示：胎儿下腹部囊性回声（范围约 2.7 cm × 2.7 cm × 2.5 cm）。孕 33 周复查超声提示：胎儿下腹部偏囊性回声（范围约 6.5 cm × 5.8 cm × 4.8 cm）。孕 33 周行胎儿腹部 MRI 提示：胎儿腹腔内较大囊性肿块（6.11 cm × 8.19 cm × 5.84 cm）。

体格检查：患者一般情况好，孕前体重 55 kg，身高 160 cm，BMI 21.48 kg/m^2，目前体重 72 kg，孕期增重 17 kg，T 36.5℃，P 80 次 / 分，BP 120/60 mmHg，心脏听诊律齐、无杂音，肺部听诊呼吸音清、无异常，肝、脾肋下未触及，腹部膨隆，宫高 33 cm，腹围 111 cm，胎心 140 bpm，宫缩无，头

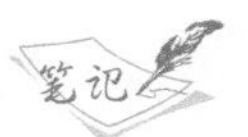

位，先露浮，水肿无，估计胎儿大小 3700 g。内诊查：外阴已婚型，阴道通畅，宫颈质中，已消，宫口开大 0 cm，胎膜已破。复测骨盆：TO=8.0 cm。

影像学检查

（1）超声孕 30^{+3} 周 B 超（图 3-10）：胎儿下腹部可见囊性回声，范围约 2.7 cm × 2.7 cm × 2.5 cm，界清，内壁欠光滑，透声好。

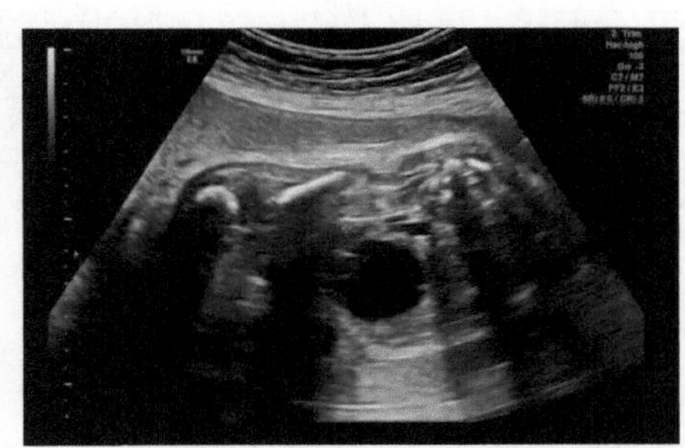

图 3-10　胎儿腹腔囊肿超声影像

（2）2019 年 4 月 16 日孕 33 周 B 超（图 3-11）：胎儿下腹部偏左侧可见偏囊性回声，范围约 6.5 cm × 5.8 cm × 4.8 cm，界清，内透声尚可，可见细分隔，CDFI 未见明显血流信号。因胎儿体位原因，颜面及心脏结构显示不满意。

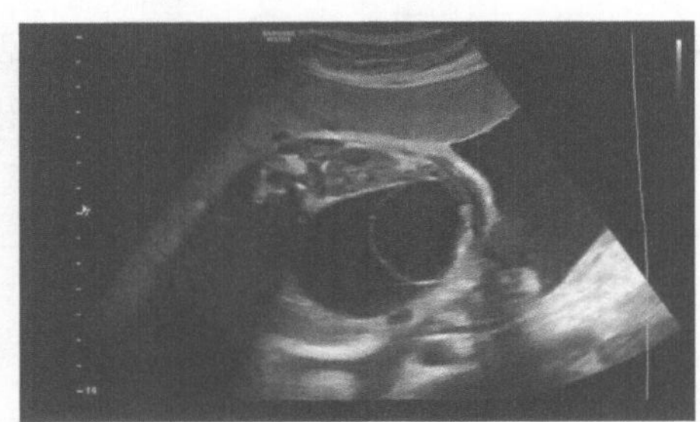

图 3-11　增大的胎儿腹腔囊肿

（3）2019 年 5 月 9 日 B 超：BPD 10.1 cm，FL 7.0 cm，AC

36.4 cm，AFI 28.9 cm，胎盘Ⅱ级。胎儿颈部可见一“U”形压迹。胎儿下腹部偏左侧可见偏囊性回声，范围约 10.0 cm × 8.4 cm × 6.5 cm，界清，大部分内透声好，囊内可见一乳头状突起，其余部分可见絮状回声及散在线样回声，CDFI 未见明显血流信号。

（4）孕 36^{+2} 周 B 超（图 3-12）：胎儿下腹部偏左侧可见偏囊性回声，范围约 10.0 cm × 8.4 cm × 6.5 cm，界清，内透声差，可见分隔、网格样回声及片状强回声，范围约 5.5 cm × 2.8 cm，CDFI 未见明显血流信号。

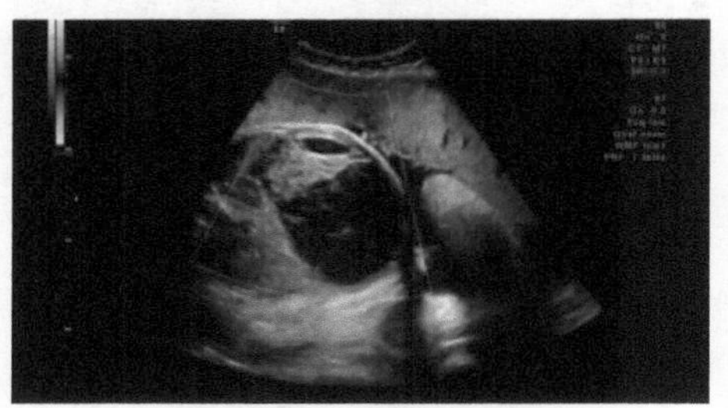

图 3-12　囊肿出现网格样回声

实验室检查：① TORCH（+）；EB（+）；细小病毒 B19-IgM（–）。②脐血细菌培养（–）。③宫颈分泌物培养：真菌感染。

妊娠期 NIPT 低风险，脐血染色体核型未见异常。胎儿腹腔囊肿液未见瘤细胞（图 3-13 至图 3-15）。

检验项目	结果	检验项目	结果
胸腹水外观	黄色	取胸腹水有核细胞计数	5.00×10^6/L
胸腹水透明度	透明	李凡他试验	阴性（一）
胸腹水比重	1.025	白细胞分类单个核	80%
胸腹水凝固性	不凝固	白细胞分类多个核	20%

图 3-13　囊肿液生化检查

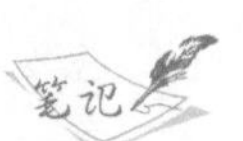

检验项目	结果
胸腹水 - 葡萄糖	2.92 mmol/L
胸腹水 - 乳酸脱氢酶	372.00 IU/L
胸腹水 - 蛋白	37.30μ/L

图 3-14　囊肿液常规检查

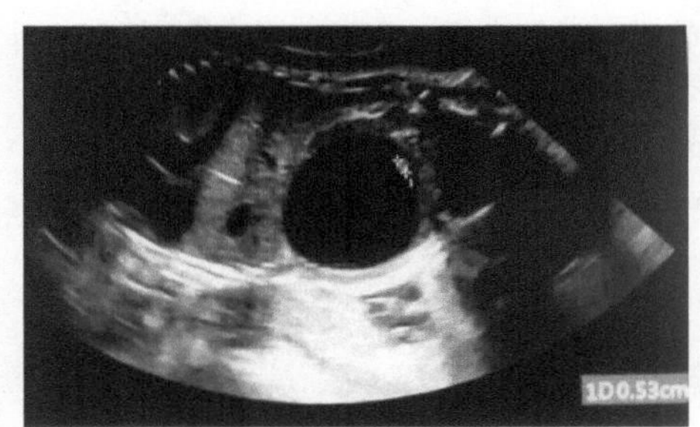

图 3-15　胎儿腹腔囊肿超声影像

诊断：孕 1 产 0，孕 39^+ 周，头位，胎儿腹腔囊肿（卵巢囊肿可能性大）。估计胎儿大小 3000 g。内诊查：外阴已婚型，阴道通畅，宫颈质中，已消，宫口开大 0 cm，胎膜已破。复测骨盆：TO=8.0 cm。

妊娠结局：妊娠 33 周时，因胎儿腹腔内囊肿增长较为迅速，囊内壁有乳头状突起，收入院，请肿瘤科会诊后，行胎儿腹腔囊肿穿刺。抽出黄色清亮液体 130 mL，查常规、找瘤细胞。同时抽取脐静脉血，查胎儿染色体核型、血常规和生化。脐血检查排除胎儿染色体异常、排除贫血和肝功能异常。囊肿液内未见瘤细胞，出院待产。

妊娠 39 周，头位，临产再次入院。阴道分娩一女婴，2860 g，Apgar 评分 10 分 – 10 分 – 10 分，羊水清，总产程 4 小时 50 分。新生儿腹部超声：未见明显囊肿。

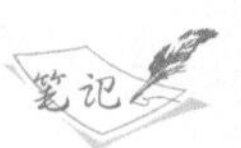

产后 42 天复查，新生儿生长发育正常，未复查超声。

病例分析

1. 胎儿卵巢囊肿发病率

卵巢卵泡囊肿在胎儿和新生儿中常见，发生率随胎龄增加和母亲的某些并发症（如糖尿病、子痫前期、Rh 同种免疫）而升高。在活产婴儿中，有临床意义的卵巢囊肿发生率的最佳估计值为 1/2500。

2. 疾病诊断和病因

诊断需要超声检查确定符合以下 4 个标准：①女性；②非中线的规则囊性结构；③泌尿道外观正常；④胃肠道外观正常。根据囊肿的大小和外观初步判断生理性或病理性：直径小于 2 cm 的单纯性囊肿为正常生理情况，较大的复杂性囊肿更可能为病理性。囊肿通常由激素刺激引起，所以通常不伴其他异常。尚不清楚其病因，但最可能为母亲和胎儿的促性腺激素刺激卵巢所致。大多数胎儿卵巢囊肿发生于单侧，但也可累及双侧。

3. 鉴别诊断

需要与胎儿腹腔内囊性肿块鉴别的疾病主要有：泌尿生殖道疾病（如生殖道异常、尿路梗阻、脐尿管囊肿）、胃肠道疾病（如肠系膜或网膜囊肿、肠扭转、结肠闭锁、肠重复畸形）或其他疾病（如胆总管、脾或胰腺囊肿，以及淋巴管瘤）。

胎儿肠道畸形：胎儿期消化道畸形的特异性图像为“双泡征”或胃泡过大，出现异常征象要反复多次观察扩大的胃是否

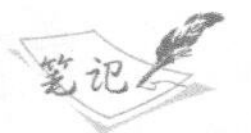

可以排空。发现“双泡征”要侧动探头追踪显示两者的连续性，判断两个暗区是否为胃泡。发现胎儿消化道畸形，应进行优生遗传咨询及胎儿染色体检查。

胎儿淋巴管囊肿：淋巴管囊肿是因淋巴系统发育异常，表现为淋巴管囊性扩张，发生于小肠系膜的称肠系膜囊肿，发生于大网膜的称大网膜囊肿；表现为腹腔内的多房囊性包块，主要位于肠管前方或肠管间，边界多不清晰，形态不规则，张力可高可低。

胎儿肾囊肿：位于肾下极突出于肾实质表面的囊肿，表现为圆形或类圆形的无回声区，位置相对较高，其包膜与肾被膜相延续，不会因肠管蠕动而发生轻微的位置变化。

4. 疾病转归和处理

单纯性和复杂性囊肿常常都会在出生前或出生后 6 个月内自发消退，因此通常采取期待疗法。自发消退率随着囊肿的增大而降低，囊肿≤ 29 mm 时约 90%，囊肿≥ 60 mm 时约 20%。一项研究分析了 66 例已发表的单纯性囊肿病例，发现自发消退率在 1、2、3 月龄内分别为 50%、75% 和 90%。恶性囊肿的发生率很低，在制定治疗决策时一般无须考虑。小的无回声囊肿很可能自发消退，不需处理。但是，发生扭转的大囊肿可导致卵巢缺失，损害胎儿未来的生育力。

5. 疾病并发症

该病并发症包括囊肿破裂（可伴腹腔内出血）、卵巢扭转和坏死、囊内出血、胎儿腹难产致分娩困难、胃肠道或尿路梗阻、腹股沟疝嵌顿，以及出生时肿块压迫膈肌导致的呼吸窘迫。如果在母亲子宫内发生扭转，卵巢可能坏死，并形成钙化

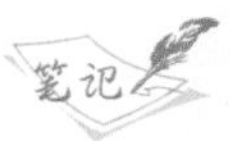

性肿块、无蒂肿块或完全消失。有报道结果提示卵巢扭转率约为 31%，在行产前抽吸的囊肿中为 11%。出生前检测到的卵巢囊肿应当继续随访，特别是出生后超声检查显示为复杂性囊肿的患者，其发生卵巢扭转及随后发生卵巢缺失的风险增加。

6. 疾病处理

研究表明，在超声引导下抽吸大囊肿（＞ 40 mm），可以减少并发症的发生风险；但这项干预措施的利弊尚未定论，因为有误诊和抽吸技术本身导致并发症的可能。抽吸的优点是可通过去除囊肿减少囊肿相关并发症的风险及降低新生儿手术的需要；缺点为有囊肿内容物溢出的风险及尚无该操作真实利弊的数据。复杂性囊肿不能抽吸。

大多数胎儿可经阴道分娩，剖宫产仅用于常规产科指征。对于囊肿非常大的胎儿，为防止囊肿破裂和（或）难产，剖宫产可能是首选的分娩途径。或在分娩前行囊肿抽吸。

胎儿卵巢囊肿在再次妊娠中复发风险并不增加。

病例点评

妊娠期母体雌激素水平显著升高，女性胎儿在雌激素的刺激下，可能发生卵巢卵泡囊肿。大部分在出生后 6 个月内自然消退，也有少数持续存在。需要与其他腹腔囊肿鉴别。

本病例囊肿增长明显。妊娠 33 周时，因胎儿腹腔内囊肿增长较为迅速，囊内壁有乳头状突起，经肿瘤科会诊后，行胎儿腹腔囊肿穿刺。抽出黄色清亮液体 130 mL，排除恶性肿瘤。抽出囊肿内容液后，胎儿腹围基本正常，足月后顺利完成阴道

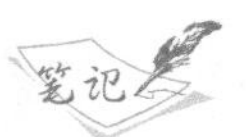

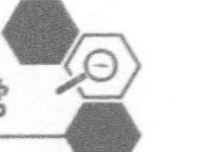

分娩，产后复查。

当发现胎儿囊肿时，首先应稳定孕妇情绪，遵循产前诊断流程进行排除性诊断。分娩方式以产科指征为准。

参考文献

1. DESA D J. Follicular ovarian cysts in stillbirths and neonates. Arch Dis Child，1975，50（1）：45-50.

2. BRYANT A E，LAUFER M R. Fetal ovarian cysts：incidence，diagnosis and management. J Reprod Med，2004，49（5）：329-337.

3. SAKALA E P，LEON Z A，ROUSE G A. Management of antenatally diagnosed fetal ovarian cysts. Obstet Gynecol Surv，1991，46（7）：407-414.

4. GIORLANDINO C，BILANCIONI E，BAGOLAN P，et al. Antenatal ultrasonographic diagnosis and management of fetal ovarian cysts. Int J Gynaecol Obstet，1994，44（1）：27-31.

5. SIEGEL M J. Pediatric gynecologic sonography. Radiology，1991，179（3）：593-600.

6. ARMENTANO G，DODERO P，NATTA A，et al. Fetal ovarian cysts：prenatal diagnosis and management. Report of two cases and review of literature. Clin Exp Obstet Gynecol，1998，25（3）：88-91.

7. TYRASKIS A，BAKALIS S，DAVID A L，et al. A systematic review and meta-analysis on fetal ovarian cysts：impact of size，appearance and prenatal aspiration. Prenat Diagn，2017，37（10）：951-958.

8. BEN-AMI I，KOGAN A，FUCHS N，et al. Long-term follow-up of children with ovarian cysts diagnosed prenatally. Prenat Diagn，2010，30（4）：342-347.

9. PERROTIN F，POTIN J，HADDAD G，et al. Fetal ovarian cysts：a report of

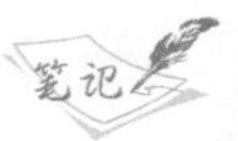

three cases managed by intrauterine aspiration. Ultrasound Obstet Gynecol，2000，16（7）：655-659.

10. LUZZATTO C，MIDRIO P，TOFFOLUTTI T，et al. Neonatal ovarian cysts：management and follow-up. Pediatr Surg Int，2000，16（1-2）：56-59.

11. BAGOLAN P，GIORLANDINO C，NAHOM A，et al. The management of fetal ovarian cysts. J Pediatr Surg，2002，37（1）：25-30.

12. TEIXEIRA J M，GLOVER V，FISK N M. Acute cerebral redistribution in response to invasive procedures in the human fetus. Am J Obstet Gynecol，1999，181（4）：1018-1025.

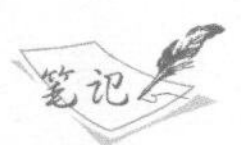

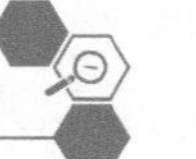

019　脐带真结节

病历摘要

孕妇，31 岁，孕 1 产 0，主因“停经 37^+ 周，自觉胎动消失 6 小时”入院。

孕妇平素月经规律，7/30 天，月经量中，无痛经，末次月经 2019 年 7 月 20 日，预产期 2020 年 4 月 27 日。患者于停经 42 天查尿 hCG 阳性，早期无阴道出血，孕 4 个月自觉胎动至今，根据孕早期 B 超，核对孕周无误。患者孕期平顺，孕期无创 DNA 低风险，孕早期 ANA（+），于协和医院复查无异常。孕中期 OGTT 4.11 mmol/L-6.90 mmol/L-7.91 mmol/L，孕期血压正常，妊娠 34 周常规查凝血功能未见异常，GBS（–）。入院时孕 37^+ 周，6^+ 小时前自觉胎动较往日频繁，未就诊。后未自觉胎动，遂就诊。否认腹痛、阴道出血及流液。查体：胎心未触及，子宫放松好，行超声检查未见胎心搏动，考虑胎死宫内可能。现急诊以“孕 1 产 0 孕 37^+ 周头位，胎死宫内”收入院。

体格检查：患者一般情况好，身高 169 cm，孕前体重 62 kg，BM 21.7 kg/cm^2，现体重 74 kg，孕期增重 12 kg，T 36.5℃，P 88 次 / 分，BP 120/70 mmHg，心脏听诊律齐、无杂音，肺部听诊呼吸音清、无异常，肝、脾肋下未触及，腹部膨隆，宫高 31 cm，腹围 101 cm，胎心未闻及，宫缩无，头位，先露浮，水肿无，估计胎儿大小 2800 g。

实验室检查：血常规：WBC 10.21 $\times 10^9$/L，HGB 131 g/L，

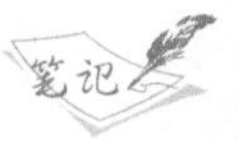

GR 82.8%，CRP 23.0 mg/L，PCT 0.19 ng/mL。TORCH：风疹病毒 IgG 2.10；CMV IgG 2.04；HSV IgG 3.72（均为阴性结果）。细小病毒：阴性。EB 病毒核抗原 IgG 2.17。EB 病毒壳抗原 IgG 5.18。易栓症三项：AT 72.0%、PS 44.6%、PC 80.0%。抗核抗体阴性。

影像学检查：2020 年 3 月 30 日 B 超：胎儿头位，双顶径 9.3 cm，头位 33.5 cm，腹围 32.3 cm，股骨 6.6 cm，羊水指数 11.6 cm，胎心、胎动可见，脐动脉（S/D） 2.13，搏动指数 0.77，阻力指数 0.53。胎盘位于前壁，胎儿颈部可见一“U”形压迹。胎儿脐静脉腹内段迂曲增宽，较宽处约 1.1 cm。提示：单活胎，头位，脐带绕颈可能（图 3-16）。

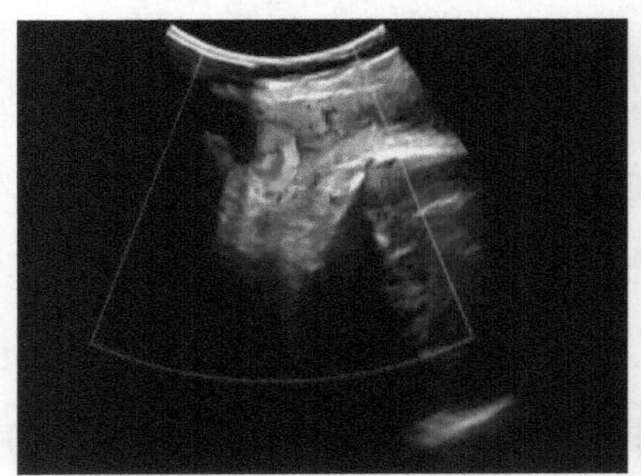
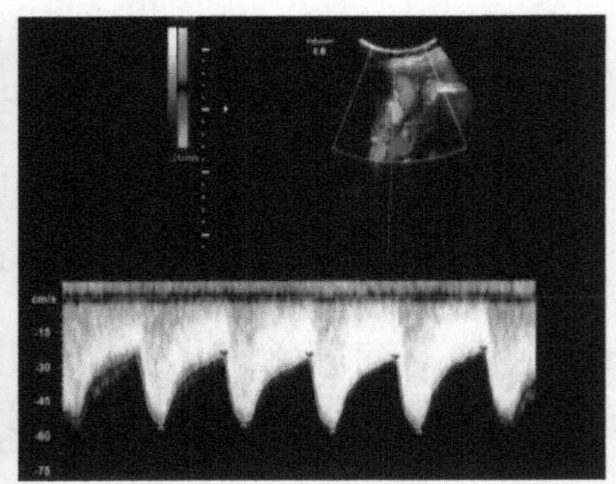

图 3-16　脐血流

妊娠结局

（1）胎死宫内：停经 37 周，因未觉胎动 6^{+} 小时就诊，无腹痛、阴道出血及流液。查体：胎心未触及，子宫放松好，超声检查未见胎心搏动，考虑胎死宫内。

（2）脐带真结节：产程中见：胎头娩出过程中，可见脐带绕颈 1 周（紧），分娩后见脐带真结节距离脐带根部约 23 cm，呈紫褐色（图 3-17）。

笔记

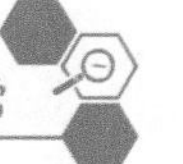

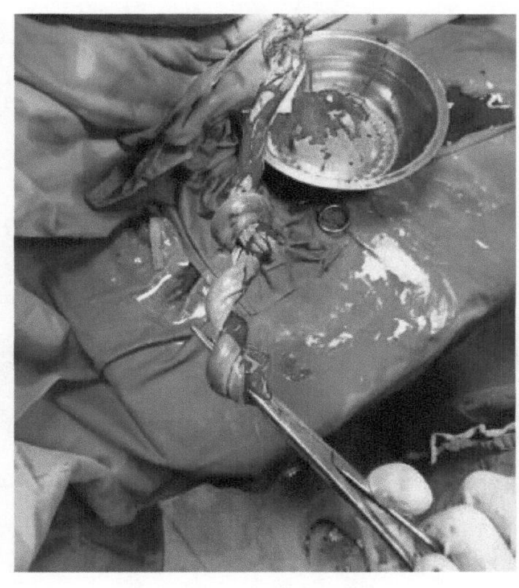

图 3-17　脐带真结节

病例分析

1. 死胎病因临床讨论

（1）急性宫内感染：急性宫内感染是各种原因，包括母体全身感染、生殖道感染诱发的宫内感染。临床表现伴有或不伴有母体发热，白带量多，有异味。实验室检查提示白细胞增多，中性粒细胞比例增多。正常妊娠时，白细胞总数虽然也会上升，但通常＜ 15×10^9/L。孕妇自觉胎动减少。超声提示：羊水量过多或正常，胎儿腹水或伴皮肤水肿。病毒感染以微小病毒 B19 常见，本病例病毒筛查未见异常，WBC 10.21 $\times10^9$/L，HGB 131 g/L，GR 82.8%，CRP 23.0 mg/L，PCT 0.19 ng/mL，孕妇体温正常，子宫无压痛，白带及羊水无异味不支持宫内感染导致的死胎。

（2）脐带真结节：脐带真结节的发生率为 1%，通常单个

发生且较松散。过紧或多发性脐带真结节和伴扭转的脐带真结节会增加宫内死亡的风险，产前识别脐带真结节很罕见并且有难度，超声的表现描述类似于四叶草，但这种图形无特异性而且也可见于脐带假结节或排列紧密的脐带环，另一个超声特征为悬挂的套索。该病例既往超声提示：胎儿颈部可见一“U”形压迹。胎儿脐静脉腹内段迂曲增宽，较宽处约 1.1 cm，分娩后发现脐带真结节，目前考虑脐带真结节为死胎的可能原因。

（3）母体慢性疾病：抗磷脂综合征、系统性红斑狼疮等疾病可引起胎盘微血栓形成，导致胎盘灌注不足，引起死胎。特别是抗磷脂综合征，是引起晚孕死胎的常见病因，且会重复出现。该患者入院化验抗磷脂综合征无异常，建议 12 周后复查。

（4）胎儿因素：胎儿染色体疾病，死胎的染色体异常检出率达 10%，因此建议分娩后送死胎组织染色体检测。

2. 诊疗策略

（1）完善胎死宫内的病因检查。

（2）引产后胎儿组织送微缺失、微重复检查。

（3）胎盘送病理，胎儿送尸检。

（4）胎儿娩出后了解脐带情况及脐带根部是否有血栓形成。

病例点评

死胎是指进入围产期的胎儿在娩出前死亡，WHO 将死胎规定为妊娠满 28 周，出生体重 ≥ 1 000 g。据统计，有研究表明 2015 年死胎的发生数量达到 260 万，2012—2014 年中国 441 家医疗机构对 400 万新生儿进行了统计分析，发现死胎发

笔记

生率为 0.8%。死胎病因多样，如随着孕妇 BMI 增加死胎风险增加，母体慢性疾病、血糖控制欠佳、胎盘灌注不足、胎儿生长受限、抗磷脂综合征、血栓形成影响胎盘灌注等，胎盘脐带因素如脐带缠绕、脐带真结节、脐带过度扭转、前置胎盘等；胎儿因素如胎儿畸形、染色体病等均可增加死胎风险。预防死胎一定做好宣教，胎动减少死胎风险增加 4%，且定期监测胎儿生长、脐血流、大脑中动脉血流情况尤其对于胎儿生长受限孕妇，预防死胎也要做好适时终止妊娠、权衡继续妊娠死胎风险和分娩死胎风险选择终止妊娠方式，该患者产程中在胎头娩出过程中，可见脐带绕颈 1 周（紧），脐带真结节位于咽部，分娩后见脐带真结节距离脐带根部约 23 cm，呈紫褐色，考虑死胎与脐带因素有关。

脐带是胎儿的生命线，脐带真结节是由脐带走行异常或脐带过长形成环套，胎儿活动穿越环套所致，是围产期胎儿宫内死亡的重要原因之一。文献报道发生率为 0.4% ～ 0.5%。虽然发病率不高，但往往引起不同程度的并发症，如胎儿生长受限、胎儿宫内窘迫等，如脐带打结处拉紧严重者可导致胎死宫内。由于超声仪器的技术条件所限，以及胎体遮挡和脐带本身走行的迂曲，产前超声对脐带打结的诊断率极低，3D 彩色多普勒高分辨仿真血流技术可立体、直观显示脐带形态结构及血流，有助于脐带真结节的确定诊断。

笔记

第四篇 胎儿泌尿生殖系统异常

020 泌尿直肠生殖膈畸形

病历摘要

孕妇，36 岁，孕 2 产 1，主因“停经 18^+ 周，发现胎儿畸形 1^+ 月”自外院转入。

孕妇平素月经规律，5/（28 ～ 29）天，月经量中，无痛经，末次月经 2018 年 8 月 26 日，预产期 2019 年 6 月 3 日。患者于 2018 年 9 月 12 日在北京某医院因原发不孕行 IVF-ET 术，移植冻胚 3 枚，成活 1 枚，移植后 14 天查血 hCG 阳性，予地屈孕酮及黄体酮阴道凝胶保胎治疗至孕 8 周，早孕期 B 超提示子宫肌层内可见低回声结节，最大约 1.6 cm × 1.1 cm，早

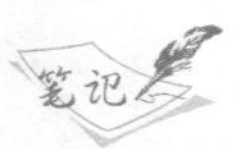

孕期无阴道出血，孕 4 个月自觉胎动至今，根据早孕期 B 超，核对孕周无误。外院 B 超：NT 2.1 mm，胎儿下腹部膀胱区可见一囊性无回声，大小约 1.2 cm × 1.2 cm × 1.1 cm，边界清，张力好，巨膀胱？未行产前诊断。孕 13 周于我院复查 B 超：胎儿膀胱可见，大小约 1.6 cm × 1.2 cm，其上方可见两个囊性回声，大小分别约 1.3 cm × 1.0 cm、1.4 cm × 0.8 cm。孕 16 周再次于我院复查 B 超（图 4-1）：胎儿结构显示不清，胎儿下腹部可见三个囊性回声，范围分别为 2.6 cm × 1.6 cm、1.9 cm × 1.3 cm、1.5 cm × 1.0 cm，NF 5.5 mm，羊水厚径 1.5 cm，胎儿下腹部多个囊性回声待查（待除外泌尿直肠生殖膈畸形），门诊收入院。

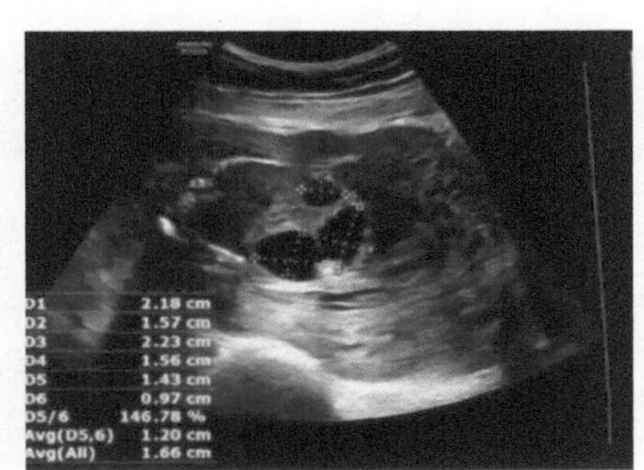

图 4-1 胎儿腹部超声

体格检查：患者一般情况好，T 36.5 ℃，P 80 次 / 分，BP 110/70 mmHg，心脏听诊律齐、无杂音，肺部听诊呼吸音清，肝、脾肋下未触及，宫高脐下一指，无宫缩，胎心 140 bpm。

主要诊断：孕 1 产 0 孕 18^+ 周；泌尿直肠生殖膈畸形；子宫肌瘤；IVF-ET 术后；羊水过少；高龄初产。

妊娠结局：入院后行羊水灌注 + 利凡诺羊膜腔内注射术，

术后3天未流产，予阴道放置卡孕栓引产，术后4天流产一男婴。

病例分析

1. 发病机制

尿直肠隔畸形序列征（urorectal septum malformation sequence，URSMS）是一种罕见的畸形组合，是严重的尿直肠隔和泌尿生殖器异常，女性多见。URSMS是指由于尿直肠隔移行、融合异常，以及泄殖腔膜发育异常所致的一系列畸形，包括会阴和肛门开口缺失，外阴性别不清楚，泌尿生殖器、结肠和腰骶骨等多种异常，1987年由Escobar等首次报道并命名为URSMS。以往URSMS又称为永存泄殖腔、泄殖腔发育不全、泄殖腔畸形，文献报道该病发病率占初生婴儿的1/250 000～1/50 000，Tennant报道部分型URSMS的发病率占初生婴儿的2.8/100 000。

URSMS确切的发病机制目前尚不清楚。胚胎学研究显示，胚胎发育第5～8周，尿直肠隔将泄殖腔分隔为前侧的尿生殖窦和后侧的原始直肠，如尿直肠隔不能分隔泄殖腔而永久性泄殖腔膜存在时可导致URSMS。有学者推测尿直肠隔不能适度分隔泄殖腔和（或）尿直肠隔不与泄殖腔膜融合可能与URSMS的发生有关，并可导致内、外生殖器分化诱导障碍。亦有研究显示中胚层尾端缺陷可能是URSMS发病的主要原因。外生殖器畸形是由早期外生殖器结构诱导障碍和（或）缺少形成相应结构的中胚层所致；内生殖器畸形则由永存泄

殖腔的阻扰或中胚层缺乏所致。此外，引起中胚层缺陷的基因突变和一些致畸剂（如黄曲霉素 A 和阿维 A 酯）也可能是 URSMS 发病的潜在原因。但有些研究学者并不认同致畸剂可导致 URSMS。

该病产前诊断往往比较困难。主要通过胎儿超声诊断、羊膜腔穿刺、MRI 等检查提示，精确的胎儿解剖结构检查有助于该病的诊断。文献报道可提示诊断的征象有羊水少、膀胱扩张、胎儿腹部囊性包块、肠管扩张、肠石症、肾积水、多囊性发育不良肾、外生殖器异常、腹水。确诊需依据尸检诊断。完全型 URSMS 缺乏会阴开口，膀胱发育正常时，表现为膀胱扩张，膀胱发育不良时可不出现膀胱，输尿管直接连接共同泄殖腔；因缺乏排泄开口，体内尿液不能排泄至羊膜腔，故伴发羊水少及肾积水。羊水减少进一步导致胎儿双肺发育不良及 Potter 面容。肠石症为尿液及胎粪混合形成的尿酸结石而成。

在正常的胎儿发育过程中，尿囊和后肠融合形成泄殖腔，经 4 ～ 6 周的发育，直肠隔膜下降，将尿囊从后肠分隔出来，如直肠隔膜不能下降，则会造成永久性泄殖腔。永久性泄殖腔婴儿出生时通常伴有腹部膨隆和会阴异常，出生后外阴仅有会阴开口，没有肛门或阴道口，外生殖器也不易分辨。

产前超声发现 URSMS 时，应重点检查泌尿系统、生殖系统、脊柱（尤其是骶尾）、脊髓圆锥末端位置、肛门等。因 40% 合并脊髓栓系，产后常需行脊柱 MRI 检查排除脊髓栓系。URSMS 常伴有继发性畸形，可伴有单侧或双侧的盆腔肿块，约 50% 的病例可能有阴道积水，部分有巨膀胱和输尿管积水性肾病，也可能伴有其他泌尿生殖器异常，包括肾盂积水和马蹄肾。

完全型 URSMS 预后极差，部分型 URSMS 预后相对较好，然而存活者新生儿期需行多次泌尿生殖器与肠道重建手术，手术效果取决于伴发畸形的严重程度。可通过结肠造口术、膀胱造口术、阴道造口术或手术重建进行治疗，合并双肾发育不良时预后差。完全型 URSMS 患者妊娠后再发该畸形的风险为 3% ～ 5%，部分型 URSMS 没有再发报道。因此，产前诊断对孕妇选择是否继续妊娠和指导孕妇产前咨询新生儿产后手术治疗有重要作用。

2. 诊疗策略

胎儿腹部囊性肿块是永久性泄殖腔最典型的产前诊断特征，常常是由阴道积水及相关的膀胱出口阻塞引起，如产前超声发现胎儿有盆腔肿块，应考虑到永久性泄殖腔，还应考虑到尿道闭锁、肛门闭锁、骶骨前脊膜突出、卵巢囊肿、双膀胱、合并子宫阴道积水的处女膜闭锁等。

只要怀疑胎儿有永久性泄殖腔，就应进行详细的超声检查，不仅包括详细的泌尿生殖器解剖结构检查，还应排除其他潜在的畸形，如先天性心脏病。由于在永久性泄殖腔中法洛四联症发病率较高，应该对该类胎儿进行胎儿超声心动图检查。为确定基因型，需进行羊膜腔穿刺。另外，在确诊永久性泄殖腔解剖结构方面，胎儿 MRI 检查具有一定的辅助作用。该类胎儿的孕妇夫妻需要进行详细的产前咨询，不仅需要解释畸形的复杂病因，也需要解释其相关预后，包括再建手术，应联合小儿外科医师、小儿泌尿科医师和遗传学家共同咨询，是非常有意义的。

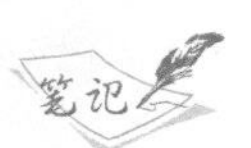

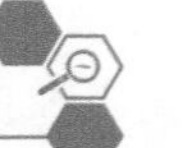

病例点评

尿直肠隔畸形序列征是严重的胎儿泌尿系统和消化系统畸形，由于其解剖特征，孕期超声早期发现难度很大。一旦发现异常，应转入产前诊断机构进行超声会诊，必要时应结合胎儿MRI进行明确诊断。诊断明确后，积极进行染色体相关检查，在排除染色体异常之后，多学科会诊，充分评估新生儿预后，并充分告知孕妇及家人令其知情选择。

参考文献

1. ESCOBAR L F，WEAVER D D，BIXLER D，et al. Urorectal septum malformation sequence. Report of six cases and embryological analysis. Am J Dis Child，1987，141（9）：1021-1024.
2. DEBUYS L R，CUMMINS H. Persistent cloaca and other anomalies in a female infant. Am J Dis Child，1931，41（4）：871-876.
3. BARTHOLOMEW T H，GONZALESET JR. Urologic management in cloacal dysgenesis. Urolog，1978，11（6）：549-557.
4. JARAMILLO D，LEBOWITZ R L，HENDREN W H. The cloacal malformation：radiologic findings and imaging recommendations. Radiology，1990，177（2）：441-448.
5. ESCOBAR L F，HEIMAN M，ZIMMER D，et al. Urorectal septum malformation sequence：prenatal progression，clinical report，and embryology review. Am J Med Genet A，2007，143A（22）：2722-2726.
6. ALLES A J，SULIK K K. A review of caudal dysgenesis and its pathogenesis as illustrated in an animal model. Birth Defects Orig Artic Ser，1993，29（1）：83-102.

7. NIEVELSTEIN R A，VAN DER WERFF J F，VERBEEK F J，et al. Normal and abnormal embryonic development of the anorectum in human embryos. Teratology，1998，57（2）：70-78.

8. WHEELER P G，WEAVER D D. Partial urorectal septum malformation sequence：a report of 25 cases. Am J Med Genet，2001，103（2）：99-105.

9. LUBUSKY M，PROCHAZKA M，DHAIFALAH I，et al. Fetal enterolithiasis：prenatal sonographic and MRI diagnosis in two cases of urorectal septum malformation（URSM）sequence. Prenat Diagn，2006，26（4）：345-349.

10. PADMANABHAN R，NARUSE I，SHIOTA K. Caudal dysgenesis in staged human embryos：Carnegie stages 16-23. Am J Med Genet，1999，87（2）：115-127.

11. KIMMEL S G，MO R，HUI C C，et al. New mouse models of congenital anorectal malformations. J Pediatr Surg，2000，35（2）：227-231.

12. JOMAUCH T，ALBERTINE K H. Urorectal septum malformation sequence：insights into pathogenesis. Anat Rec，2002，268（4）：405-410.

13. Dravis C，Yokoyama N，Chumley M J，et al. Bidirectional signaling mediated by ephrin-B2 and EphB2 controls urorectal development. Dev Biol，2004，271（2）：272-290.

14. WEI X，SULIK K K. Pathogenesis of caudal dysgenesis/sirenomelia induced by ochratoxin A in chick embryos. Teratology. 1996，53（6）：378-391.

15. ACHIRON R，FRYDMAN M，LIPITZ S，et al. Urorectal septum malformation sequence：prenatal sonographic diagnosis in two sets of discordant twins. Ultrasound Obstet Gynecol，2000，16（6）：571-574.

16. JAIN D，SHARMA M C，KULKARNI K K，et al. Urorectal septum malformation sequence：a report of seven cases. Congenit Anom（Kyoto），2008，48（4）：174-179.

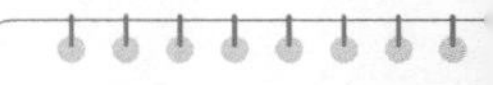

17. PATIL S J，PHADKE S R. Urorectal septum malformation sequence：ultrasound correlation with fetal examination. Indian J Pediatr，2006，73（4）：287-293.

18. MILLS P L，PERGAMENT E. Urorectal septal defects in a female and her offspring. Am J Med Genet，1997，70（3）：250-252.

021 胎儿巨膀胱

病历摘要

孕妇，34 岁，孕 2 产 1，主因“停经 38^+ 周，入院待产”收入病房。

孕妇平素月经规律，3/（30～60）天，月经量中，无痛经，末次月经 2018 年 6 月 1 日，预产期 2019 年 3 月 8 日。患者于停经 60^+ 天查尿 hCG 阳性，早期无阴道出血，孕 4^+ 月自觉胎动至今，根据孕早期 B 超，推算末次月经 2018 年 6 月 10 日，预产期 2019 年 3 月 17 日。孕妇于孕中期检查母外周血中胎儿游离 DNA，提示低风险。未查 OGTT，血压监测未见异常。孕 22^+ 周于居住地行胎儿超声，未见明显异常，孕 32^+ 周于当地医院检查提示胎儿膀胱增大，肠管增宽（未见报告），遂就诊我院行超声会诊，超声提示羊水指数 16.7 cm，胎儿膀胱增大（5.2 cm × 4.1 cm），胎儿小肠轻度扩张。建议查胎儿染色体。孕 36^+ 周于当地医院再次行超声检查，羊水最大深度 5.5 cm，膀胱大小 8.5 cm × 6.2 cm × 5.7 cm，部分肠管略扩张。

体格检查：患者一般情况好，身高 165 cm，孕前体重 64 kg，BMI 23.51 kg/m^2，现体重 76 kg，孕期增重 12 kg，T 36.5℃，P 88 次 / 分，BP 120/70 mmHg。心脏听诊律齐、无杂音，肺部听诊呼吸音清、无异常。肝、脾肋下未触及。腹部膨隆，宫高 33 cm，腹围 110 cm，胎心 140 bpm，宫缩无，头位，先露浮，水肿无，估计胎儿大小 3400 g。

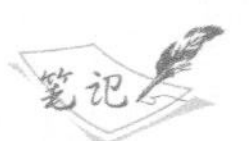

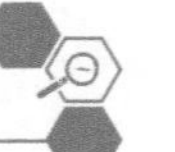

影像学检查：我院B超：胎儿膀胱增大，胎儿小肠轻度扩张，BPD 8.2 cm，FL 6.3 cm，AC 29.4 cm，AFI 16.7 cm，胎儿膀胱大小为5.2 cm × 4.1 cm，左下腹可见肠管回声增强，范围5.4 cm × 3.2 cm，似为小肠，肠管轻度扩张，宽约0.6 cm，周界较模糊，隐约可见左半结肠。双肾大小及形态未见明显异常。脐根部脐带多处过度扭曲。外院B超：胎儿膀胱增大，胎儿部分肠管略扩张。BPD 9.2 cm，FL 7.0 cm，AC 34.8 cm，AFI 5.5 cm，胎盘Ⅱ级。胎儿膀胱大小为8.5 cm × 6.2 cm × 5.7 cm，部分肠管略增宽，最宽约1.1 cm（图4-2）。

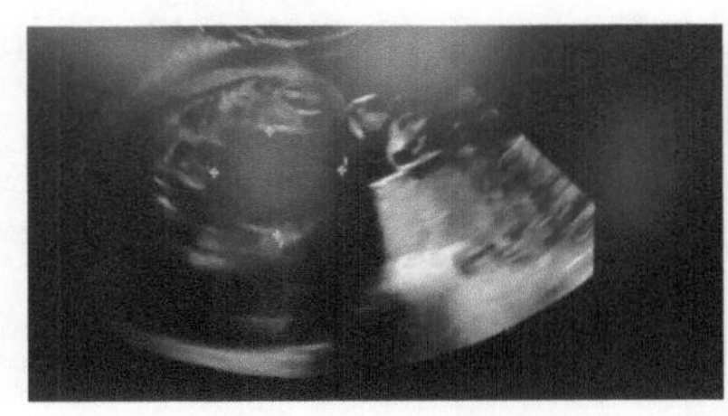
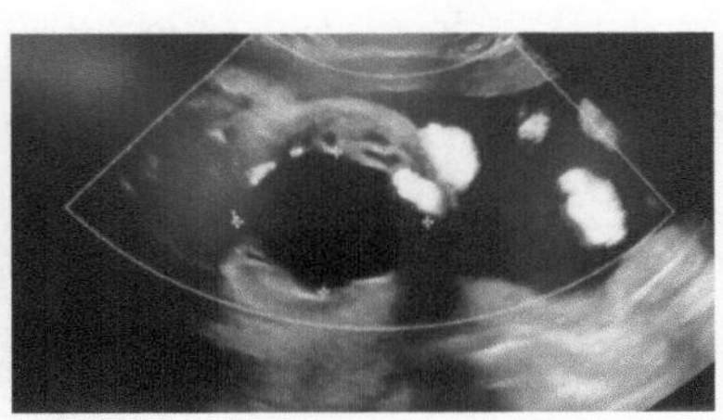

图4-2　胎儿膨隆的膀胱

实验室检查：血常规：WBC 11.03×10^9/L，HGB 115 g/L，GR 71.5%。

诊断：胎儿巨膀胱。

妊娠结局：孕38^+周剖宫产分娩一女婴，体重3595 g，Apgar评分1分钟、5分钟、10分钟均10分。

病例分析

1. 胎儿巨膀胱定义

胎儿巨膀胱大多由泌尿系统梗阻引起，少数由神经源性、遗传或染色体异常和先天性发育不良引起。其中梗阻性巨膀胱

的常见原因是尿道闭锁和后尿道瓣膜，常合并肾盂和输尿管扩张。

2. 诊断方法

（1）超声检查：胎儿巨膀胱的诊断主要依靠超声检查。孕早期正常膀胱的大小为 5 ～ 6 mm，正常胎儿膀胱每 1 ～ 1.5 小时排尿 1 次。如超声动态观察发现膀胱无缩小或持续增大（14 周前膀胱直径＞ 10 mm，15 ～ 39 周膀胱直径＞ 50 mm），则可诊断。此外，超声测量羊水量是检测胎儿泌尿系畸形的一个重要指标。妊娠 12 周已有排尿功能，此后 90% 的羊水由胎肾产生。要动态监测巨膀胱的改变及羊水量的改变，这些指标可能提示胎儿肾功能异常及预后不良。

（2）MRI 检查：MRI 可多方位成像，具有极高的软组织分辨力，在诊断胎儿各系统畸形，尤其是在羊水过少、妊娠晚期超声显示不清胎儿结构的情况下有独特优越性。胎儿巨膀胱在 MRI 表现为膀胱异常扩大，其内尿液充盈，肾脏正常或发育不良。

（3）胎儿尿生化检查："诊断性胎儿膀胱穿刺术"可获取胎儿尿进行生化检查。尿生化检查包括尿电解质（尿钠、氯、钙及氮）、尿渗透压和尿 β_2 微球蛋白。胎儿尿钠＞ 100 mmol/L，尿氯＞ 90 mmol/L，尿渗透压超出 80 ～ 140 mmol/L 的正常范围提示新生儿预后不良。

（4）胎儿血清学指标：同时测定胎儿血浆和尿的渗透压可估计肾小管的浓缩功能。胎儿血清 β_2 微球蛋白含量测定可作为预测肾功能的指标。胎儿血清 β_2 微球蛋白含量增高提示胎儿预后不良。

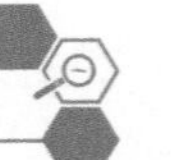

（5）基因检查：泌尿系畸形可以是染色体异常、基因突变的临床表现之一，对怀疑或确诊有泌尿系畸形的胎儿，应通过羊水或脐血穿刺所得标本进行染色体核型分析或基因诊断。染色体数目异常和染色体结构异常，均可能导致泌尿系畸形。部分病例的胎儿巨膀胱和染色体异常有关，尤其是21- 三体 18- 三体及 13- 三体综合征。在病因不能明确时，还可以进行相关疾病的基因测序，或有新的发现，对临床处理、妊娠选择及再生育指导有重要意义。

3. 治疗方法

膀胱 – 羊膜腔分流术（vesico-amniotic shunting procedure，VASP）是胎儿巨膀胱的重要宫内治疗手段之一。其主要目的是预防肺发育不全和肾功能障碍。目前 VASP 的疗效评价还需要进一步的大样本研究。

大多数胎儿巨膀胱是由后尿道瓣膜及尿道闭锁引起，伴进行性肾功能不全、羊水过少及由此而导致的肺发育不全和肾发育异常，大多预后不良且有较高死亡率，在妊娠中期即可大致诊断，因此大部分患者选择终止妊娠。少数病例为单纯巨膀胱而不合并其他畸形，可综合观察胎儿其他症状及尿液分析，若无其他异常，可动态观察，不除外自行缓解可能，也可在适宜的条件下行 VASP 及膀胱镜解除胎儿膀胱压力，提高围生儿的生存率。如因尿路梗阻引起巨膀胱但化验肾功能正常，可考虑使用尿路支架的方法解除梗阻，预后较好。

（1）对于排除了染色体异常的胎儿巨膀胱，可以进行膀胱 – 羊膜腔引流，以期预防肺发育不全和肾功能障碍并减少膀胱破裂风险。一旦发生膀胱破裂，可能会发生化学性腹膜炎、

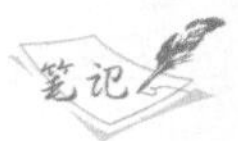

一过性高钾血症，严重时可能危及胎儿生存。膀胱压力过高还可导致尿液反流，诱发输尿管、肾盂扩张，如能进行宫内引流，有助于胎儿生长发育。

（2）胎儿巨膀胱伴或不伴羊水减少均有可能。如果羊水过少，应行羊膜腔灌注，保持一定羊水量，促进胎肺发育。但伴有羊水过少的巨膀胱胎儿，妊娠结局往往不良。膀胱－羊膜腔引流，是在超声引导下，将双猪尾管一端置入胎儿膀胱，另一端留置在羊膜腔，但在羊水过少的情况下较难操作成功（图 4-3）。

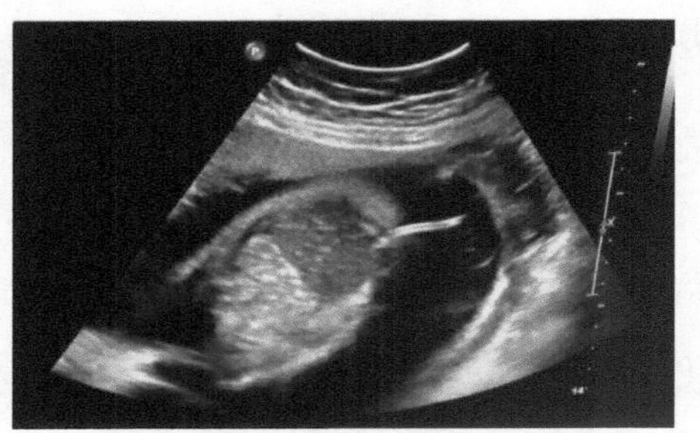

图 4-3　胎儿腹腔放置引流管

（3）确定是否继续妊娠：①如果已排除胎儿染色体异常、结构畸形，出现症状孕周较晚，手术治疗预后好，则应尽可能延长孕龄至新生儿可存活孕周；②早期发现、合并其他畸形、合并染色体异常等预后较差情况可考虑终止妊娠；③确定分娩方式。

分娩方式的选择，应依据产科情况决定。如果骨盆各径线没有异常、没有绝对头盆不称、没有胎儿窘迫的表现，可以阴道试产。临产后应与新生儿科、小儿外科联系，做好转诊和手术准备。

笔记

4. 预后情况

因尿道闭锁引起的完全性膀胱流出道梗阻最常发生于妊娠的前 5 个月，其羊水过少虽不明显，但仍为致命性畸形。羊水过少可能发生肺及肾的发育不良。

先天性后尿道狭窄和闭锁则表现为膀胱扩大、双肾盂肾盏扩张。其预后与胎儿性别、梗阻发现时的妊娠周数、羊水减少的程度、明确诊断时的孕周大小相关。

因后单纯尿道瓣膜所致的膀胱流出道梗阻多为部分性，约 1/3 出现肾衰，常在妊娠晚期发现。男胎由于后尿道瓣的存在更易发生，多散发，同代再发率低。后尿道瓣膜如在妊娠 24 周前诊断，胎儿出现肺发育不良和终末期肾功能不全的可能性大大增加，胎儿预后较差，围生期死亡的危险性可达 53%；如在 24 孕周后诊断，预后较好，出现不良结局的危险性仅 7%，且这类胎儿多可妊娠至足月，产前和产后均可行手术治疗，预后较好。

病例点评

胎儿巨膀胱的原因多样，也是胎儿染色体异常的软指标之一。常常在妊娠 12 周左右进行胎儿颈项透明层检测时发现。首先应该查胎儿染色体，排除胎儿染色体异常；如果染色体未见异常，则应定期观察膀胱变化。如果是男性胎儿后尿道瓣梗阻，超声下，膀胱常常呈现“钥匙孔”征。有关巨膀胱的预后，文献报道不同，部分医生认为，在排除胎儿染色体异常后，可继续妊娠，出生后进行后尿道瓣梗阻射频消融即可，也有一些

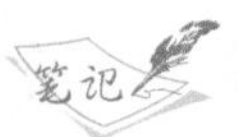

医生认为，不能排除神经源性尿潴留，出生后治疗效果不佳。

单纯梗阻性巨膀胱，可在宫内放置引流，将尿液引流至羊膜腔，出生后拔除引流管即可。如无条件放置引流，可在分娩前进行膀胱穿刺，减少分娩时膀胱受到挤压发生破裂的风险。分娩方式选择依据产科指征。分娩前应请新生儿和泌尿外科会诊，共同制订出生后诊疗方案。

参考文献

1. FIEVET L，FAURE A，COZE S，et al. Fetal megacystis：etiologies，management，and outcome according to the trimester. Urology，2014，84（1）：185-190.

2. ROBYR R，BENACHI A，DAIKHA-DAHMANE F，et al. Correlation between ultrasound and anatomical findings in fetuses with lower urinary tract obstruction in the first half of pregnancy. Ultrasound Obstet Gynecol，2005，25（5）：478-482.

3. LIAO A W，SEBIRE N J，GEERTS L，et al. Megacystis at 10-14 weeks of gestation：chromosomal defects and outcome according to bladder length. Ultrasound Obstet Gynecol，2003，21（4）：338-341.

4. SHE F，DONG S，YUAN B，et al. Diagnosis of fetal megacystis with chromosomal abnormality by 2D prenatal ultrasound：a case report. Medicine（Baltimore），2017，96（46）：e8589.

5. LAUTMANN K，STABOULIDOU I，SCHIPPERT C，et al. Feto-amniale Shunteinlage bei distaler fetaler obstruktiver Uropathie - eine Kasuistik. Z Geburtshilfe Neonatol，2007，211（6）：250-253.

6. CLIFTON M S，HARRISON M R，BALL R，et al. Fetoscopic transuterine release of posterior urethral valves：a new technique. Fetal Diagn Ther. 2008，23（2）：89-94.

7. SCHMIDT S，HOFMANN R，TEKESIN I，et al. Operative fetoscopical management of intrauterine obstructive uropathia by urethral stent. J Perinat Med，2003，31（4）：313-316.

8. LACHER M，STEHR M，SCHIESSL B，et al. Fetal urinary bladder rupture and urinary ascites secondary to posterior urethral valves. A case report. Eur J Pediatr Surg，2007，17（3）：217-220.

9. KLEPPE S，SCHMITT J，GEIPEL A，et al. Impact of prenatal urinomas in patients with posterior urethral valves and postnatal renal function. J Perinat Med，2006，34（5）：425-428.

10. FARRUGIA M K. Fetal bladder outlet obstruction：embryopathology，in utero intervention and outcome. J Pediatr Urol，2016，12（5）：296-303.

笔记

022 胎儿重复肾

病历摘要

孕妇，28 岁，孕 1 产 0，因“停经 39⁺ 周，要求入院待产”入院。

孕妇平素月经规律，3/28 天，月经量中，无痛经，末次月经 2017 年 9 月 20 日，预产期 2018 年 6 月 27 日。停经 37 天查尿 hCG 阳性，依据孕早期 B 超核对孕周无误。唐氏筛查低风险，孕 4 个月自觉胎动至今。孕 24⁺ 周超声示胎儿左侧重复肾可能（图 4-4，图 4-5），否认多囊肾家族史。孕期动态监测胎儿超声均提示左侧重复肾、右侧肾未见明显异常。告知患者胎儿预后，继续妊娠。现孕 39⁺ 周，要求住院待产，门诊以“孕 1 产 0 孕 39⁺ 周头位，胎儿左侧重复肾”收入院。

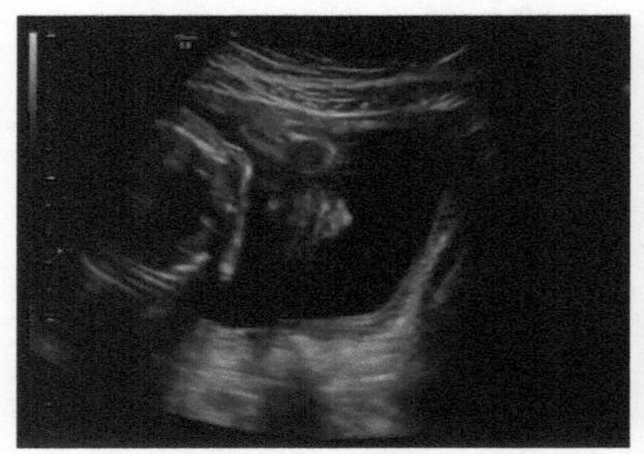

图 4-4 胎儿重复肾

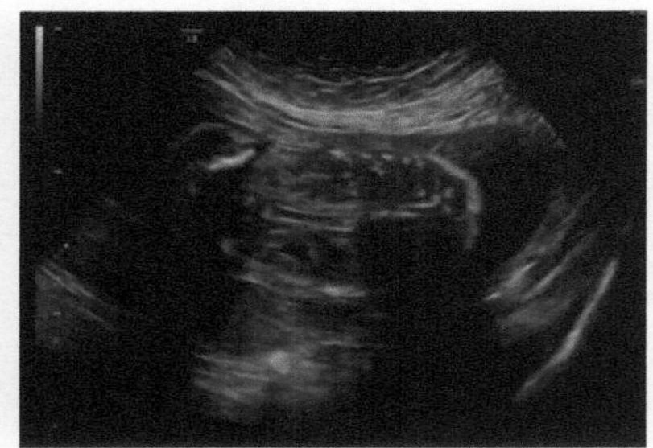

图 4-5 胎儿重复肾盂

体格检查：患者一般情况好，T 36.5℃，P 80 次 / 分，BP 119/57 mmHg，心脏听诊律齐、无杂音，肺部听诊呼吸音清、无异常，肝、脾肋下未触及，腹部膨隆，无水肿。

产检：宫高 33 cm，腹围 113 cm，胎心 150 bpm，宫缩无，

胎儿头位，先露浅定，估计胎儿大小 3700 g。

内诊检查：宫颈质软，宫颈未消，宫口未开，胎膜未破。骨盆出口横径 8 cm，余各径线在正常范围之内。

辅助检查

（1）超声（孕 24 周）：胎儿左肾可见两个肾盂回声，上极肾盂前后径宽约 0.6 cm，下极肾盂前后径宽约 0.3 cm。提示：胎儿左侧重复肾待除外。

（2）超声（孕 30 周）：BPD 8 cm，FL 6 cm，AC 28 cm，AFI 14.5 cm，胎儿左肾可见两个肾盂回声，近上极肾盂前后径宽约 1.8 cm，下极肾盂前后径宽约 0.7 cm。胎儿膀胱内见一囊腔，直径约 1.4 cm。提示：胎儿重复肾、肾盂增宽伴重复输尿管膀胱异位开口可能。

（3）超声（孕 37 周）：BPD 9.5 cm，FL 7.2 cm，AC 33.8 cm，AFI 17.3 cm，胎盘Ⅱ级，胎儿左肾大小约 6.53 cm × 2.5 cm，可见两个肾盂回声，上极肾盂前后径宽约 2.0 cm，上极肾盂延续输尿管迂曲增宽，内径约 0.9 cm，上极肾盂周围实质受压，较薄处约 1.6 mm，下极肾盂前后径宽约 0.6 cm。胎儿膀胱内见一囊性回声，范围约 0.9 cm × 0.7 cm。

（4）超声（孕 39 周）：羊水指数 17.6 cm，胎儿左肾大小约 7.1 cm × 3.4 cm × 4.1 cm，可见两个肾盂回声，上极肾盂前后径宽约 1.9 cm，周围实质受压，较薄处约 3.3 mm，上极肾盂延续输尿管增宽，较宽处约 1.3 cm，下极肾盂前后径宽约 0.9 cm，胎儿膀胱偏左后壁见一囊性回声，大小约 2.3 cm × 1.5 cm。

入院诊断：孕 1 产 0 孕 39^+ 周头位；胎儿左侧重复肾。

妊娠结局：因胎儿左侧肾实质受压，予以引产，但最终因

引产失败行剖宫产术终止妊娠，娩一男婴。

病例分析

一、重复肾和多囊肾区别

1. 重复肾

重复肾是一种较常见的先天性泌尿系统畸形，临床发病率约 0.8%，女性多于男性，单侧多见。重复肾为胚胎演化异常所致，一个肾脏有 2 个肾盂和 1 条分叉的输尿管（不完全性）或 2 条完全分开的输尿管（完全性），10% ～ 15% 的患者合并有输尿管异位开口、输尿管囊肿等其他泌尿系畸形。重复肾预后较好，一般不合并染色体畸形及其他形态的异常，临床上约 60% 重复肾是无症状的，不需要治疗。单纯性重复肾一般不建议引产，围生期重复肾依靠胎儿 B 超检查，应定期随访，当发现患侧肾脏积水明显、肾实质明显变薄、输尿管扩张严重时，应提示临床适时终止妊娠，以便产后及早治疗，保护患侧肾功能。

2. 多囊肾

多囊肾的种类较多，产前表现各不相同，遗传方式也明显不同，临床预后亦不一样，但其共同特点是肾脏出现覆有上皮细胞的囊肿。①婴儿型多囊肾：是一种常染色体隐性遗传病，发病率约 1/40 000，再发率为 25%，其特点是双侧肾脏对称性增大，肾实质内充满扩张的集合管，因大量的囊性结构造成丰富的界面反射，故超声显示肾实质回声增强。有些肾脏巨大，可占满整个腹腔，腹围明显增大，常合并羊水过少及膀胱不

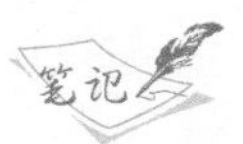

显示，此种多囊肾胎儿预后差，常出现死胎、死产，因此，产前诊断婴儿型多囊肾，应终止妊娠。②成人型多囊肾：是一种常染色体显性遗传病，发病率约1/1 000，再发率为50%，表现为肾实质回声增强，肾区内多个大小不等的囊肿，本病通常双侧肾脏受累，但可不对称，还可合并其他部位的囊性病变。羊水量一般正常，或略有减少，双侧多囊肾的病变程度可以有所不同，大多数病例在胎儿较大时才能诊断。检查夫妇双方肾脏时，常可发现双方之一肾囊肿，所以，夫妇双方之一肾囊肿是诊断胎儿成人型多囊肾的重要依据。此型多囊肾病变过程较慢，平均发病年龄在35岁左右，很少发生死胎，产前诊断本病时应进行详细遗传学咨询。产前做出诊断者在孕妇及家属知情同意的情况下可选择终止妊娠，继续妊娠者，产科处理无特殊。③多囊性发育不良肾：是一种先天性肾脏病变，无遗传性，以男性多见，可发生在一些综合征中，常为单侧发病，对侧肾脏多发育正常。因此，单侧多囊性发育不良肾，如果对侧肾脏发育正常，预后好，不影响生存；如果对侧肾脏异常，则预后取决于这个肾脏畸形的严重程度；双侧多囊性发育不良肾则预后不良，一旦产前诊断，应终止妊娠；此型合并其他畸形出现在一些综合征时，应结合其他畸形的因素决定终止妊娠与否。

二、诊疗策略

（1）超声筛查确定胎儿一侧重复肾，应排除胎儿其他结构畸形。

（2）建议产前诊断，排除肾相关染色体和基因疾病。

（3）单纯重复肾预后较好，一般不合并染色体畸形，但多

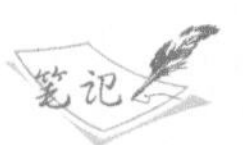

合并输尿管发育异常，不建议引产，孕期动态监测肾脏发育情况。出生后转泌尿外科诊治。

（4）孕期如发现患侧肾脏积水明显，肾实质明显变薄（小于2 mm），输尿管扩张严重，应提示临床适时终止妊娠，以便产后及早治疗，保护患侧肾功能。分娩方式视产科情况决定。

病例点评

重复肾是一种较常见的先天性泌尿系统畸形，单纯重复肾预后较好，一般不合并染色体畸形及其他形态的异常，临床上约60%重复肾无症状，不需要治疗，一般不建议引产。

本病例孕 24^+ 周超声筛查诊断胎儿左侧重复肾，孕妇及家属在知情同意情况下选择继续妊娠，孕期动态监测胎儿肾脏发育情况，右侧肾脏无异常。孕 39^+ 周超声提示胎儿左侧肾实质受压，予以引产，最终因引产失败行剖宫产术终止妊娠，娩一男婴，新生儿 Apgar 评分10分。新生儿产后24小时内自行排尿，肾脏超声提示：左侧重复肾伴上极肾盂积水，左肾上极输尿管全程扩张伴输尿管囊肿，右肾盂分离。新生儿目前无临床症状，产后随母离院，建议转泌尿外科继续随诊。

遗憾的是该病例超声发现胎儿重复肾后，并未进一步行介入性产前诊断。虽然单纯重复肾多不伴染色体异常，但当有胎儿结构异常时，应建议进行介入性产前诊断，以免有致病性基因（或包含致病基因片段改变）存在。

参考文献

1. XU X M，ZHOU Y Q，LUO G X，et al. The prevalence and spectrum of alpha and beta thalassaemia in Guangdong Province：implications for the future health burden and population screening. J Clin Pathol，2004，57（5）：517-522.
2. 徐亚芬，李秋玲，李岩玲，等 . 彩超诊断胎儿重复肾畸形的价值探讨 . 中国优生与遗传杂志，2017，25（5）：109，86，封 3.
3. STEIN-WEXLER R，JAIN K. Sonography of macrocysts in infantile polycystic kidney disease. J Ultrasound Med，2003，22（1）：105-107.
4. UL HAQUE A，MOATASIM A. Adult polycystic kidney disease：a disorder of connective tissue. Int J Clin Exp Pathol，2008，1（1）：84-90.
5. BOYER O，GAGNADOUX M F，GUEST G，et al. Prognosis of autosomal dominant polycystic kidney disease diagnosed in utero or at birth. Pediatr Nephrol，2007，22（3）：380-388.
6. 杨仁东，李振洲，古雯洁 . 彩色多普勒超声在胎儿多囊肾产前诊断中的应用 . 广东医学，2012，33（9）：1306-1308.

023 婴儿型多囊肾

病历摘要

孕妇，27 岁，孕 1 产 0，主因“停经 22$^+$ 周，发现无羊水、胎儿多囊肾”自外院转入。

孕妇平素月经规律，5/30 天，月经量中，无痛经，末次月经 2017 年 8 月 29 日，预产期 2018 年 6 月 6 日。患者于停经 30 天查尿 hCG 阳性，早孕期无阴道出血，孕 5 个月自觉胎动至今，根据早孕期 B 超，核对孕周无误。外院建档，定期产检。孕 7$^+$ 周曾出现感冒，口服中药治疗 1 周后好转，无发热。孕 12$^+$ 周查阴道白色念珠菌阳性，予硝呋太尔阴道上药 2 周，未复查。孕 17$^+$ 周唐氏筛查低风险，孕 22$^+$ 周外院 B 超提示：胎儿肠管回声增强，羊水过少。3 天前于外院复查 B 超，结果提示：胎儿双肾异常所见，婴儿型多囊肾待除外、无羊水。解放军总医院建议引产。患者现孕 22$^+$ 周，来我院复查超声（图 4-6）：BPD 5 cm，FL 3.9 cm，HC 20.3 cm，AC 18.3 cm，胎盘前壁，无羊水，胎儿膀胱无显示，胎儿左侧肾脏大小 3.0 cm × 1.6 cm × 1.8 cm，右侧肾脏大小 3.0 cm × 1.5 cm × 1.8 cm，双侧肾脏回声均增强，考虑为婴儿型多囊肾。孕妇及家属要求放弃妊娠，现为引产收入院。

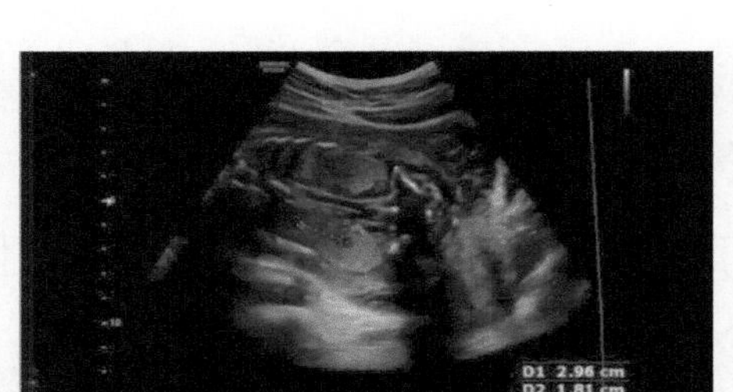

图 4-6　胎儿型多囊肾超声影像

体格检查：患者一般情况好，T 36.5℃，P 80 次 / 分，BP 110/71 mmHg，心脏听诊律齐、无杂音，肺部听诊呼吸音清，肝、脾肋下未触及，宫底平脐，无宫缩，胎心 140 bpm。

主要诊断：孕 1 产 0 孕 22^{+} 周、胎儿畸形：婴儿型多囊肾？

妊娠结局：入院后行脐血穿刺 + 羊水穿刺 + 利凡诺羊膜腔内注射术，术后 2 天流产一男婴。

病例分析

肾脏回声增强是指肾实质的反射率大于肝脏的反射率，胎儿肾脏超声增强可以是胎儿肾脏的一种正常变异，也可能是胎儿肾发育不良、染色体异常、成人型多囊肾、婴儿型多囊肾、Pearlman 综合征、巨细胞病毒感染等疾病的超声表现。因此，一旦超声检查提示胎儿肾回声增强，就应考虑是否存在有非整倍体、肾脏和肾功能异常、CMV 感染等情况，应考虑行羊膜腔穿刺，进行胎儿染色体等遗传学检查、TORCH 感染检查，以及胎儿 MRI 检查，以充分评估胎儿泌尿生殖道发育和肾实质状况。

肾脏回声增强的鉴别诊断包括：①肾脏囊性疾病：成人型

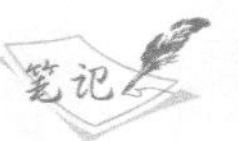

多囊肾、婴儿型多囊肾、多囊性肾脏发育不良；②肾脏肿瘤：胎儿间叶性错构瘤、肾母细胞瘤；③感染因素：巨细胞病毒感染、白色念珠菌感染；④染色体异常：21- 三体、13- 三体、10- 三体等；⑤特发性回声的肾。

1. 遗传性多囊肾

遗传性多囊肾（polycystic kidney disease，PKD）是一种双肾广泛受损的遗传性疾病。多囊肾经常合并其他内脏病变，尤其是肝脏病变。肾囊肿的定义是有完整的囊或位于肾单位上皮细胞出现大于 200 μm 的扩张。多囊肾指含有 3 个或 3 个以上的囊。遗传性多囊肾主要包括婴儿型多囊肾（隐性遗传 PKD）和成人型多囊肾（常染色体显性遗传 PKD），常染色体显性遗传性多囊肾（autosomal dominant polycystic kidney disease，ADPKD）是常见疾病，通常没有临床症状。

PKD 以肾囊肿的扩大、间质纤维化、逐渐丧失正常的肾组织并且出现肾功能逐渐减退为特征。临床表现常合并羊水过少，以及其继发的胎儿肺发育不全，这些是多囊肾围生期死亡的主要原因。孕期不伴有其他畸形，单纯双肾对称性、多囊性扩大及羊水过少，极可能是 ARPKD 或 ADPKD。

（1）常染色体隐性遗传性多囊肾病（autosomal recessive polycystic kidney disease，ARPKD），即婴儿型多囊肾，是以双侧肾脏回声增强为特点。为多囊肾少见类型，没有常染色体显性遗传性多囊肾（即成年型）多见，其父母几乎都无多囊肾病史。婴儿型多囊肾常于出生后不久死亡，只有极少数为较轻类型，可存活至儿童时代甚至成人。出生存活的 ARPKD 常表现为新生儿期呼吸窘迫或幼年早期的肾功能不全，临床上为双

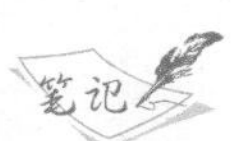

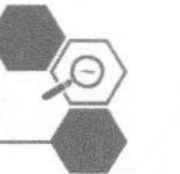

肾一致的对称性病变，同时往往累及整个门脉系统及肝脏间质性纤维化。发病率为1/20 000活产儿，积极新生儿管理可使ARPKD新生儿1年存活率达到82%～85%。

婴儿型多囊肾从发病情况来看，男性患者较女性患者多，比例约为2∶1，不仅有肾脏表现也有肾外表现，临床上以不同程度的肾集合管扩张、肝胆管扩张和畸形，以及肝纤维化为主要特点。依据发病年龄的不同，婴儿型多囊肾分为四种类型：①围产期型。该类型的婴儿型多囊肾患儿呈现90%集合管受累，此期肾脏病变严重，一般于围产期死亡。②新生儿型。60%集合管受累，数月内即死亡，该类型患儿呈现眼距宽、缩额、扁鼻、低位大耳的Potter面容。③婴儿型。20%集合管受累，儿童期会因肾衰竭死亡，是婴儿型多囊肾的类型之一。④少年型。集合管受累小于10%，13岁后出现症状，肾内病变较轻，肾衰竭较少见，但死亡多为门静脉周围严重纤维增生、门脉高压所致。

（2）ADPKD，即成人型多囊肾，是人类最常见的、符合孟德尔遗传规律的显性遗传病。主要表现为高渗透肾病变，主要在40～50岁发病，但也可以在任何时期发病。其肾皮质、髓质有多个大小不一的囊肿形成，囊肿间可能是正常的肾组织。双肾无症状的逐步增大可引起肾功能逐步下降。约一半的患者会在30～50岁出现高血压或者尿毒症。成人型多囊肾目前被认为可累及多个系统，临床上可见肝囊肿、胰囊肿及颅内动脉瘤。

成人型多囊肾85%为16号染色体上的PKD1出现突变，10%为4号染色体上的PKD2出现突变。从产前诊断和新生儿

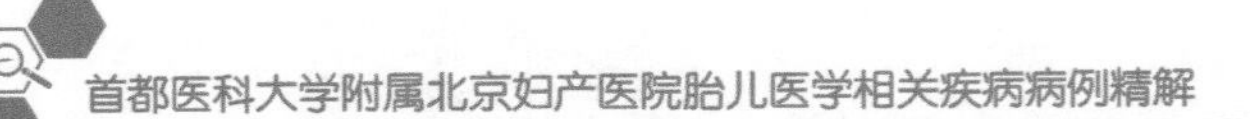

期发病角度来看，成人型多囊肾比较罕见。评估 ADPKD 需参考双亲的肾脏超声。

肾囊肿相关的疾病包括：①染色体异常：唐氏综合征、8-三体嵌合体、13-三体、18-三体、Turner 综合征；②单基因突变：结节性硬化症、视网膜色素变性肥胖综合征、Meckel-Gruber 综合征。PKD 的鉴别诊断包括：Bardet-Biedl 综合征、Meckel-Gruber 综合征、Ivemark 综合征、Jarcho-Levin 综合征。

2. 先天性多囊性肾脏发育不良

先天性多囊性肾脏发育不良（multicystic dysplastic kidney，MCDK）是引起新生儿腹部肿块的第二大常见疾病，往往伴随着输尿管闭锁、正常肾实质缺如，被多个大的互不相通的肾囊肿替代的严重肾脏畸形。MCDK 由于肾脏体积巨大，且伴有多发囊肿，容易在产前明确诊断。MCDK 一般表现为单侧，在几乎一半的单发 MCDK 的病例中，伴随着对侧肾脏的发育畸形，对侧肾脏的畸形程度影响着胎儿的预后。

MCDK 超声下表现主要是脊柱旁的囊性肿物，其囊肿通常大小不一，互相之间无连通，缺乏正常的肾窦和肾实质回声。与 UPI 梗阻、成人型或婴儿型多囊肾、13- 三体综合征和 Meckel-Gruber 综合征需要进行鉴别。如超声提示肾实质的囊肿与肾盂相连提示 UPI 梗阻。在成人型多囊肾中，其囊肿分布无规律，而 MCDK 的囊肿沿着外周分布。相对于 MCDK，婴儿型多囊肾的肾脏往往非常大，回声增强，且囊肿不易分辨。对于 13- 三体综合征，肾脏回声增强，并且小的囊肿均匀分布于肾实质内。

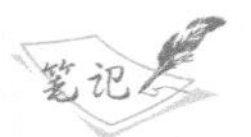

3. 诊疗策略

（1）当超声发现胎儿存在多发囊性表现时，首先要明确的是单侧还是双侧，胎儿双侧肾脏同时出现肾囊肿更有可能是ARPKD，但是，孕期无法通过超声区别ADPKD和ARPKD。另外，胎儿肾脏囊性病变的确定需要明确其家族史，由于普通人群的ADPKD发病率高，建议父母双方行肾脏超声检查。但是，由于产前诊断人群中ARPKD的高患病率，如果一个胎儿出现双肾增大及回声增强，即使其父母肾脏超声正常，仍极有可能是ARPKD，MRI有助于胎儿多囊肾的诊断，可提示双肾增强信号、羊水过少及小膀胱等表现。

（2）由于超声很难鉴别ADPKD和ARPKD，因此，胎儿期的双侧多囊肾必须进行染色体和基因检查。ARPKD是单基因突变引起的，由*PKHD1*基因突变引起，该基因位于6号染色体短臂2区1带。ADPKD是异质性遗传，大多数ADPKD是由*PKD1*或*PKD2*基因突变引起。ADPKD-1定位于16号染色体短臂1区3带3亚带，85%的病例是该基因异常；ADPKD-2定位于4号染色体长臂1区3带及长臂2区3带。

（3）对于家族已知存在的明确的突变基因，可在早孕期进行绒毛穿刺检查明确诊断。并且，可以进行胚胎植入前的遗传学诊断。

病例点评

本病例孕中期超声提示胎儿肾脏回声增强，首先进行明确诊断。我院复查超声提示：无羊水，胎儿膀胱无显示，

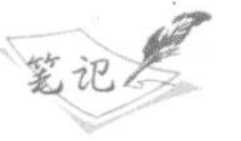

胎儿左侧肾脏大小 3.0 cm × 1.6 cm × 1.8 cm，右侧肾脏大小 3.0 cm × 1.5 cm × 1.8 cm，双侧肾脏回声均增强，考虑为婴儿型多囊肾。

产前超声提示胎儿双肾多囊改变，无羊水，考虑为遗传性多囊性肾病可能。经产前咨询和会诊，孕妇夫妻均无多囊肾表现及相关家族史，但是单纯超声检查无法区别婴儿型多囊肾和成人型多囊肾，结合临床病情考虑为婴儿型多囊肾可能性大，可考虑行基因检测明确诊断。另外，应考虑感染因素，该病例入院后完善了 TORCH 等感染相关因素检查。

对怀疑有 ADPKD 的胎儿，孕妇夫妻需要向儿科肾病学专科医师进行咨询，了解可能的相关预后，并和新生儿科医生就分娩时新生儿的复苏问题进行讨论。向患者及家属详细交代该病病情和相关预后情况，结合孕周和临床表现，商议后决定放弃妊娠。

参考文献

1. DAVIES F，COLES G A，HARPER P S，et al. Polycystic kidney disease re-evaluated：a population-based study. Q J Med，1991，79（290）：477-485.
2. GABOW P A. Autosomal dominant polycystic kidney disease. N Engl J Med，1993，329（5）：332-342.
3. LEVY M，FEINGOLD J. Estimating prevalence in single-gene kidney diseases progressing to renal failure. Kidney Int，2000，58（3）：925-943.

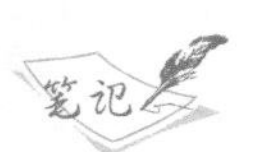

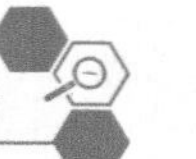

024 多发畸形

病历摘要

孕妇，39岁，孕3产0，孕26周，因“胎儿多发畸形”入院。

孕妇平素月经规律，既往自然妊娠2次，均在早孕期停育，流产物未见染色体异常。夫妻双方染色体检查未见异常。已排除自身免疫性疾病。本次妊娠为IVF-ET，妊娠早期曾有少量阴道无痛性出血，经补充孕酮后血止。否认上呼吸道感染和致畸物质接触史。妊娠12周胎儿NT 1.2 mm。因孕妇年龄大于35岁，有两次自然流产史，建议进行介入性产前诊断。孕妇与家人商议后，考虑到胎儿宝贵，拒绝介入性产前诊断。在充分了解母外周血中胎儿游离DNA测序筛查（NIPT）的局限性情况下，选择了NIPT。NIPT筛查结果为低风险。孕期OGTT未见异常。妊娠22周系统排畸超声提示：胎儿颜面部、颈后软组织增厚，胎儿膀胱增大，尿道不全梗阻？（右肾积水，左侧多囊性肾脏发育不良？双侧输尿管扩张，膀胱增大、阴茎积液）、胎儿骶尾部发育异常、脐带囊肿。经产前诊断中心超声会诊：胎儿脊柱、椎弓排列不齐，胎儿右肾梗阻性、多囊性肾发育不良、左肾积水、双侧输尿管扩张、巨膀胱、胎儿永存左上腔静脉合并冠状静脉窦扩张、右侧足内翻、球拍状胎盘、脐带囊肿（图4-7）。经介入性产前诊断，胎儿染色体核型和微重复、微缺失均未见异常。经多学科会诊，讨论意见为：多发异常，虽然染色体核型及CNVs未见异常，但新生儿远期

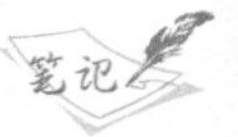

预后不良，出生后需进一步检查明确诊断，接受手术治疗的可能性大。

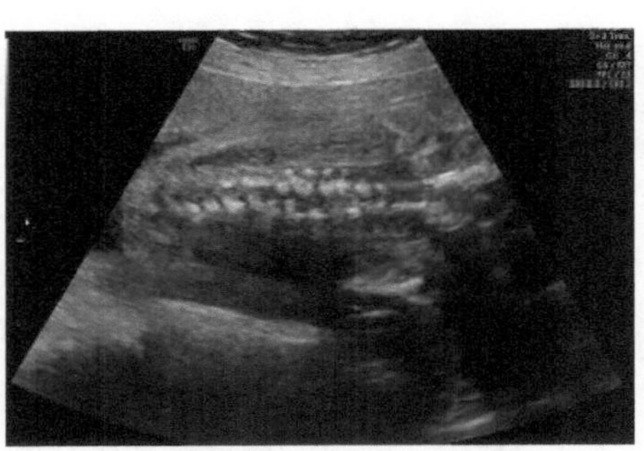

图 4-7　超声检查（胎儿脊柱排列不齐）

妊娠结局：入院后，孕妇与家人商议后，决定终止妊娠，签署知情同意书，接受引产。

尸检：流产儿为男性，外观异常，肛门闭锁（图 4-8）。

实验室检查：TORCH（–）。染色体核型 46，XY。CNVs 未见异常。全外显子检测见图 4-9。

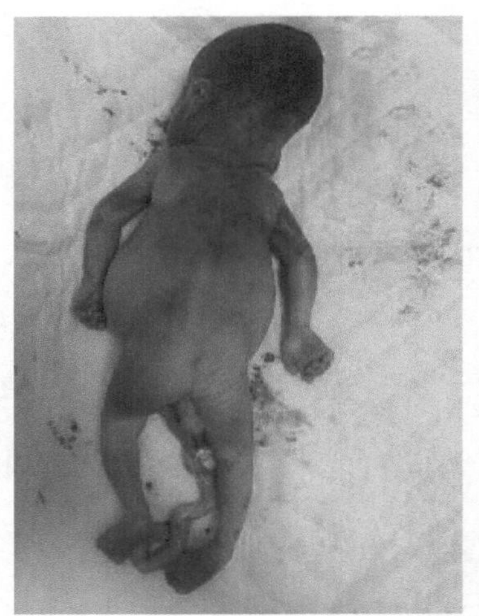

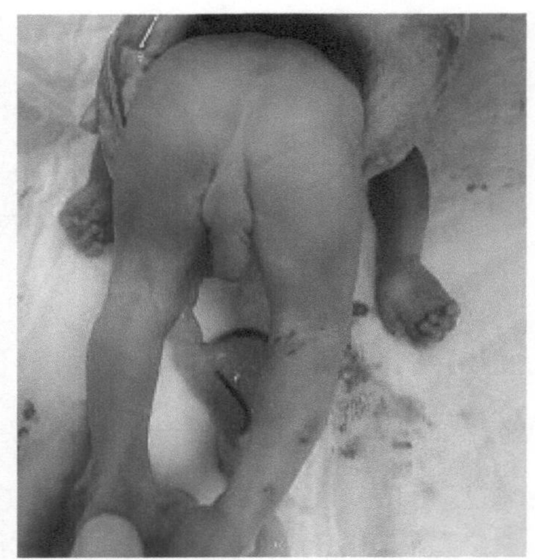

图 4-8　流产儿外观异常（肛门闭锁）

笔记

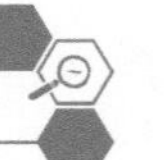

检测结论

主要检测结果为：

在脊椎、心脏、肾脏和四肢缺陷综合征 1 型相关的 *HAAO* 基因上检出与受检者表型部分相关的 1 个疑似致病变异。

次要检测结果为：

在眼耳挠骨综合征 /Duane 桡侧列综合征相关的 *SALL4* 基因上检出与受检者表型部分相关的 1 个意义未明变异。

本次检测，经高通量数据信息分析，未检出与先证者表型相关的 1M 以上致病染色体 CNV 变异和 5M 以上的 LOH 变异。基于高通量全外的 CNV 和 LOH 检测不属于全外的常规检测范围，如需更精准的染色体 CNV 和 LOH 结果，建议送检相关染色体检测。

图 4-9　全外显子检测结果

病例分析

1. 高龄孕妇与产前诊断

当孕妇年龄达到或超过 35 岁时，自然流产发生率升高，胎儿染色体异常和胎儿结构畸形的发生率增加。因此孕妇年龄是介入性产前诊断指征之一。另外，对于高龄孕妇来说，不仅仅是胎儿染色体异常风险增加，胎儿结构异常的可能性也高于 35 岁以下孕妇群体。与单纯高龄孕妇群体相比，高龄合并超声异常者，胎儿染色体异常的发生率更高。低龄无指征组与单纯高龄组孕妇的胎儿非整倍体发生率见图 4-10。

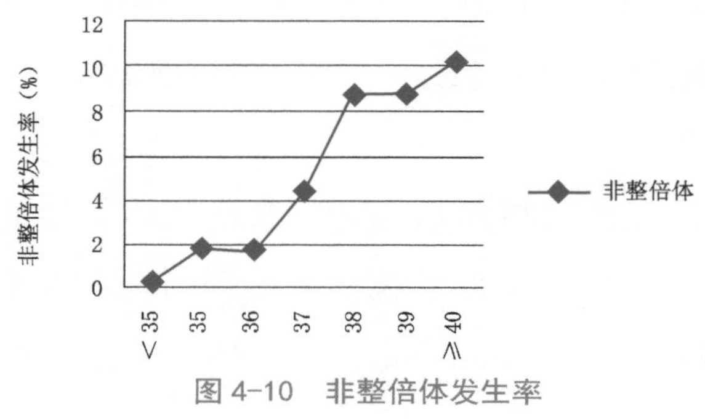

图 4-10　非整倍体发生率

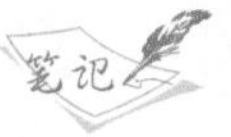

2. 胎儿巨膀胱

巨膀胱是指妊娠 14 周以内胎儿膀胱直径＞ 7 mm，14 周以上膀胱直径＞ 15 mm。巨膀胱的原因可以分为梗阻性和非梗阻性。非梗阻性巨膀胱的原因可能是：①胎儿染色体异常，特别是 18- 三体，常常表现出巨膀胱。②神经源性巨膀胱，这是因为膀胱壁缺乏神经节细胞，膀胱收缩功能减弱或缺失，常常伴有肾积水。还有一种功能性巨膀胱，称为巨膀胱 – 小结肠 – 肠蠕动迟缓综合征，较为少见。③胎儿梅干腹综合征：腹壁肌肉发育不良，呈梅干样表现，伴有巨膀胱和双侧隐睾。梗阻性巨膀胱，主要见于胎儿后尿道梗阻。可以表现为尿路闭锁、尿路狭窄。由于胎儿不能排尿或排尿过少，在妊娠中晚期发生羊水过少，影响胎儿肺发育。后尿道瓣梗阻多见于男婴，发病率 1/8000 ～ 1/5000。超声图像呈现“钥匙孔”样表现。

3. 多囊肾

多囊肾根据遗传规律分为常染色体显性遗传和常染色体隐性遗传。常染色体显性遗传为代代遗传。常染色体隐性遗传性（婴儿型）多囊肾，发病于婴儿期，临床较罕见，预后差；常染色体显性遗传性（成年型）多囊肾，常于青中年时期被发现，也可以在任何年龄发病。有多个多囊肾的致病基因存在，包括 *PKDH1*、*CC2D2A*、*PKD1*、*TMEM67*、*NPHP3* 等，都是通过蛋白表达纤毛功能异常，导致细胞周期和增生异常，从而形成囊肿。

常染色体显性遗传病是一种以常染色体显性遗传方式遗传的疾病，是一种累及多系统、多脏器的全身性疾病。在活产婴儿中发病率为 1/1000 ～ 1/500，约 8% 的透析或接受肾

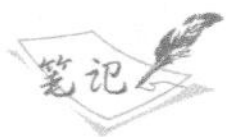

移植的患者患有 ADPKD。目前的研究发现，ADPKD 的遗传学基础是由 *PKD1*、*PKD2* 或 *PKD3* 蛋白编码的多囊蛋白 1 或多囊蛋白 2 的突变。其中，*PKD1* 基因位于 16 号染色体的短臂（16p13.3），引起约 85% 的 ADPKD 病例；*PKD2* 基因位于 4 号染色体的长臂（4q21），5% ～ 15% 的病例与其相关；而 *PKD3* 基因目前尚未得到准确的定位，则与剩余的相对小部分的 ADPKD 有关。对于多囊肾目前没有有效的治疗方法，如果出现影响生活质量的临床症状，或患侧肾脏失去功能，则考虑肾切除。

常染色体隐性遗传多囊肾（autosomal reces-sive polycystic kidney disease，ARPKD）的影像学检查常常见到双侧肾脏体积明显增大，肾脏轮廓正常，包膜光整，髓质内可见囊泡或弥漫性回声增强。ARPKD 是基因 6p21.1 异常引起的遗传病，常由不同程度的双侧肾远曲小管和集合管囊状扩张致双肾体积增大和布满双肾多发皮髓质微小囊肿形成，多数至妊娠 20 周时肾脏仍正常，常在妊娠 24 周以后影像改变明显。如果双肾回声弥漫性增强，并伴有羊水过少，应进一步检查排除 ARPKD 的可能。

胎儿脐带是由羊膜包裹退化的卵黄囊和尿生殖膜的突起形成，在发育过程中组织退化不完善等均会导致脐带病变。脐带囊肿也可发生于脐带形成后的任何时期，根据组织来源不同分为真性囊肿和假性囊肿两类。真性囊肿是胚胎原始结构的残留，如脐肠系膜管或尿囊管残迹形成的囊肿；假性囊肿是包绕脐带的华通胶局部水肿或蜕变形成的囊腔内黏液，较真性囊肿更常见。孕中晚期的假性脐带囊肿，可能是由脐血管压力升

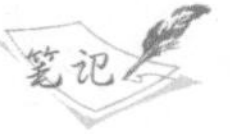

高、华通胶液体积聚而形成，也可能是由于编码细胞外基质的某些成分在基因水平的改变，导致脐带华通胶液体积聚而形成，脐带囊肿可能合并胎儿其他结构畸形，常见的是心血管和神经系统畸形。文献报道，约有 20% 脐带囊肿的胎儿合并染色体异常。与单纯脐带囊肿相比较，合并其他畸形者染色体异常发生率较高。当超声提示脐带囊肿时，应仔细检查是否伴发其他异常，并结合产前筛查结果，综合判断是否进行介入性产前诊断（图 4-11）。

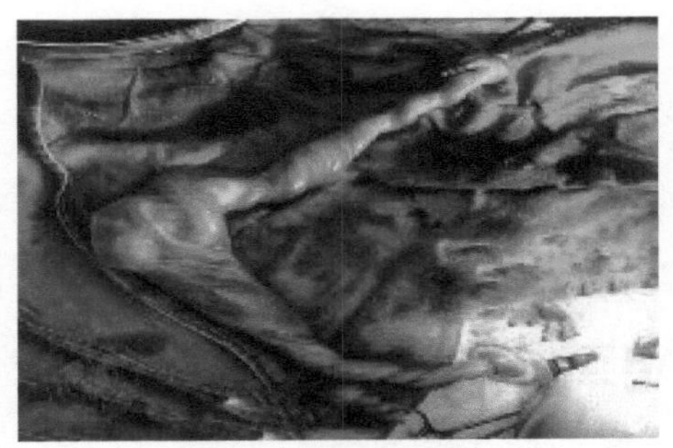

图 4-11 脐带囊肿

[图片来源：张铁娟，玄英华，岳嵩，等. 产前 3D 彩色多普勒超声在脐带真结节评估中的应用价值. 中华医学超声杂志（电子版），2020，17（6）：518-522.]

病例点评

本病例为高龄孕妇，有两次胎停育史，本次妊娠为辅助生殖助孕成功。NIPT 低风险，NT 测量在正常范围，但妊娠中期超声提示多发结构异常。孕妇年龄、既往妊娠史、超声软指标均为胎儿染色体异常高风险因素，应进行介入性产前诊断。孕妇接受介入性产前诊断后（因客观原因未行核型分析），FISH（第 13、18、21 号染色体，以及性染色体）、CNVs 未见异常。

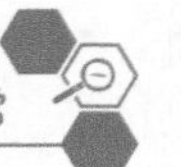

考虑到多发畸形，经多学科会诊后，告知胎儿预后风险，孕妇和家人选择终止妊娠。分娩后，证实多发畸形存在。流产后进一步行全外显子测序，依然未发现致病基因存在，这说明了先天畸形原因的复杂性。

参考文献

1. 夏蓓，刘之英，刘洪倩，等 . 5622 例高龄孕妇妊娠中期羊水细胞遗传学分析 . 中华医学遗传学杂志，2017，34（3）：454-455.
2. 王云帆，王彦林，高佳琪，等 . 新筛查模式下高龄孕妇产前诊断指征的再评价 . 中华医学遗传学杂志，2020，37（10）：1057-1060.
3. 周红辉，游艳琴，卢彦平，等 . 多次妊娠多囊肾胎儿患者的基因学病因研究和再生育指导 . 中国医药，2020，15（1）：121-125.
4. 朱雨露，徐岚 . 胎儿常染色体显性遗传性多囊肾病的研究进展 . 中国产前诊断杂志（电子版），2020，12（1）：55-59.
5. 董素贞，朱铭，钟玉敏 . 常染色体隐性遗传性多囊肾病胎儿的 MRI 表现 . 中华放射学杂志，2014，48（12）：973-976.
6. 张铁娟，玄英华，岳嵩，等 . 产前 3D 彩色多普勒超声在脐带真结节评估中的应用价值 . 中华医学超声杂志（电子版），2020，17（6）：518-522.
7. 郭婧，荆俊鹏，卓玮园，等 . 胎儿脐带囊肿的产前超声诊断及其染色体核型分析 . 广西医学，2018，40（13）：1493-1495.
8. ZANGEN R，BOLDES R，YAFFE H，et al. Umbilical cord cysts in the second and third trimesters：significance and prenatal approach. Ultrasound Obstet Gynecol，2010，36（3）：296-301.

第五篇
胎儿骨骼、肢体异常

025 脊椎成角畸形

病历摘要

孕妇，38岁，孕5产1，因“停经39^+周，不规律腹紧半天”入院。

孕妇平素月经规律，5/23天，月经量中，无痛经，末次月经2017年9月29日，预产期2018年7月6日。患者于停经30天查尿hCG阳性，孕4^+月自觉胎动至今，根据孕早期B超，核对孕周无误。孕期无阴道出血，否认有毒有害物质接触史、发热病史及特殊药物使用史。孕13^+周当地医院超声提示胎儿头呈持续后仰位，不除外先天发育异常。孕18周当地

医院复查超声仍提示胎儿头呈持续后仰位，不除外先天发育异常。转至产前诊断中心，超声提示：胎儿颈椎椎体突向前方，胎头枕部后曲，考虑胎儿颈椎前凸（胎儿肢体屈曲症？）。孕 22^+ 周产前诊断中心胎儿 MRI 提示：胎头后仰并左侧屈，颈椎明显前弓。羊水细胞染色体分析及微缺失、微重复检查结果均未见异常。患者及家属要求继续妊娠。孕期血糖、血压未见异常。妊娠 39^+ 周，不规律宫缩半天，无阴道出血及流液，胎动如常，入院待产。门诊以“孕 5 产 1 孕 39^+ 周头位先兆临产、胎儿屈曲症?”收入院。

孕产史：流产 3 次，2006 年自然分娩一健康男婴。

体格检查：患者一般情况好，身高 167 cm，孕前体重 50 kg，孕期体重增长 20 kg，T 36.5℃，P 80 次 / 分，BP 110/70 mmHg，心脏听诊律齐、无杂音，肺部听诊呼吸音清、无异常，肝、脾肋下未触及，腹部膨隆，无水肿。

产检：宫高 31 cm，腹围 105 cm，胎心 146 bpm，宫缩不规则，胎儿头位，先露浅定，估计胎儿大小 3500 g。

辅助检查：超声（孕 39 周）示 BPD 9.7 cm，FL 7.5 cm，AC 34.4 cm，AFI 20.9 cm，胎盘位于后壁，胎儿颈椎椎体突向前方，胎头枕部后曲。

入院诊断：孕 5 产 1 孕 39^+ 周头位先兆临产；胎儿脊椎成角畸形。

妊娠结局：胎儿枕后位产钳助娩，检查新生儿颈部过度仰伸，新生儿枕部与脊柱间的角度为 80°～90°，不能平卧，脊柱其余部位未触及明确异常；新生儿面部略扁平，呈持续性压迫样改变，哭声纤细，未见呼吸困难。

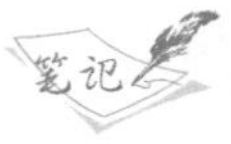

病例分析

由脊柱异常、畸形造成的脊柱异常弯曲，包括脊柱侧凸（scoliosis）、脊柱后凸（kyphosis）及脊柱前凸（lordosis）等。

1. 病因及病理

脊柱异常弯曲可以是单纯性的如单纯性脊柱侧凸，不合并其他异常，也可以是综合征中的一个表现。

一侧椎弓发育不良称为半椎骨，表现为脊柱侧凸；前方的椎体发育不良称为蝶状椎骨，表现为脊柱后凸；后方的椎弓发育不良表现为脊柱前凸；而椎骨分节障碍则可造成大块状椎骨；还有椎骨发育异常如排列紊乱、部分椎骨缺损甚至肋骨缺损或异常等。有时脊椎间的关节韧带异常、关节炎症也可造成脊柱异常弯曲；而体蒂异常则是因为腹腔脏器与胎盘粘连造成体位强直，导致脊柱异常扭曲。

半椎体是指一侧椎弓发育不良导致的先天性脊柱侧弯畸形，发生率为 1/2000 ～ 1/1000。

蝴蝶椎（butterfly vertebra）又称矢状椎体裂，是一种罕见的先天性椎体畸形，指前方的椎体发育不良而导致的先天性脊柱后凸畸形，椎体在形态上呈两个间断相对的楔形骨性连接，类似蝴蝶状，故称蝴蝶椎。

椎体的发生始于胚胎第 4 周，每个体节均包含一对生骨节，左右生骨节在中线部分融合后开启软骨化进程，继而形成椎体及两侧椎弓共 3 个骨化中心，同时脊索渐渐退化。若此过程中任何一个阶段受到干扰，即可导致椎体和（或）椎弓发育不良形成半椎体。如果椎体中央脊索没有退化，而是残余致椎

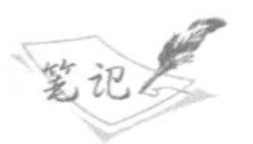

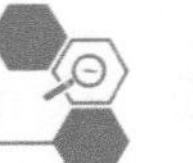

体前半中央部位发育不良则形成蝴蝶椎。由于脊柱发育和脊髓发育在时间上的高度相关性，脊柱畸形常合并有脊髓神经发育异常，有文献报道，半椎体畸形合并脊髓神经系统异常的比例约 15%，合并心脏畸形约 18%，合并泌尿系统畸形约 12%。

半椎体发病原因目前尚不明确，可能与脊柱节间动脉分布异常有关，或是脊柱形成期受外界环境因素影响所致，多为单纯结构缺陷，因遗传基因突变而发病者少于 5%。椎体异常可以是单纯性的，也可以是某类遗传综合征的一个表现或合并其他系统畸形，椎体异常可以单发，也可多发，以胸椎多见，可伴有肋骨缺陷造成脊柱弯曲、身高受限，累及椎体越多越严重。伴有肋骨缺陷者，胸廓变形，心肺功能受影响。

早期脊柱的椎骨发育位于中胚层，中胚层包括心血管系统、泌尿系统等重要的系统结构，一旦骨化发育受到阻碍和干扰，起源于中胚层的各类系统和器官也可能会受到影响。

2. 诊断

在影像图上，可以见到胎儿脊柱失去正常的自然生理弯曲弧度，可呈前后方向弯曲或是侧位成角弯曲，半椎骨在脊柱的冠状切面上可显示成角弯曲，仔细观察并计算配对每对椎弓的骨化中心，发现在成角弯曲部位的骨化中心缺失，若有多处半椎骨就有多个骨化中心缺失，蝶状椎骨在脊柱矢状切面上可见病变处椎体骨化中心缺失或者是骨化中心极小。其他椎骨异常有时也能见到相应的改变，如有些病例脊柱的部分椎骨排列紊乱、椎骨融合或大小不等脊柱异常弯曲，但多数病例单从影像图上难以做出明确诊断。有时局部椎骨的异常较轻微，脊柱异常弯曲不很明显，产前超声则较易漏诊。

如果椎骨异常是某些综合征中的一个表现，超声常合并其他结构异常，如 Klippel-Feil 综合征有颈椎融合及颈脊髓脊膜膨出；VACTERL 综合征有心血管、肾脏及肢体畸形；Robinow 综合征的面部及生殖器也有异常；Jarcho-Levin 综合征除了有多发性椎骨、肋骨畸形外，还有胸腔异常、单脐动脉、膈疝等；体蒂异常更是能见到腹壁巨大缺损。

3. 咨询要点

（1）单纯性的椎体异常无脊髓神经受损者，只是造成外形上脊柱异常弯曲身高受限，胸椎部位异常者可引起胸廓的异常，可能伴发心肺功能不全。

（2）对于有无脊髓神经受损及受损的程度，往往在产前难以准确评估。

（3）如果合并其他畸形，则预后视具体情况及严重程度而定。

（4）新生儿期脊柱侧弯不明显者，随年龄增加，在重力的作用下，脊柱侧弯可能逐渐加重。

4. 处理原则

（1）孕期通过超声筛查胎儿骨骼（图 5-1）。

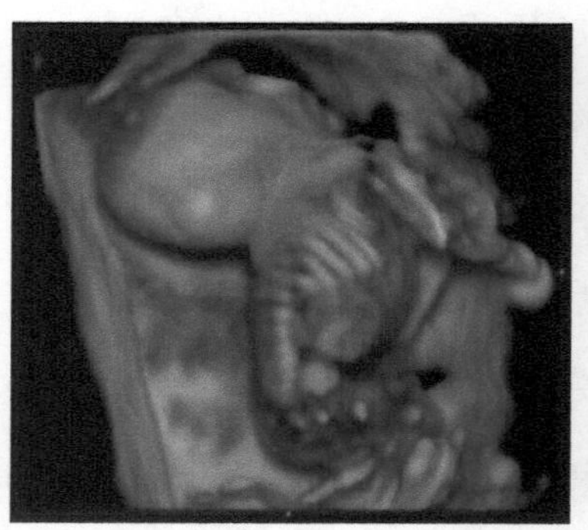
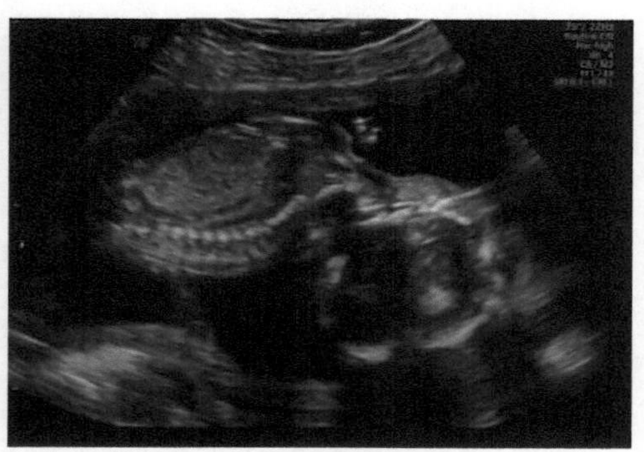

图 5-1　妊娠胎儿四维超声图像和妊娠 22 周超声图像

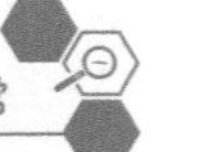

（2）建议进行染色体及基因芯片检查。

（3）产前及产时无特别处理。

（4）出生后于小儿骨科就诊。

椎体的畸形在出生时即存在，但随着生长发育，脊柱畸形的严重程度及进展速度临床难以预测，早期诊断和治疗可避免严重的继发畸形，提高患儿生后质量。全脊髓 MRI 对于了解脊髓神经及脊柱的发育情况有一定帮助，对于治疗方案的制订有一定帮助。一般来说，轻度畸形者可辅以支具，并加强背部肌肉锻炼；严重畸形者行手术治疗；伴有心肺功能不全者，则行辅助综合治疗。

5. 鉴别诊断

脊柱异常弯曲应与脊柱裂相鉴别。脊柱裂除了脊柱异常弯曲、成角弯曲外，横切面上还可见到椎骨呈“V”形或“U”形开放，病变部位皮肤缺损，并常能见到囊性包块突出，为脊膜膨出或脊髓脊膜膨出。

胎儿肢体屈曲症为先天性骨骼发育异常的一种，是由 SRY 相关基因 *SOX9* 的突变或 17q24-5 区的重排或缺失所致的非致死性骨发育不良。骨骼发育异常在出生婴儿中发病率约 2.4/10 000，肢体屈曲症占其中的 2%。特征性表现为长骨的缩短和成角弯曲，特别是股骨和胫骨，其合并畸形可有窄胸、肩胛骨发育不全、脊柱侧弯、足内翻、面部异常等。本病例仅有脊柱弯曲畸形，未合并其他畸形。

6. 预后

单纯椎骨畸形无脊髓神经受损者预后良好，只是外形上脊柱存在异常弯曲。如存在脊髓神经受损或属于某些综合征，预

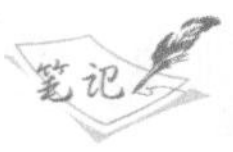

后视畸形受损的情况而定。相对来说，体蒂异常是预后最差的。体蒂异常是一种极为罕见的致死性畸形，也称为肢体体壁综合征。产前超声主要表现为脐带过短、严重腹壁缺损、内脏外翻，常合并大范围的下段神经管缺陷、脊柱闭合不全及多种畸形（包括肢体、颜面、颅脑、泌尿生殖系统、心脏等）。

病例点评

该病例于妊娠中期，胎儿 MRI 显示胎头后仰并左侧屈，颈椎明显前弓。

胎儿骨骼异常的原因非常复杂，但长骨成角多见于成骨不全畸形。影像学检查长骨弯曲、成角。本病例特点为妊娠中早期影像学即发现脊柱明显异常，颈椎明显前凸。

根据影像学报告，考虑胎儿肢体屈曲症，这是先天性骨骼发育异常的一种，是由 SRY 相关基因 *SOX9* 的突变或 17q24-5 区的重排或缺失所致的非致死性骨发育不良，但本病例经医学遗传学检查未见明显异常，提示一些疾病若想明确遗传学改变，可能需要增加测序深度。另外，还有一些畸形，可能与其他代谢机制变化或甲基修饰变异相关，不是常规染色体检查可以明确的。因此临床不能仅局限于医学遗传学检查，而应结合影像学检查、临床表现，综合进行预后判断。

参考文献

1. ALEXANDER P G，TUAN R S. Role of environmental factors in axial skeletal dysmorphogenesis. Birth Defects Res C Embryo Today，2010，90（2）：118-132.

2. VARRAS M，AKRIVIS C. Prenatal diagnosis of fetal hemivertebra at 20 weeks' gestation with literature review. Int J Gen Med，2010，3：197-201.

3. LI Y，CHOY K W，XIE H N，et al. Congenital hydrocephalus and hemivertebrae associated with de novo partial monosomy 6q（6q25. 3 → qter）. Balkan J Med Genet，2015，18（1）：77-84.

4. 臧煜，夏炳兰 . 产前超声诊断在胎儿椎体结构畸形中的预测现状研究 . 影像研究与医学应用，2020，4（10）：1-2.

5. 尚红磊，赵鑫，张小安，等 . MRI在胎儿脊柱与脊髓发育异常的产前诊断中的应用 . 中国临床医学影像杂志，2019，30（7）：503-506.

6. WAGNER T，WIRTH J，MEYER J，et al. Autosomal sex reversal and campomelic dysplasia are caused by mutations in and around the SRY-related gene SOX9. Cell，1994，79（6）：1111-1120.

7. PARILLA B，LEETH E，KAMBICH M，et al. Antenatal detection of skeletal dysplasias. J Ultra Med，2003，22（3）：255-258.

8. CORDONE M，LITUANIA M，ZAMPATTI C，et al. In utero ultrasonographic features of campomelic dysplasia. Prenatal Diagnosis，1989，9（11）：745-750.

9. 陆桂月，任芸芸. 胎儿体蒂异常的产前超声诊断. 肿瘤影像学，2013，22（1）：27-29.

10. 邓凤莲，郭燕丽，李锐，等. 产前超声对 11 ~ 14 孕周胎儿体蒂异常的诊断价值. 中国超声医学杂志，2014，30（3）：249-253.

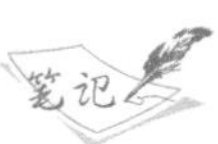

026 成骨发育不全

病历摘要

孕妇，35 岁，孕 2 产 1，主因“停经 27 周，发现胎儿偏小 1^+ 月”自外院转入。

孕妇平素月经规律，6/30 天，月经量中，无痛经，末次月经 2018 年 6 月 14 日，预产期 2019 年 3 月 21 日。患者于停经 42 天查尿 hCG 阳性，早孕期无阴道出血，孕 4 个月自觉胎动至今，根据早孕期 B 超，核对孕周无误。因患者前次妊娠有子痫前期病史，早孕期起口服阿司匹林 25 mg，每日一次，3 周前停药。孕期平顺，因高龄建议羊水穿刺，拒绝，行 NIPT 低风险。OGTT 4.95 mmol/L -8.36 mmol/L-7.51 mmol/L，孕期血压正常。孕 23^+ 周 B 超（图 5-2）：双顶径 5.1 cm ＜ 1 SD，股骨长 2.8 cm ＜ 2 SD，胎儿四肢长骨近端短小，呈弯曲状，肱骨长 3.0 cm，足长 3.9 cm，诊断胎儿生长受限，脐血穿刺查胎儿染色体核型结果未见异常。2^+ 周前 TSH 4.06 mIU/L，诊断亚临床甲状腺功能减退，口服优甲乐 50 μg/d。1 周前 B 超：双顶径 6.4 cm ＜均值，股骨长 3.2 cm ＜ 2 SD，昨日就诊于某人民医院，考虑胎儿成骨发育不全可能，可考虑终止妊娠。现要求引产收入院。

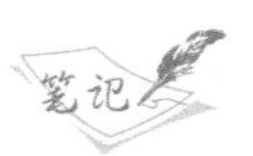

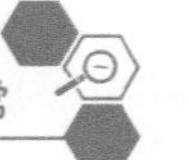

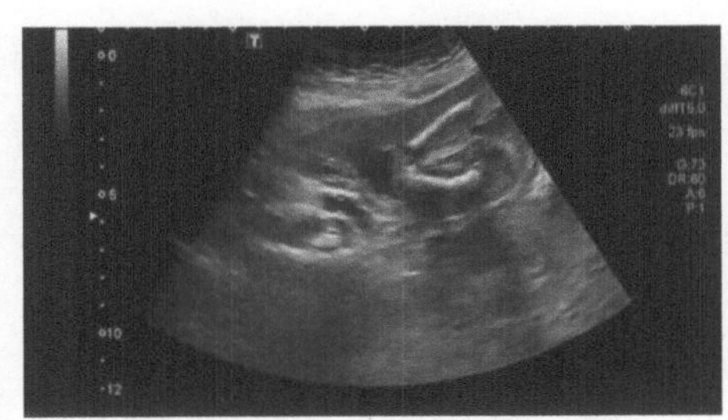

图 5-2 弯曲的长骨

孕产史：既往因子痫前期足月剖宫产一男婴，出生体重 2800 g。

体格检查：患者一般情况好，T 36.5℃，P 80 次 / 分，BP 136/87 mmHg，心脏听诊律齐、无杂音，肺部听诊呼吸音清，肝、脾肋下未触及，宫高 26 cm，腹围 90 cm，无宫缩，胎心 136 bpm。

主要诊断：孕 2 产 1 孕 27 周横位、胎儿四肢成骨短小待查、剖宫产再孕、胎儿生长受限、亚临床甲状腺功能减退。

妊娠结局：入院后行羊水穿刺 + 利凡诺羊膜腔内注射术，术后 2 天流产一男婴。

病例分析

一、疾病定义

1. 成骨不全症

成骨不全症（osteogenesis，OI）是一种遗传性结缔组织病，表型多样，且是一种临床和遗传表现差异很大的结缔组织病，以骨质脆弱和低骨密度为主要表现。患者临床表现特征为蓝巩膜、牙齿发育不良、关节过度松弛，成年后听力丧

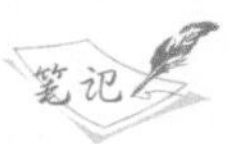

失但智力正常。流行病学估计发病率约为1/20 000。OI的发病机制主要是由编码下述物质的基因突变导致：Ⅰ型胶原α1链和α2链或参与Ⅰ型胶原翻译后修饰的蛋白。具体可分为：①Ⅰ型胶原（Col1A）缺陷：大多数OI患者都有1型胶原α1链基因（*COL1A1*，位于17q21.31-q22）或1型胶原α2链基因（*COL1A2*，位于7q22.1）的常染色体显性突变，影响Ⅰ型胶原中两条α链之一的结构。临床表现的严重程度取决于突变的影响。②翻译后缺陷：包括IFITM5缺陷、FKBP10缺陷和3-脯氨酰–羟基化复合物缺陷。其中，3-脯氨酰–羟基化复合物含有3个组分，分别为：软骨关联蛋白[可导致ⅡB型OI（围生期致死类型）和Ⅶ型OI（非致死性重度类型）]；脯氨酰-3-羟化酶-1；肽酰–脯氨酰异构酶B（可突变导致Ⅸ型OI）。OI可根据遗传学、放射影像学和临床特征分为多个大的亚型，家族中不同成员的临床表现差异相当大，按临床分型可分为7种临床亚型，其临床危害性等级依次为：Ⅱ型＞Ⅲ型＞Ⅳ＞Ⅴ型＞Ⅵ型＞Ⅶ型＞Ⅰ型。大多数产前发病（先天型）的患者多为Ⅱ型和Ⅲ型。Ⅰ型患者仅有10%胎儿发生宫内骨折。产前诊断超声检查：长骨多发骨折伴软骨痂形成、肢体短缩、颅骨钙化不全和股骨弯曲。鉴别诊断包括：躯干发育不良、低磷酸酯酶症、软骨成长不全等。

2. 致死性侏儒症

致死性侏儒症是一种可致死亡的软骨发育异常性疾病，是最常见的致死性骨骼发育不良疾病，常在中孕期发现，存在两个亚型：致死性侏儒症Ⅰ型以股骨弯曲为特征，伴或不伴三叶草状颅骨畸形；Ⅱ型无弯曲股骨，长度也较长，但有严重的

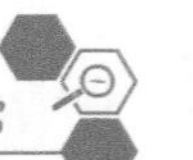

三叶草状颅骨畸形。该病几乎都是散发病例，与父亲生育年龄大于 35 岁相关，再发风险极低。成纤维细胞生长因子受体（*FGFR3*）基因突变是本病可能的发病基础，具有极强的基因型、表型关联，DNA 分析非常精确。

3. 软骨发育不全症

软骨发育不全症是最常见的四肢短小侏儒症，活产儿发病率为 1/26 000，通常于孕 21 ～ 27 周内超声检查发现长骨缩短，另外也可发现头颅增大、前额突出、三叉戟手等。该病是隐形调控软骨细胞增生的成纤维细胞生长因子受体 3 基因（*FGFR3*）突变导致。突变激活受体，导致软骨细胞增生增加，可采用超声检查或 DNA 分析进行产前诊断。主要的儿科并发症包括：身材短小、枕骨大孔过小压迫脑干、脑积水、椎管狭窄、限制性肺疾病、肌张力减退和反复性耳道感染。智力在正常范围，本病是常染色体显性遗传，但 80% 的病例是源自父系的新生突变，并与父亲生育年龄较大相关。胎儿长骨缩短最需要与正常胎儿及非骨性发育不良导致的宫内发育迟缓胎儿相鉴别，鉴别诊断必须包括染色体异常，以及其他形态的侏儒症表现。

4. 软骨成长不全

软骨成长不全是第二常见的致死性短肢畸形发育异常疾病。软骨成长不全指的是一系列致死性软骨发育不良疾病，主要表现为躯干短小、严重的短肢畸形，以及与之不相称的巨颅，其发病率在活产儿中为 1/50 000 ～ 1/40 000。以严重的短肢畸形、椎骨骨化缺乏及颅骨相对正常骨化的巨颅为特征，其他表现包括羊水过多、水囊状淋巴管瘤和胎儿水肿。Ⅰ型软骨成长不全（20%）比较严重，为常染色体隐性遗传。ⅠB 型主

要由骨畸形发育不良硫酸盐转移因子（*DTDST*）基因突变所致。Ⅱ型（80%）是由于 *COL2A1* 基因突变，引起Ⅱ型胶原生成显著减少所致。该型通常是新发的显性突变，由于种系嵌合现象，仍有极少数再发的报道。本病的早产及死产发生率增加，该病是围生期致死性疾病。

5. 低磷酸酯酶症

低磷酸酯酶症是罕见的遗传性代谢性骨病，以碱性磷酸酶非特异性组织同工酶（tissue non-specific alkaline phosphatase，TNSALP）缺乏活性为特点。出生发病率为 1/100 000。围生期表现为两种形式：严重型（致死型）及可自然缓解的良性型。严重型的超声表现包括颈部透明带增厚、头骨低矿化，肢体缩短、弯曲、固定，并呈现低回声声像，锥体、髓弓及手骨化缺乏。良性型围生期表现为长骨呈对称弓形。诊断包括无脑儿、成骨不全症、致死性侏儒症、躯干发育异常、软骨成长不全等。应行羊膜腔穿刺术排除无脑儿，确定胎儿染色体组型，检测碱性磷酸酶活性及检查 DNA 突变。

二、诊疗策略

孕期超声提示疑似成骨发育不全（osteogenesis imperfecta，OI）的孕妇，应转至具备产前诊断资格的三级医院进行全面详细的产前诊断。患者应进行遗传学咨询，了解详细的家族史，以及三代内血亲的情况。特别需要获得一级亲属的身高情况、家庭成员是否有耳聋、巩膜的颜色，以及骨折的病史。如果家庭中已经有先证者婴儿出生，必须回顾检查婴儿的病理学资料，但是大多数的病例都往往没有任何家族史。如果超声检查对胎儿骨骼检测欠充分，可以考虑行产前 X 线透视检查。如

笔记

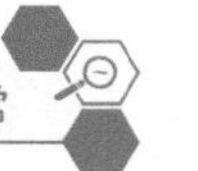

果考虑是OI，不一定要行染色体分析，绒毛和羊水细胞都可以进行DNA检查，对*COLIA1*和*COLIA2*基因进行检测。有家族史的孕妇，胎儿如果20周前已经出现骨骼发育不良的表现，应考虑Ⅱ型或Ⅲ型OI的可能，必须告知患儿父母此病的不良预后，患儿父母有权选择是否终止妊娠。有OI家族史的孕妇必须进行产前超声和生化检查，可以行绒毛穿刺检查。

成骨不全症在产前没有特殊干预措施，及时产前诊断明确临床诊断为主要诊治手段。作为一种先天性遗传疾病，病变主要是胶原纤维不足，结构不正常，全身性结缔组织疾病。其病变不仅限于骨骼，还常常累及其他结缔组织如眼、耳、皮肤、牙齿。不同成骨不全症患者X线表现差异较大，取决于成骨不全症的类型。通常表现为长骨骨干细长，使组成关节的骨端相对粗大，骨小梁稀少，骨干弯曲，凸侧皮质菲薄，凹侧相对增厚，髓腔相对变大，可有囊性变。常见有多处陈旧性或新鲜骨折线。颅骨钙化延迟，颅板变薄、多发缝间骨，额窦和乳突窦扩大，两颞突出，头面上大下小，可呈倒三角形，前囟宽大，闭合较晚。椎体变扁，呈双凹形，皮质变薄，骨质疏松，可以有脊柱侧弯或后凸。肋骨也可见多处骨折。骨盆呈三角形，盆腔变小。由于非致死性OI骨骼脆性增加，随之而来的骨折、骨骼畸形和脊柱侧弯等都需要整形外科处理。这类患者骨折后，骨愈合形成骨痂，并轻微偏离轴线，而同一骨骼的反复骨折就会导致严重畸形，最后关节活动范围减小，并出现挛缩等。

出生后非致死性OI治疗主要集中在物理治疗、复健，以及整形外科手术治疗。这种新生儿往往可通过某些特殊的锻

炼、支具保护和步行训练获得康复。能活过新生儿期的患儿可以进行双膦酸盐类药物治疗。该药物能够抑制破骨细胞介导的骨吸收。双膦酸盐药物治疗后，成骨细胞活性加强，骨密度也随之增加。当然双膦酸盐药物并不能从根本上治愈 OI，未来有前景的治愈方法为细胞学治疗，例如，进行骨髓移植或者骨髓间充质干细胞移植。基因治疗方法有待进一步研究、鉴定，短时间内还不能应用于临床。

病例点评

该病例通过超声诊断，考虑成骨发育不全可能性大。超声的典型宫内表现是宫内骨折，并且骨折愈合处容易形成骨痂。脐血染色体检查结果未见异常，在有条件的情况下应进一步进行全外显基因检查。

参考文献

1. MARINI J C. Osteogenesis imperfecta：comprehensive management. Adv Pediatr，1988，35：391-426.
2. PROCKOP D J，KIVIRIKKO K I. Heritable diseases of collagen. N Engl J Med，1984，311（6）：376-386.
3. SILLENCE D O，SENN A，DANKS D M. Genetic heterogeneity in osteogenesis imperfecta. J Med Genet，1979，16（2）：101-116.
4. COHN D H，BYERS P H，STEINMANN B，et al. Lethal osteogenesis imperfecta resulting from a single nucleotide change in one human pro alpha 1（Ⅰ） collagen allele. Proc Natl Acad Sci U S A，1986，83（16）：6045-6047.

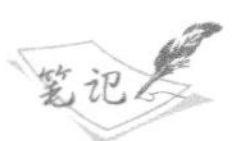

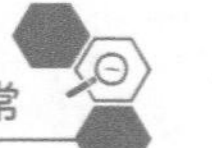

5. BYERS P H, STARMAN B J, COHN D H, et al. A novel mutation causes a perinatal lethal form of osteogenesis imperfecta. An insertion in one alpha 1（I）collagen allele（COL1A1）. J Biol Chem, 1988, 263（16）: 7855-7861.

6. COHN D H, APONE S, EYRE D R, et al. Substitution of cysteine for glycine within the carboxyl-terminal telopeptide of the alpha 1 chain of type I collagen produces mild osteogenesis imperfecta. J Biol Chem, 1988, 263（29）: 14605-14607.

7. GAJKO-GALICKA A. Mutations in type I collagen genes resulting in osteogenesis imperfecta in humans. Acta Biochim Pol, 2002, 49（2）: 433-441.

8. CHO T J, LEE K E, LEE S K, et al. A single recurrent mutation in the 5'-UTR of IFITM5 causes osteogenesis imperfecta type V. Am J Hum Genet, 2012, 91（2）: 343-348.

9. SEMLER O, GARBES L, KEUPP K, et al. A mutation in the 5'-UTR of IFITM5 creates an in-frame start codon and causes autosomal-dominant osteogenesis imperfecta type V with hyperplastic callus. Am J Hum Genet, 2012, 91（2）: 349-357.

10. ALANAY Y, AVAYGAN H, CAMACHO N, et al. Mutations in the gene encoding the RER protein FKBP65 cause autosomal-recessive osteogenesis imperfecta. Am J Hum Genet, 2010, 86（4）: 551-559.

11. TONACHINI L, MORELLO R, MONTICONE M, et al. cDNA cloning, characterization and chromosome mapping of the gene encoding human cartilage associated protein（CRTAP）. Cytogenet Cell Genet, 1999, 87（3-4）: 191-194.

12. BALDRIDGE D, SCHWARZE U, MORELLO R, et al. CRTAP and LEPRE1 mutations in recessive osteogenesis imperfecta. Hum Mutat, 2008, 29（12）: 1435-1442.

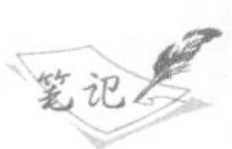

13. BARNES A M, CHANG W, MORELLO R, et al. Deficiency of cartilage-associated protein in recessive lethal osteogenesis imperfecta. N Engl J Med, 2006, 355 (26) : 2757-2764.

14. WARD L M, RAUCH F, TRAVERS R, et al. Osteogenesis imperfecta type VII: an autosomal recessive form of brittle bone disease. Bone, 2002, 31 (1) : 12-18.

15. LABUDA M, MORISSETTE J, WARD L M, et al. Osteogenesis imperfecta type VII maps to the short arm of chromosome 3. Bone, 2002, 31 (1) : 19-25.

16. VRANKA J A, SAKAI L Y, BÄCHINGER H P. Prolyl 3-hydroxylase 1, enzyme characterization and identification of a novel family of enzymes. J Biol Chem, 2004, 279 (22) : 23615-23621.

17. CABRAL W A, CHANG W, BARNES A M, et al. Prolyl 3-hydroxylase 1 deficiency causes a recessive metabolic bone disorder resembling lethal/severe osteogenesis imperfecta. Nat Genet, 2007, 39 (3) : 359-365.

18. PALOMO T, VILAÇA T, LAZARETTI-CASTRO M. Osteogenesis imperfect: diagnosis and treatment. Curr Opin Endocrinol Diabetes Obes, 2017, 24 (6) : 381-388.

19. VAN DIJK F S, NIKKELS P G, DEN HOLLANDER N S, et al. Lethal/severe osteogenesis imperfecta in a large family: a novel homozygous LEPRE1 mutation and bone histological findings. Pediatr Dev Pathol, 2011, 14 (3) : 228-234.

20. VAN DIJK F S, NESBITT I M, ZWIKSTRA E H, et al. PPIB mutations cause severe osteogenesis imperfecta. Am J Hum Genet, 2009, 85 (4) : 521-527.

21. BARNES A M, CARTER E M, CABRAL W A, et al. Lack of cyclophilin B in osteogenesis imperfecta with normal collagen folding. N Engl J Med, 2010, 362 (6): 521-528.

22. PYOTT S M, SCHWARZE U, CHRISTIANSEN H E, et al. Mutations in PPIB

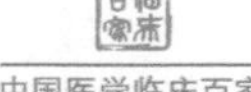

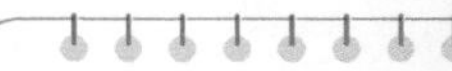

（cyclophilin B） delay type I procollagen chain association and result in perinatal lethal to moderate osteogenesis imperfecta phenotypes. Hum Mol Genet, 2011, 20（8）: 1595-1609.

23. GLORIEUX F H，WARD L M，RAUCH F，et al. Osteogenesis imperfecta type VI：a form of brittle bone disease with a mineralization defect. J Bone Miner Res，2002，17（1）：30-38.

24. GLORIEUX F H，RAUCH F，PLOTKIN H，et al. Type V osteogenesis imperfecta：a new form of brittle bone disease. J Bone Miner Res，2000，15（9）：1650-1658.

25. BYERS P H. Disorders of collagen biosynthesis and structure//SCRIVER C，BEAUDET AL，VALLE D，et al. The metabolic and molecular bases of inherited disease，8th ed. New York：McGraw-Hill，2001：5241.

笔记

027 软骨发育不全 1

病历摘要

孕妇，23 岁，身高 123 cm，确诊侏儒症患者。

孕妇平素月经规律，6/（29 ～ 40）天，月经量中，无痛经，末次月经 2018 年 7 月 19 日，预产期 2019 年 4 月 25 日。孕妇于停经 40 天查尿 hCG 阳性，早期无阴道出血，孕 4 个月自觉胎动至今，根据孕早期 B 超，核对孕周无误。孕妇孕早期肺功能未见异常，孕期行羊水穿刺：胎儿染色体核型未见异常，全基因组显示胎儿软骨发育不全，FGFR3c.1138G ＞ A/C 位点检测出突变。告知孕妇胎儿被诊断为软骨发育不全。孕 22^+ 周超声：胎儿 BPD 5.3 cm（小于均值），FL 3.4 cm（小于均值）。孕 24^+ 周 OGTT 3.85 mmol/L – 6.9 mmol/L – 6.31 mmol/L。孕期血压未见异常。孕 26^+ 周自觉阵发性胸闷、气短，偶感头晕，无喘憋，可左侧卧位睡眠。孕妇超声心动：心脏结构及功能目前未见明显异常。24 小时动态心电图：房性期前收缩（偶发）、室性期前收缩（偶发）。轻度贫血，HGB 102 g/L。孕 34^+ 周时，因不规律宫缩 1 天，急诊就诊，查：宫颈未开、未消，予地塞米松促肺治疗，胎心监护反应型，可见不规律宫缩，以“孕 1 产 0 孕 34^+ 周头位先兆早产，胎儿软骨发育不全，羊水过多，侏儒症”收入院。孕妇身高 123 cm，孕前体重 34 kg，孕前 BMI 22.4 kg/m^2。孕期增重 11 kg。配偶身高 130 cm（确诊侏儒症患者）。

笔记

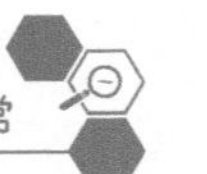

体格检查：孕妇一般情况好，T 36.2℃，P 75 次 / 分，BP 110/75 mmHg，心脏听诊律齐、无杂音，肺部听诊呼吸音清、无异常，肝、脾肋下未触及，腹部膨隆，宫高 31 cm，腹围 90 cm，胎心 140 bpm，宫缩不规则，持续 20 秒，间隔 10～15 分钟，头位，先露浮，水肿无，估计胎儿大小 2200 g。

辅助检查

（1）2019 年 3 月 17 日 B 超：BPD 9.8 cm，FL 5.0 cm，AC 30.6 cm，AFI 27 cm。

（2）2019 年 3 月 17 日血常规（静脉）：红细胞计数（全血）3.44×10^{12}/L，血红蛋白 99 g/L，红细胞比积（5d）30.80%。

诊断：孕 1 产 0 孕 34^{+} 周头位先兆早产；妊娠期贫血（轻度）；羊水过多；胎儿软骨发育不全；侏儒症（据产妇确诊病史诊断，该孕妇具体基因分型不详）。

妊娠结局：剖宫产术以 LOA 位娩一男婴，体重 2240 g，生后 Apgar 评分 1 分钟、5 分钟、10 分钟均 10 分，手术顺利（图 5-3）。

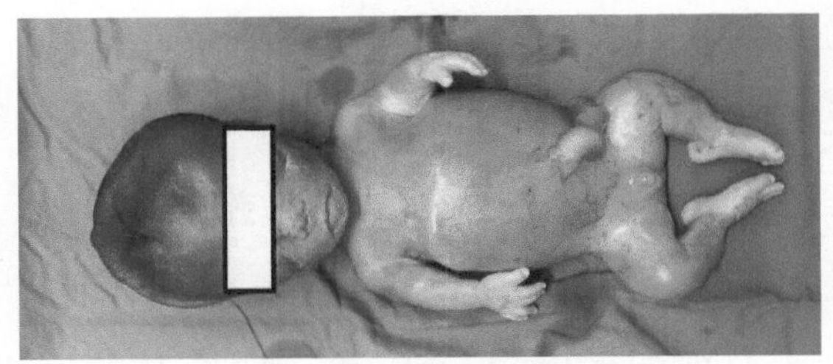

图 5-3　软骨发育不良流产儿

病例分析

胎儿软骨发育不全（achondroplasia，ACH）是一种软骨内骨化缺陷的先天性发育异常，主要影响长骨，临床表现为四肢

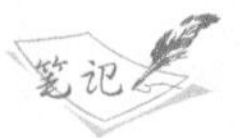

粗短、面中部发育不良，伴有大头畸形。又称胎儿型软骨营养障碍、软骨营养障碍性侏儒等。发病率为 1/28 000 ～ 1/26 000，没有种族差异，智力及体力发育良好。

软骨发育不全为常染色体显性遗传病，部分病例为死胎或在新生儿期死亡，多数患者的父母为正常发育，提示可能是自发性基因突变的结果。分子遗传学研究发现，该病由位于 4 号染色体上的成纤维生长因子受体 3 基因（fibroblast growth factor receptor 3，*FGFR3*）的杂合突变（一般为 c.1138G ＞ A 或 G ＞ C，p.Gly380Arg）导致，由于患者的生育适合度下降，约 7/8 患者携带的突变为新生突变。这种突变可永久激活 FGFR3 受体，抑制软骨细胞增生，最终导致软骨内骨形成受损、生长受限、骨缩短和其他骨骼异常。父母双方都有软骨发育不全时，子代患纯合软骨发育不全（一种致命的疾病）的风险为 25%，患软骨发育不全的风险为 50%。父亲年龄较大是软骨发育不全及其他常染色体显性遗传病的明确危险因素。45 岁及以上的男性在精子发生过程中会出现 DNA 复制缺陷，从而导致精子发生点突变。

临床表现包括独特的颅面部特征、不成比例的矮小、四肢肢根缩短、短指 / 趾、脊柱后侧凸和腰椎过度前凸。软骨发育不全与运动发育迟缓相关。这些孩子在 4 ～ 7 个月大的时候能抬头，9 ～ 11 个月的时候能自己坐，9 ～ 10 个月的时候能自己爬，16 ～ 22 个月的时候能自己走。这些运动发育里程碑事件的延迟是关节松弛和大头畸形（过重）的共同结果。对于软骨发育不全的患者，需要仔细监测以评估潜在的并发症，包括婴儿期颈椎髓索受压、复发性中耳炎、阻塞性睡眠呼吸暂停、O 型腿和较年长患者腰骶椎管狭窄症。软骨发育不全患儿的治疗重点

笔记

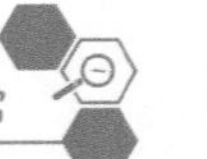

是最大限度地提高功能能力，以及监测、预防和治疗并发症。

与“侏儒症”的关系：软骨发育不全（以及其他引起身材矮小的疾病）患者通常称为“身材矮小者（侏儒）”。

1. 鉴别诊断

（1）呆小病：机体发育障碍病。因甲状腺功能低下引起。孕妇智力低下，精神发育缓慢，皮肤有面团状水肿，即黏液性水肿，由于骨化过程延缓，身体异常矮小。

（2）软骨发育低下：由 *FGFR3* 基因核苷酸 c.1620C ＞ A 或 C ＞ G 突变所致，该突变导致胞内结构域 N540K 改变（天冬酰胺被赖氨酸替代）。其影像学骨骼表现与软骨发育不良相似，但临床表现较为轻微，身体更呈比例一些。软骨发育低下的特征是身材矮小、肢根缩短和短指 / 趾，但无大头畸形。

（3）致死性发育不良：由 *FGFR3* 基因的细胞内外结构域突变引起。这些患者的表现与软骨发育不全相似，但其更为严重。表现出极短的四肢、非常短和狭窄的胸部伴未发育完全的肺，大头畸形伴额部隆起和眶距增宽，以及严重的颈髓受压可导致早期死亡。

（4）纯合型软骨发育不全：纯合型软骨发育不全是指同时从患病双亲中获得了软骨发育不全 *FGFR3* 突变。这是一种严重的软骨发育不全，表现为类似于致死性发育不良的骨改变。大多数患儿为死胎或在婴儿期死亡。新生儿期存活下来的患儿在出生后前几年会死于肺发育不良和呼吸衰竭。

2. 诊疗流程

（1）明确诊断：该患者为胎儿软骨发育不全的极高危产妇，孕期除常规筛查外，还需行产前诊断明确异常基因。

（2）完善化验检查：该患者分泌物：支原体阳性。TORCH：EB 阳性，其余阴性。PS 29.3%，抗凝血酶Ⅲ 79.0%。甲功正常、生化正常。

（3）预防孕期并发症：由于侏儒症产妇脊柱发育异常可能性大，以及胸椎前凸异常和妊娠期特征的影响，胸腹腔压力高于正常孕妇，同时妊娠期心肺功能压力增大，分娩期回心血量的改变也将对心脏造成影响。

（4）制订分娩方案：普通体型女性的软骨发育不全胎儿有时会出现头盆不称，因此需行剖宫产。对于软骨发育不全女性，由于骨盆异常，妊娠后需行剖宫产，且软骨发育不全女性有 50% 的概率怀上具有大头畸形的患儿，这又是行剖宫产术的另一项指征。

病例点评

软骨发育不全活产儿的患病率为 1/20 000。它是一种常染色体显性遗传病，由成纤维细胞生长因子受体 3（fibroblast growth factor receptor 3，*FGFR3*）基因发生致病性突变引起。

本病例夫妻双方均为软骨发育不全患者，胎儿发病风险极高。但本病特点为随年龄增长，长骨生长速度减慢，妊娠中早期，影像学表现可能不明显，随孕龄增加，长骨显著短于相应孕龄。

本病例经及时产前诊断，明确胎儿为软骨发育不全患儿，告知父母后，患儿父母决定继续妊娠，接受患儿，因此应在常规妊娠期保健基础上，加强孕妇心肺功能监测。

笔记

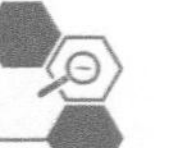

软骨发育不全孕妇，胸腔相对小，加上妊娠子宫上抬膈肌，肺呼吸运动受限，在妊娠晚期极易发生心功能不全，应在妊娠 32 周后积极促胎肺成熟，以备早产。

参考文献

1. BOBER M B，BELLUS G A，NIKKEL S M，et al. Hypochondroplasia. Seattle（WA）：University of Washington，Seattle，2020.
2. PAULI R M，CONROY M M，LANGER L O Jr，et al. Homozygous achondroplasia with survival beyond infancy. Am J Med Genet，1983，16（4）：459-473.
3. SAHNI M，AMBROSETTI D C，MANSUKHANI A，et al. FGF signaling inhibits chondrocyte proliferation and regulates bone development through the STAT-1 pathway. Genes Dev，1999，13（11）：1361-1366.
4. WILKIN D J，SZABO J K，CAMERON R，et al. Mutations in fibroblast growth-factor receptor 3 in sporadic cases of achondroplasia occur exclusively on the paternally derived chromosome. Am J Hum Genet，1998，63（3）：711-716.
5. GORIELY A，WILKIE A O. Paternal age effect mutations and selfish spermatogonial selection：causes and consequences for human disease. Am J Hum Genet，2012，90（2）：175-200.
6. TODOROV A B，SCOTT C I Jr，WARREN A E，et al. Developmental screening tests in achondroplastic children. Am J Med Genet，1981，9（1）：19-23.
7. FOWLER E S，GLINSKI L P，REISER C A，et al. Biophysical bases for delayed and aberrant motor development in young children with achondroplasia. J Dev Behav Pediatr，1997，18（3）：143-150.

028 软骨发育不全 2

病历摘要

孕妇，30 岁，孕 1 产 0，主因“停经 32 周，胎儿遗传性侏儒，要求引产”入院。

孕妇平素月经规律，7/（30 ～ 40）天，月经量中，有痛经，末次月经 2017 年 7 月 27 日，停经 30 天查尿 hCG 阳性，停经 8 周超声示孕 5 周，停经 10^+ 周超声示胎芽长 1.56 cm，故根据孕早期 B 超，推算末次月经 2017 年 8 月 11 日，预产期 2018 年 5 月 18 日。孕妇及其爱人均为侏儒症，但未进行过遗传基因检查，故行介入性产前诊断。羊水染色体核型结果提示：胎儿羊水细胞 G 显带染色体 320 条带水平未见异常。孕 23 周超声提示胎儿肱骨及股骨长小于相应孕周（股骨长小于 2 SD），遂入院脐血穿刺行全外显子基因测序，同时检测 CVT 示血液黏度偏高，易栓症三项 PS 35.6% 偏低，阴道分泌物清洁度Ⅲ度、解脲支原体阳性，予以川芎嗪改善微循环、氨基酸营养治疗 10 日，阴道上药，阿奇霉素口服。孕 26^+ 周超声示 FL ＜ 2SD，余正常；OGTT 结果正常。孕 28^+ 周超声示 BPD 大于均值，FL ＜ 1 SD，FL 生长曲线呈上扬趋势。孕 30^+ 周超声示胎儿头围及双顶径均大于相应孕周，胎儿股骨及肱骨均小于相应孕周（小于 2 SD）。入院后给予川芎嗪及氨基酸营养治疗；MRI 示胎儿肱骨长约 41.6 mm、胫骨长约 39.9 mm、股骨长约 45.6 mm，双侧长骨大致对称，两侧股骨略弯曲，骨质结

构完整（长骨生长曲线见图 5-4，图 5-5）。全外显子基因检测结果：发现致病可能性较高的基因变异（*FGFR3* 基因变异），关联疾病为软骨发育不良、致死性侏儒发育不良、先天性软骨发育不全，该变异先证者为杂合子，符合常染色体显性遗传。考虑胎儿先天性软骨发育不全及致死性侏儒发育不良可能性大，向患者及家属交代病情，其在知情同意情况下要求致死性引产，遂入院引产。

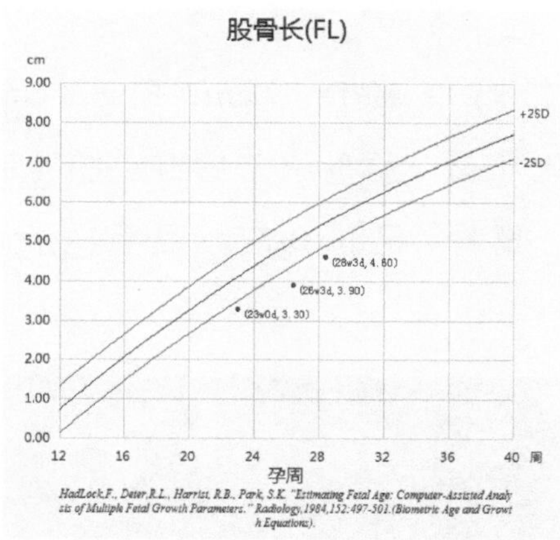

图 5-4　胎儿股骨生长曲线

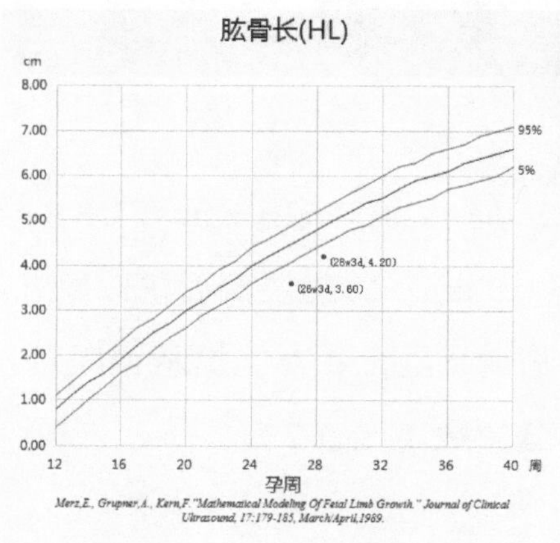

图 5-5　胎儿肱骨生长曲线

体格检查： 患者身材矮小，一般情况好，T 36.7 ℃，P 78 次 / 分，BP 110/70 mmHg，心脏听诊律齐、无杂音，肺部听诊呼吸音清、无异常，肝、脾肋下未触及，腋助下未触及，腹部膨隆，下肢无水肿。

产检： 宫高 33 cm，腹围 100 cm，胎心 145 bpm，宫缩无，胎儿头位，先露浮，估计胎儿大小 1700 g。骨盆出口横径 8.0 cm。

辅助检查

（1）超声（23 周）：BPD 5.7 cm，FL 3.3 cm，AC 18.3 cm，HC 22 cm，AF 4.7 cm，胎盘位于后壁。胎儿肱骨长 3.2 cm，足长约 4.3 cm，股骨 / 足长 0.77。提示：股骨长小于 2 SD（图 5-6）。

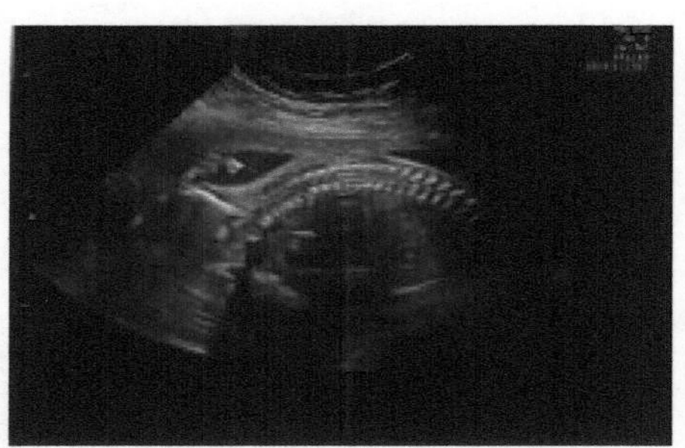

图 5-6　妊娠 23 周胎儿脊柱

（2）超声（26 周）：BPD 7.1 cm，FL 3.9 cm，AC 22.9 cm，HC 26.9 cm，AF 6.9 cm，胎盘位于后壁。胎儿肱骨长 3.6 cm，足长约 5.1 cm，股骨 / 足长 0.76。提示：股骨长小于 2 SD，肱骨长小于第 5 百分位数（图 5-7）。

笔记

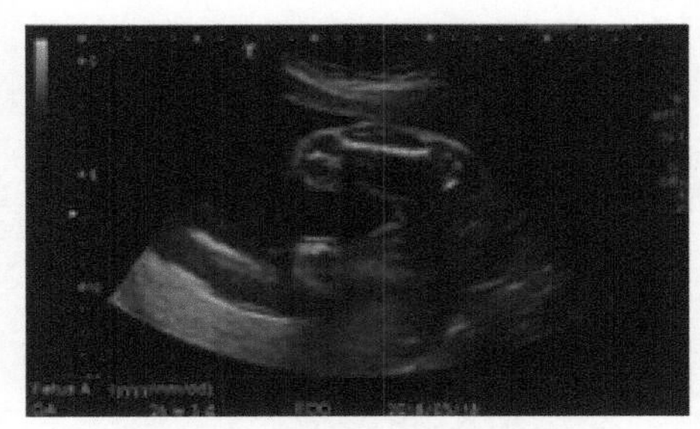

图 5-7 妊娠 26 周胎儿股骨

（3）超声（28 周）：BPD 7.5 cm，FL 4.6 cm，AC 24.3 cm，HC 27.6 cm，AFI 17 cm，胎盘位于后壁。胎儿肱骨长 4.2 cm，足长约 5.5 cm，股骨 / 足长 0.84。提示：股骨长小于 2 SD，肱骨长小于第 5 百分位数。

（4）超声（30 周）：BPD 8.2 cm，FL 4.6 cm，AC 27.1 cm，HC 30.8 cm，AFI 17.3 cm，胎盘位于后壁。胎儿肱骨长 4.2 cm，足长约 5.8 cm。提示：股骨长小于 2 SD，肱骨长小于第 5 百分位数。

（5）超声（31 周）：BPD 8.2 cm，FL 4.6 cm，AC 27.1 cm，HC 30.8 cm，AFI 17.3 cm，胎儿肱骨长 4.3 cm，足长约 5.3 cm。提示：股骨长小于 2 SD，肱骨长小于第 5 百分位数。

（6）胎儿 MRI（30 周）：胎儿肱骨长约 41.6 mm，胫骨长约 39.9 mm，股骨长约 45.6 mm，双侧长骨大致对称，两侧股骨略弯曲，骨质结构完整。

（7）羊水细胞遗传学检查：胎儿羊水细胞 G 显带染色体 320 条带水平未见异常。

（8）胎儿父亲单基因病全外显子组测序分析发现 *COMP* 基因 1 个与假性软骨发育不全、多发性骨骼发育不良 1 型相关性较高的变异（图 5-8）。

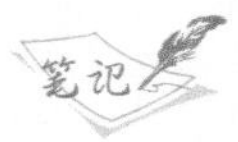

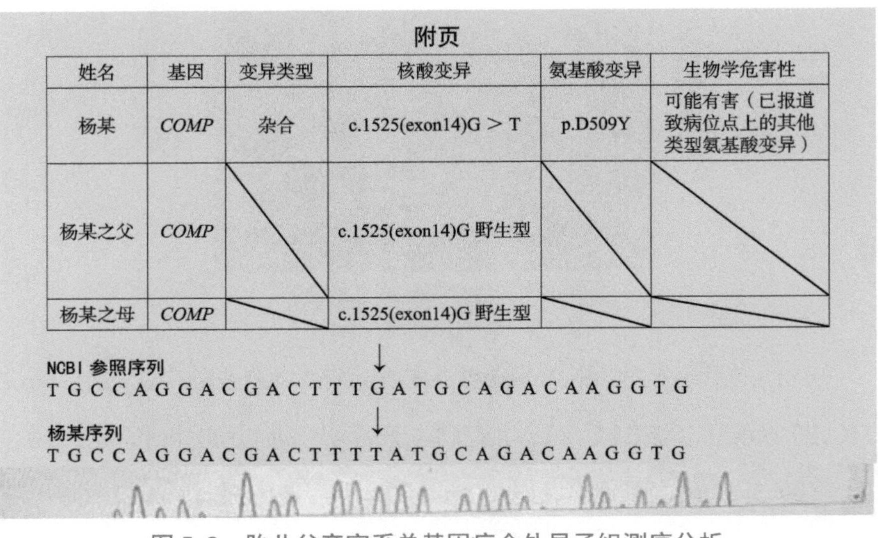

附页

姓名	基因	变异类型	核酸变异	氨基酸变异	生物学危害性
杨某	*COMP*	杂合	c.1525(exon14)G＞T	p.D509Y	可能有害（已报道致病位点上的其他类型氨基酸变异）
杨某之父	*COMP*		c.1525(exon14)G 野生型		
杨某之母	*COMP*		c.1525(exon14)G 野生型		

NCBI 参照序列
T G C C A G G A C G A C T T T G A T G C A G A C A A G G T G

杨某序列
T G C C A G G A C G A C T T T T A T G C A G A C A A G G T G

图 5-8　胎儿父亲家系单基因病全外显子组测序分析

（9）胎儿单基因病全外显子组测序：分析发现 *FGFR3* 基因的 1 个变异，关联疾病为：软骨发育不良、致死性侏儒发育不良、先天性软骨发育不全。进一步发现胎儿之母亦存在 *FGFR3* 基因的 1 个变异，与胎儿的基因变异相同，未检测到胎儿之父与之相同的变异基因。该变异先证者为杂合子，符合常染色体显性遗传疾病发病机制（图 5-9）。

附页

姓名	基因	变异类型	核酸变异	氨基酸变异
刘某之胎	*FGFR3*	杂合	c.1138（exon9）G＞A	p.G380R
刘某之胎之父	*FGFR3*		c.1138（exon9）G 野生型	
刘某之胎母	*FGFR3*	杂合	c.1138（exon9）G＞A	p.G380R

NCBI 参照序列
G G C A T C C T C A G C T A C G G G G T G G G C T T C T T C C

刘某之胎序列
G G C A T C C T C A G C T A C A G G G T G G G C T T C T T C C

图 5-9　胎儿单基因病全外显子组测序

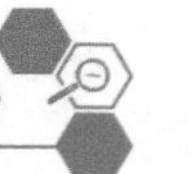

入院诊断：孕 1 产 0 孕 32 周头位；胎儿四肢短小（先天性软骨发育不全）；侏儒症。

妊娠结局：患者及家属选择终止妊娠，于孕晚期行利凡诺羊膜腔内注射引产术。

病例分析

一、疾病定义

常见的遗传性侏儒有软骨发育不全（achondroplasia，ACH）、软骨发育低下（hypochondroplasia，HCH）、致死性侏儒（thanatophoric dysplasia，TD）、假性软骨发育不全（pseudoachondroplasia，PSACH）、多发性骨骺发育不全（multiple epiphyseal dysplasia，MDE）等，其中以 ACH 最为常见。

1. 先天性软骨发育不全

软骨发育不全是最常见的表现为肢体与躯干不成比例的遗传性疾病，又称胎儿型软骨营养障碍、软骨营养障碍性侏儒。是一种软骨内骨化缺陷的先天性发育异常，主要影响长骨，临床表现为特殊类型的侏儒——短肢型侏儒。智力及体力发育良好。病因和发病机制为先天性发育异常，本病有明显的遗传性及家族史，为常染色体显性遗传，在新生儿中发病率为 1/77 000 ～ 1/15 000，外显率为 100%，10% ～ 20% 为家族遗传，80% ～ 90% 为散发病例（由新的自发突变引起）。如父母一方有病，子女中 1/2 可以得病，如父母均为患者，则子女几乎都要受累。患者一般智力正常，临床表现为前额突出、面中部发育不全、鼻梁下陷、四肢短小、三叉手、肌张力减退。这些患

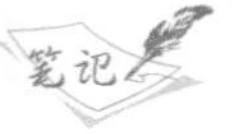

者通常有复发性耳部感染，同时行走能力较迟，最终发展为膝内翻。

所有的ACH患者均存在成纤维细胞生长因子受体3（fibroblast growth factor receptors 3，*FGFR3*）基因的突变，目前主要是通过胎儿超声来筛查长骨（即肱骨和股骨）短小的ACH可疑胎儿，再对筛查出的ACH可疑胎儿和宫内生长迟缓胎儿进行染色体检查和*FGFR3*基因检测，完成对可疑胎儿的产前诊断。如果父母亲之一或者双方均为确诊的ACH患者，则可在孕11～13周做胎儿*FGFR3*基因产前诊断。目前，绝大多数ACH患儿主要是通过产前超声检查来进行筛查的，研究表明，ACH患儿在孕20～24周产前超声检查时肢体长度仍可在正常范围，通常在妊娠26周以后出现典型的异常表现。常规的超声检查在孕中晚期才能观察到胎儿长骨的缩短。

2. 假性软骨发育不全

患儿出生时和婴幼儿时期发育正常，一般在2岁后出现异常，表现为短肢型侏儒，到成人时身高为106～130 cm。智力和颅面发育正常，四肢关节明显增大，手指粗短，活动受限，膝踝关节可为内翻畸形。本病由于身体比例与ACH患儿相似，因此临床上易与ACH混淆，其鉴别点在于：①本病出生时外观正常，6个月至4岁出现畸形；②头面部正常；③无典型三叉指形；④X线颅面骨基本正常；⑤X线可见骨骺及干骺端均异常。而ACH出生时即表现为头颅大、四肢短、三叉手，X线可见颅面骨畸形，病变仅累及干骺端，而骨骺形态正常。另外，本病是由软骨寡聚物基质蛋白（cartilage oligomeric matrix protein，*COMP*）基因突变所致，因此基因诊断需分析

笔记

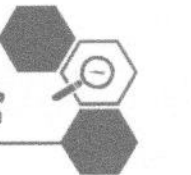

COMP 基因，而非 *FGFR3* 基因。由于本病胎儿期及出生时外观正常，故不能通过超声进行产前诊断，仅能通过 *COMP* 基因分析做产前诊断。

3. 多发性骨骺发育不全

假性软骨发育不全和多发性骨骺发育不全都是由 *COMP* 基因突变引起的，所以临床上不易鉴别，假性软骨发育不全的临床症状严重度一般较多发性骨骺发育不全重。

4. 致死性侏儒症

致死性侏儒症又称致死性骨发育不良，是新生儿致死性骨发育不良病中相对常见的一种，主要表现为肢体显著短小，巨颅，前额隆突，脑部畸形，脊柱异常，肋骨极短，胸廓极度狭窄，四肢外旋或外展，呈蛙式体态。本病为常染色体显性遗传病，由 *FGFR3* 基因突变引起，患胎多半胎死腹中或于出生后不足 24 小时即因重症急性呼吸衰竭而夭折，一年存活率几乎为 0。与软骨发育不全的鉴别：软骨发育不良者表现为四肢管状骨但无弯曲，部分胸部狭窄不明显，一般无脑部畸形，智力正常。

致死性侏儒症是由 *FGFR3* 基因发生不同突变所致，其中 p.R248C 错义突变为 TD1 最高发的致死突变，而 TD2 型多由 p.K650E 错义突变引起。

二、诊疗策略

（1）有家族遗传史者，孕期应尽早行产前诊断以明确有无致病基因。

（2）绝大多数 ACH 患儿主要是通过产前超声检查来进行筛查的，研究表明，ACH 患儿在孕 20 ～ 24 周产前超声检查

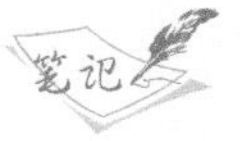

时肢体长度仍可在正常范围，通常在妊娠26周以后出现典型的异常表现。

病例点评

所有的ACH患者均存在*FGFR3*基因的突变，目前主要是通过胎儿超声来筛查长骨（即肱骨和股骨）短小的ACH可疑胎儿，再对筛查出的ACH可疑胎儿和宫内生长迟缓胎儿进行染色体检查和*FGFR3*基因检测，完成对可疑胎儿的产前诊断。

该病例患胎父母为侏儒症，但并未进行基因诊断，孕期超声筛查发现胎儿肱骨及股骨缩短，动态监测超声可疑ACH，同时进行胎儿染色体检查和全外显子基因检测，结果发现*FGFR3*基因的1个变异，且与胎儿母亲存在的*FGFR3*基因变异相同，该变异先证者为杂合子，符合常染色体显性遗传疾病发病机制。目前并没有针对软骨发育不良的有效治疗方法，常见的治疗方法有：①使用生长激素，患儿生长速度会有短暂增加，但随时间的延长，其作用会减弱；②通过手术延长肢体，但这是一个漫长而艰巨的过程。向患者及家属告知胎儿预后，患者及家属在知情同意情况下选择终止妊娠，故于孕晚期行利凡诺羊膜腔内注射引产术。

另外，该病例同时检出胎儿父亲为*COMP*基因变异引起的遗传性侏儒。

本病历尸检结果如下。

（1）未成熟性胎儿：孕30^+周，体重1620 g，小于平均孕龄。

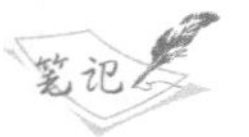

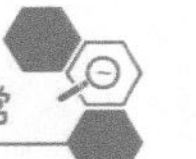

（2）双肺肺泡膨胀，见较多羊水吸入，肺间质内小静脉及支气管旁静脉扩张淤血，灶性被膜间质内出血。

（3）心脏未见发育畸形；主动脉弓、肺动脉及其分支未见畸形；心肌纤维混浊肿胀，心外膜内小静脉扩张淤血，灶性间质内出血。

（4）四肢发育畸形：四肢发育明显短小，镜下见（股骨）下端软骨细胞排列紊乱，未形成柱形软骨细胞，灶性软骨基质黏液样变。

（5）肝脏：见肝小叶及汇管区结构，肝细胞混浊肿胀，多灶性结构解离，部分组织自溶。双肾：皮、髓质结构不清，见部分肾小球及其所属肾单位结构，部分组织自落。

（6）余脏器均见不同程度组织自溶。

参考文献

1. 张晔，喻唯民，沈明，等 . FGFR3 基因突变分析鉴别软骨发育不全及类似遗传性侏儒 . 中华医学遗传学杂志，2000（4）：31-34.

2. PEHLIVAN S，OZKINAY F，OKUTMAN O，et al. Achondroplasia in Turkey is defined by recurrent G380R mutation of the FGFR3 gene. Turkish Journal of Pediatrics，2003，45（2）：99-101.

3. ORIOLI I M，CASTILLA E E，SCARANO G，et al. Effect of paternal age in achondroplasia，thanatophoric dysplasia，and osteogenesis imperfecta. Am J Med Genet，1995，59（2）：209-217.

4. 杜晓杰 . 儿童软骨发育不全的诊断与外科治疗 . 中国临床医生杂志，2020，48（2）：135-137.

5. CHEN C P，CHERN S R，SHIH J C，et al. Prenatal diagnosis and genetic analysis

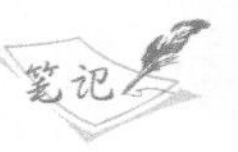

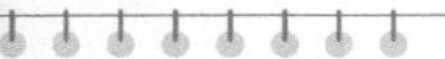

of type I and type II thanatophoric dysplasia. Prenat Diagn，2001，21（2）：89-95.

6. MONTI E，MOTTES M，FRASCHINI P，et al. Current and emerging treatments for the management of osteogenesis imperfecta. Ther Clin Risk Manag，2010，6：367-381.
7. SEINO Y，YAMANAKA Y，SHINOHARA M，et al. Growth hormone therapy in achondroplasia. Horm Res，2000，53 Suppl 3：53-56.
8. KANAZAWA H，TANAKA H，INOUE M，et al. Efficacy of growth hormone therapy for patients with skeletal dysplasia. J Bone Miner Metab，2003，21（5）：307-310.
9. HERTEL N T，EKLÖF O，IVARSSON S，et al. Growth hormone treatment in 35 prepubertal children with achondroplasia：a five-year dose-response trial. Acta Paediatr，2005，94（10）：1402-1410.
10. DONALDSON J，AFTAB S，BRADISH C. Achondroplasia and limb lengthening：results in a UK cohort and review of the literature. J Orthop，2015，12（1）：31-34.

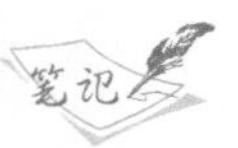

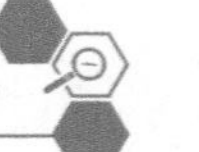

029　胎儿四肢短小

病历摘要

孕妇，30岁，已婚成年女性，163 cm（丈夫172 cm）。2019年7月8日主因“停经20⁺周，超声提示四肢短小，要求引产”入院。

孕妇平素月经规律，6/（38～45）天，月经量多，无痛经，末次月经2019年2月16日。根据早孕超声推算，末次月经2019年2月26日，预产期2019年12月3日。患者于停经35⁺天查尿hCG阳性，早期无阴道出血。孕13⁺周胎儿NT 5.1 mm，接受绒毛膜穿刺，染色体核型及微重复、微缺失结果回报未见异常。孕14⁺周超声提示：BPD 3.8 cm（大于4 SD），FL 1.3 cm（小于均值），NF 3.6 cm，宫腔左侧可见带状回声宽约0.4 cm，不除外四肢短小，建议加强超声筛查四肢短小。孕17⁺周外院超声提示：BPD 4.3 cm（＞2 SD），HC 15.4 cm（＞2 SD），AC 13.3 cm（＞2 SD），FL 1.6 cm（＜3 SD），足长2.5 cm，FL/足长=0.64。孕20⁺周时，孕妇和家属因为胎儿四肢短小要求终止妊娠。

体格检查：患者一般情况好，T 36.5℃，P 78次/分，BP 116/76 mmHg，心脏听诊律齐、无杂音，肺部听诊呼吸音清、无异常，肝、脾肋下未触及，腹部膨隆，宫高14 cm，腹围84 cm，胎心145 bpm，无宫缩。

辅助检查：2019年7月8日（孕18^{+6}周）B超（图5-10）：

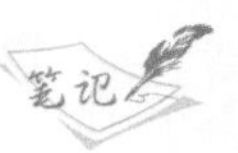

BPD 4.8 cm（＞1 SD），FL 1.8 cm（=−4.99 SD），AC 13.9 cm，AF 4.9 cm，胎儿四肢短小（软骨发育不全？）。

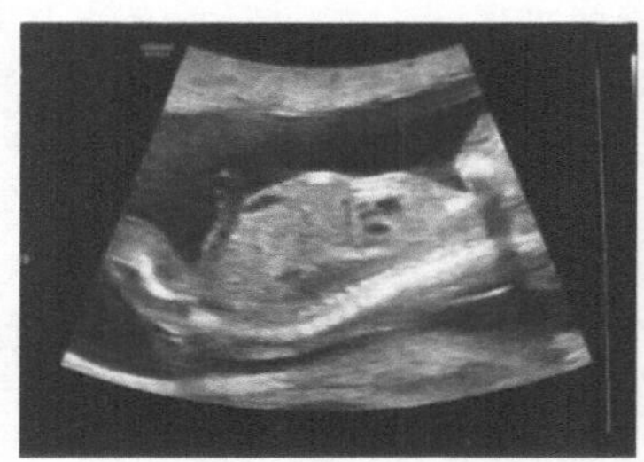
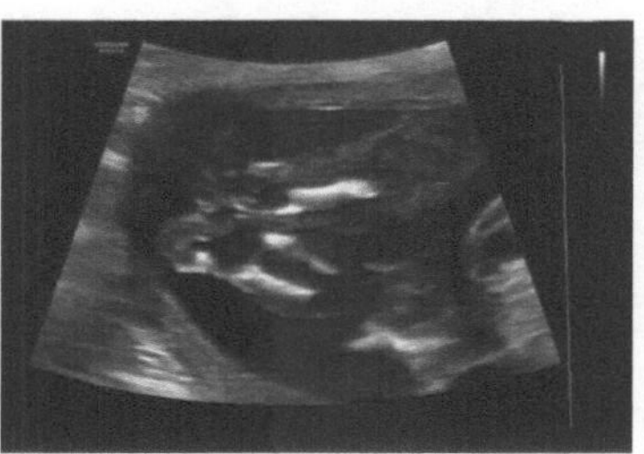

图 5-10　胎儿脊柱和长骨

家族史：否认双方家族中有侏儒。

诊断：孕 1 产 0 孕 20^{+} 周四肢短小（软骨发育不全？）。

妊娠结局：孕妇要求适时终止妊娠。

病例分析

胎儿四肢短小是“骨骼发育不良”的一种，骨骼发育不良也称骨软骨发育不全，包括影响骨骼形成和生长的多种疾病。骨骼发育不良现已发现 450 多种，大多数骨骼发育不良最终都会在产后表现出来，可能在新生儿期或更晚的时期，少数会在胎儿期显露，甚至在胎儿期致命。

妊娠期骨骼发育不良的总体患病率约为 7.5/10 000 例妊娠超声筛查。如果详细分类，骨骼发育不良总共有 450 多种，因此每一种都很罕见。骨骼发育不良导致的围产期总体死亡率约为 9/1000 产儿，其中 23% 为死产，另有 32% 存活不超过 1 周。骨骼发育不良产前超声诊断的准确性：产前诊断的正确率为 68%，部分诊断正确率为 31%，而假阳性率为 0.07%。

骨骼发育不良的发病率较低、表型各异、特征重叠，以及大多数病例都没有家族史，因此难以做出具体诊断，也很难解释预后。临床上较难确定骨骼发育不良的具体类型，因此产前评估的直接目标为确定其致死性，如果胎儿的骨骼发育不良为致死性类型，或父母无法接受相关并发症和低生存质量，父母就有可能选择终止妊娠或避免剖宫产。

致死性骨发育不全又称致死性侏儒症（thanatophoric dysplasia，TD），为致死性短肢畸形，发生率为 1/17 000 ～ 1/6000，分为Ⅰ型（TD1）和Ⅱ型（TD2）。其超声特点包括严重的短肢，以肢根型为主；患儿四肢极其缩短以至于呈直角从身体伸出；胸围小；巨颅；躯干长度正常；骨矿化正常；无骨折；皮肤褶皱增厚、过多；扁平椎（椎体扁平）。Ⅰ型TD（TD1）是较常见的类型，通常由 *FGFR3* 基因的 R248C 和 Y373C 突变引起。TD1 的外观包括股骨弓呈典型的“电话听筒”状，伴额部隆起和面中部发育不全，但没有三叶草型颅畸形。TD2 通常由 *FGFR3* 基因的 K650E 突变引起，比 TD1 少见。股骨通常较直，且干骺端膨大。TD2 最确切的特征是头颅呈“三叶草型”，即由人字缝和冠状缝早闭导致的颅骨在冠状面上呈“三叶草型”。TD1 和 TD2 均为常染色体显性遗传病，由 *FGFR3* 基因突变所致，杂合致病突变即可导致疾病发生。

超声评估：中期妊娠超声评估常规测定的长骨一般仅为股骨，但很多扫描指南都推荐系统性记录有无四肢及是否对称。影像学检查应包括股骨全长，以便查看两端骨化的干骺端，并测定股骨骨干的最长长度。“短股骨”通常定义为股骨长度低于相应胎龄均值的第 5 百分位数，少数情况下定义为比相应胎龄平均值低 2 个标准差。

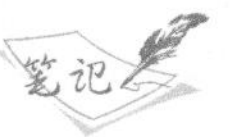

1. 鉴别诊断

正常变异或体质性短四肢：体质性身材矮小者的平均长骨区间生长一直保持正常，但生长曲线低于正常百分位数。

胎儿生长受限（fetal growth restriction，FGR）：如果有其他超声证据表明生长受限（如腹围较小、胎盘形态学异常、多普勒参数异常），妊娠相关血浆蛋白 A 水平较低，则支持 FGR 的诊断。单纯性股骨较短可能为 FGR 的起病体征，但腹围等其他参数也会逐渐降至相应胎龄正常生长曲线之下，有时头围也会减小。

染色体疾病：股骨略短为胎儿非整倍体的软指标，因此还应考虑到非整倍体风险，尤其是唐氏综合征。但如果仅有股骨短这一项发现且评估母亲孕育非整倍体胎儿的风险较低，则其预测值较低。应使用产前诊断结果鉴别此类疾病，如果父母拒绝羊膜穿刺，应采用唐氏综合征检出率很高的游离 DNA 技术来排除风险。

2. 诊断流程

骨骼发育不良预测价值最高的表现如下。

（1）股骨长度比相应胎龄平均值 –2 SD 小 5 mm 以上，相当于在妊娠 18 ～ 22 周进行胎儿解剖学检查时，股骨长度比平均值低 4 个标准差以上。

（2）股骨长 / 足长＜ 0.9。大多数产前诊断的骨骼发育不良都有重度四肢短肢，但足部一般相对正常。在整个妊娠期间，股骨长 / 足长通常为 1.0，因此该比值＜ 1.0 有助于鉴别骨骼发育不良与短股骨（如 FGR 或非整倍性）。如果该比值降至 0.9 以下，则骨骼发育不良的可能性升高。

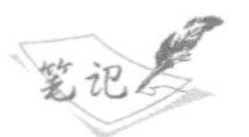

（3）股骨长 / 腹围＜ 0.16。

3. 分子学诊断

诊断出具体的骨骼发育不良有助于预测预后。如果已知胎儿有骨骼发育不良的风险，如父亲 / 母亲患病（常染色体显性遗传）、母亲为携带者（X 连锁遗传）或父母都是常染色体隐性遗传性骨骼发育不良携带者（有患病儿童 / 胎儿的个人史或家族史），我们会进行胎儿 DNA 分析来检测具体的基因突变。约 70% 的骨骼发育异常胎儿存在基因缺陷，这可为有风险家庭提供早期产前诊断（在超声检查得到诊断性结果前）/ 胚胎植入前诊断，也可在妊娠较晚阶段确定影像学检查得出的推定诊断。通常同时进行微阵列分析，以获得进一步的诊断信息。

4. 孕期管理

临床上如果发现胎儿四肢短小，则需要积极诊断骨骼发育不良的具体类型。当怀疑孕妇孕有患严重骨骼发育不良疾病（如 TD）的胎儿时，应使其在具备良好筛查条件的医疗中心接受检查。发生致命性骨骼发育不良的胎儿通常存在骨变短，以及骨骼生长曲线下降。评估胎儿的肋骨和肺生长情况也是鉴别致死性与非致死性骨骼发育不良的重要措施。特别注意测量长骨长度、胸围径线，以及是否存在羊水过多的情况。TD 患者羊水中胎儿蛋白和胆碱酯酶含量都在正常范围，但是必须进行羊膜腔穿刺，获得胎儿细胞进行 DNA 分析检测 *FGFR3* 基因，以明确诊断。如果孕 24 周前确诊，必须告知患儿父母极端不良的预后，并建议终止妊娠。孕育 TD 胎儿的孕妇常合并羊水过多、早产、先露异常，以及头盆不称。三叶草状颅骨畸形和脑积水往往需要头颅穿刺，并辅助分娩。阴道臀位分娩时，因

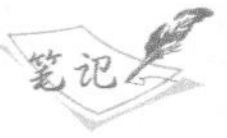

胎儿颈部过短和僵硬会阻碍胎头部下降，有时也必须行剖宫产分娩，即便胎儿生后预后不良。

病例点评

1. 夫妻双方身高正常，双方家族中没有类似患者。

2. 妊娠早期超声提示 NT 异常，但染色体微重复、微缺失未见异常。妊娠 14 周超声即提示胎儿双顶径显著大于相应孕龄 4 个标准差，股骨长小于相应孕龄平均值，以后两次复查，超声均显示胎儿头颅、腹围异常增大，但股骨长显著小于相应孕龄，且增长速度低下，符合软骨发育异常表现。故同意孕妇要求，适时终止妊娠。

参考文献

1. WELDNER B M，PERSSON P H，IVARSSON S A. Prenatal diagnosis of dwarfism by ultrasound screening. Arch Dis Child，1985，60（11）：1070-1072.
2. KRAKOW D，LACHMAN R S，RIMOIN D L. Guidelines for the prenatal diagnosis of fetal skeletal dysplasias. Genet Med，2009，11（2）：127-133.
3. RASMUSSEN S A，BIEBER F R，BENACERRAF B R，et al. Epidemiology of osteochondrodysplasias：changing trends due to advances in prenatal diagnosis. Am J Med Genet. 1996，61（1）：49-58.
4. CAMERA G，MASTROIACOVO P. Birth prevalence of skeletal dysplasias in the Italian Multicentric Monitoring System for Birth Defects. Prog Clin Biol Res，1982，104：441-449.
5. ORIOLI I M，CASTILLA E E，BARBOSA-NETO J G. The birth prevalence rates

for the skeletal dysplasias. J Med Genet，1986，23（4）：328-332.

6. DORAY B，FAVRE R，VIVILLE B，et al. Prenatal sonographic diagnosis of skeletal dysplasias. A report of 47 cases. Ann Genet，2000，43（3-4）：163-169.
7. KRAKOW D，ALANAY Y，RIMOIN L P，et al. Evaluation of prenatal-onset osteochondrodysplasias by ultrasonography：a retrospective and prospective analysis. Am J Med Genet A，2008，146A（15）：1917-1924.
8. TRETTER A E，SAUNDERS R C，MEYERS C M，et al. Antenatal diagnosis of lethal skeletal dysplasias. Am J Med Genet，1998，75（5）：518-522.
9. SCHRAMM T，GLONING K P，MINDERER S，et al. Prenatal sonographic diagnosis of skeletal dysplasias. Ultrasound Obstet Gynecol，2009，34（2）：160-170.
10. SHARONY R，BROWNE C，LACHMAN R S，et al. Prenatal diagnosis of the skeletal dysplasias. Am J Obstet Gynecol，1993，69（3）：668-675.
11. PARILLA B V，LEETH E A，KAMBICH M P，et al. Antenatal detection of skeletal dysplasias. J Ultrasound Med，2003，22（3）：255-261.
12. GAFFNEY G，MANNING N，BOYD P A，et al. Prenatal sonographic diagnosis of skeletal dysplasias--a report of the diagnostic and prognostic accuracy in 35 cases. Prenat Diagn，1998，18（4）：357-362.
13. KRAKOW D. Skeletal dysplasias. Clin Perinatol，2015，42（2）：301-319，viii.
14. KURTZ A B，NEEDLEMAN L，WAPNER R J，et al. Usefulness of a short femur in the in utero detection of skeletal dysplasias. Radiology，1990，177（1）：197-200.
15. NELSON D B，DASHE J S，MCINTIRE D D，et al. Fetal skeletal dysplasias：sonographic indices associated with adverse outcomes. J Ultrasound Med，2014，33（6）：1085-1090.

16. PARILLA B V，LEETH E A，KAMBICH M P，et al. Antenatal detection of skeletal dysplasias. J Ultrasound Med，2003，22（3）：255-261.

17. VAJO Z，FRANCOMANO C A，WILKIN D J. The molecular and genetic basis of fibroblast growth factor receptor 3 disorders：the achondroplasia family of skeletal dysplasias，Muenke craniosynostosis，and Crouzon syndrome with acanthosis nigricans. Endocr Rev，2000，21（1）：23-39.

18. TAVORMINA P L，SHIANG R，THOMPSON L M，et al. Thanatophoric dysplasia（types I and II）caused by distinct mutations in fibroblast growth factor receptor 3. Nat Genet，1995，9（3）：321-328.

19. OFFIAH A C. Skeletal dysplasias：an overview. Endocr Dev，2015，28：259-276.

20. WARMAN M L，CORMIER-DAIRE V，HALL C，et al. Nosology and classification of genetic skeletal disorders：2010 revision. Am J Med Genet A，2011，155A（5）：943-968.

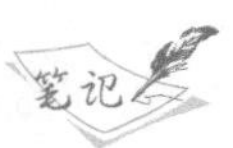

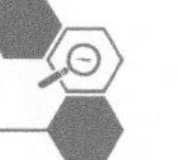

030　胎儿肢体体壁综合征

病历摘要

孕妇，26 岁，孕 1 产 0，主因“停经 15^+ 周，发现胎儿畸形 2^+ 周”自外院转入。

孕妇平素月经规律，5/（30 ～ 35），月经量中，无痛经，末次月经 2017 年 10 月 9 日，预产期 2018 年 7 月 16 日。患者于停经 40 天查尿 hCG 阳性，早孕期无阴道出血，根据早孕期 B 超，核对孕周无误。孕 7^+ 周少量阴道出血，口服地屈孕酮 1 周后好转。孕 8 周间断流涕，自觉发热，未检测体温，未就诊，无咳嗽、咳痰。孕 12 周出现咳嗽、咳痰，未口服药物治疗。孕 13 周外院 B 超提示胎儿脊柱形态异常，胎儿腹腔外侧异常（腹裂可能）。为进一步明确诊断，就诊于我院，超声提示（图 5-11）：宫内妊娠单活胎，超声孕周：15 周 0 天，胎儿结构畸形：前腹壁缺损，内脏外翻，脊柱异常，考虑胎儿肢体体壁综合征不除外，现要求引产收入院。

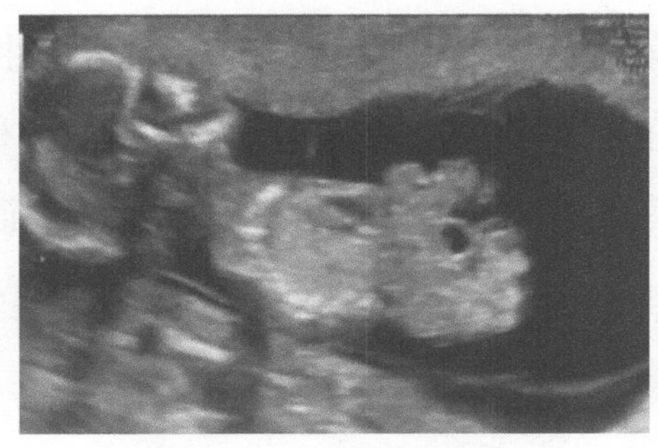

图 5-11　胎儿内脏外翻

体格检查：患者一般情况好，T 36.5℃，P 88 次 / 分，BP 120/70 mmHg，心脏听诊律齐、无杂音，肺部听诊呼吸音清，肝、脾肋下未触及，腹部膨隆可无宫缩，胎心 140 bpm。

主要诊断：孕 1 产 0 孕 15^+ 周、胎儿畸形：前腹壁缺损、内脏外翻、脊柱异常、胎儿肢体体壁综合征、胎儿前腹壁缺损，内脏外翻膨出。胎儿胸部脊柱弯曲成角，腰骶部排列不整。

妊娠结局：入院后行羊水穿刺 + 利凡诺羊膜腔内注射术，术后 4 天流产。

病例分析

体蒂异常（body stalk anomaly，BSA）是一种罕见的胎儿发育异常，是由前腹壁关闭失败所引起。该综合征主要表现为前腹壁的广泛缺损、露脑和（或）面裂，肢体缺陷，严重的脊柱侧凸、肢体畸形、脐带过短等多种畸形，因此又称肢体 – 体壁综合征（limb body wall complex，LBWC）。由于产前超声难以检出此类罕见和致死性先天性缺陷中的全部畸形，常需产后对胎儿标本全面尸检而明确诊断，临床过程中产前诊断的体蒂异常更容易在中晚孕期被检出，早孕期诊断体蒂异常相对困难。胎儿体蒂异常的发病机制存在多种学说，如胚胎早期羊膜破裂，血流中断；胚胎组织局部被破坏，或外胚层基板功能异常导致胚胎发育不良。

体蒂异常胎儿可能存在两种不同的病理类型：Ⅰ型为胎盘 – 头颅表型，发生机制可能是胚胎早期羊膜破裂，胚胎循环

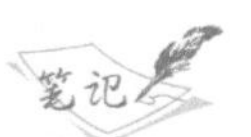

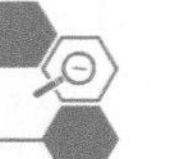

衰竭导致血流中断，即胚外体腔消失前羊膜早破。本型主要表现为颅面缺陷如露脑或面裂，伴肢体缺陷和（或）腹侧体壁的缺陷。Ⅱ型为胎盘－腹部表型，其发生机制可能与脐带形成失败有关。该综合征染色体正常，但可有母体血清 AFP 升高。

1. 主要超声表现

超声是诊断的最主要途径，通常 11 ～ 14 周 NT 超声可以明确诊断。

（1）前腹壁严重缺损（位于脐带进入腹部处）。

（2）腹水或胸水伴腹腔多个脏器外突，有羊膜覆盖。

（3）肢体畸形（足外翻、足内翻、肢体短小、缺如）。

（4）骨骼畸形（脊柱侧凸或后凸）。

（5）脐带畸形（单脐动脉、脐带极度缩短、无脐带）。

（6）头面部畸形（唇裂、小头畸形等）。

（7）神经管畸形（脊柱裂、脊柱脊膜膨出等）。

（8）其他畸形（心脏结构的异常、肛门闭锁、肠梗阻等）。

（9）孕 14 周前，胎儿颈项透明层增厚，上半身在羊膜腔内，而下半身位于胚外体腔。

2. 鉴别诊断

（1）羊膜束带综合征所致的腹壁缺损位置可以发生在腹壁的任何位置，并固定在脐根部的右侧，声像图上可见条索状的羊膜带回声和收缩环，还可见其特有的颅裂、面裂、截肢等畸形声像图改变。

（2）单纯的脐膨出为腹壁中线包括肌肉、筋膜和皮肤缺损，在声像图上显示脐带进入腹部处有异常包块回声，内容物多为单纯肠管和（或）肝脏突入脐带内，表面有腹膜和羊膜腔

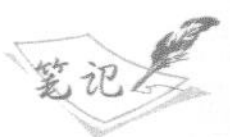

覆盖，脐带长度正常，极少为单脐动脉。彩色多普勒超声可以追踪脐静脉与肝内静脉的走向，证实脐静脉穿过膨出的包块内，腹水较为常见。单纯的脐膨出常与染色体异常有关，母体血清 AFP 升高，但不如腹裂升高明显。

（3）腹裂畸形指脐旁腹壁全层缺损，伴腹腔内脏突出。声像图上腹壁缺损常位于脐根部的右侧，脐带声像图正常，极少为单脐动脉。腹壁缺损一般较小，突出的脏器多为肠管，表面无覆盖，漂浮在羊水中，肠管壁增厚，容易发生肠梗阻，出现肠管明显扩张。腹裂畸形时母体的 AFP 明显增高。

（4）Cantrell 五联征的超声表现为胸骨缺损、心包缺损、膈肌缺损、心脏异位和巨大脐膨出五大畸形特点。

（5）膀胱外翻畸形指膀胱前壁缺如，膀胱后壁暴露在外。声像图表现为下腹部软组织包块，无正常的膀胱显示，双肾声像正常。

3. 诊疗策略

新生儿体蒂异常为先天性出生缺陷的一种，该综合征具有广泛前侧腹部裂、明显的脊柱侧凸、肢体畸形、颜面颅脑畸形、脐带极短等多种畸形，这些畸形可单独存在或合并存在。LBWC 的发生率尚不清楚，该畸形产生的原因不完全清楚，但普遍认为是在胚胎发育 4 ～ 6 周时，由于出血、坏死、缺氧，导致胚胎组织发育不全或受损，从而造成腹部闭合失败。也有人认为在胚外体腔消失前即存在早期的羊膜破裂，LBWC 可能是另一种形式的羊膜带综合征，羊膜破裂发生在尾端，胚胎下半身从破口伸入胚外体腔，由于部分躯体被固定，使胎动受限，造成脐带极短，腹壁缺损，脊柱畸形。还有一种可能是胚

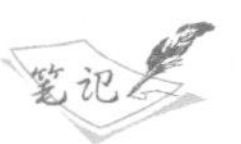

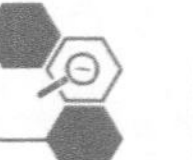

胎三个轴向包卷过程发生异常，伴胚外体腔的消失障碍和羊膜腔的形成障碍。该综合征染色体正常，但可有母体血清 AFP 升高。

病例点评

胎儿体蒂异常是严重的先天性出生缺陷，超声一经诊断，应尽早终止妊娠。另外，应对缺陷的胎儿进行染色体相关检查，以对再次妊娠进行遗传指导。

参考文献

1. RUSSO R，D'ARMIENTO M，ANGRISANI P，et al. Limb body wall complex：a critical review and a nosological proposal. Am J Med Genet，1993，47（6）：893-900.
2. VAN ALLEN M I，CURRY C，GALLAGHER L. Limb body wall complex：Ⅰ. Pathogenesis. Am J Med Genet，1987，28（3）：529-548.
3. DASKALAKIS G，SEBIRE N J，JURKOVIC D，et al. Body stalk anomaly at 10-14 weeks of gestation. Ultrasound Obstet Gynecol，1997，10（6）：416-418.
4. MANN L，FERGUSON-SMITH M A，DESAI M，et al. Prenatal assessment of anterior abdominal wall defects and their prognosis. Prenat Diagn，1984，4（6）：427-435.
5. HIGGINBOTTOM M C，JONES K L，HALL B D，et al. The amniotic band disruption complex：timing of amniotic rupture and variable spectra of consequent defects. J Pediatr，1979，95（4）：544-549.
6. JONES M C. The spectrum of structural defects produced as a result of amnion

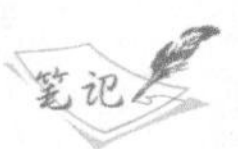

rupture. Semin Perinatol，1983，7（4）：281-284.

7. KALOUSEK D K，BAMFORTH S. Amnion rupture sequence in previable fetuses. Am J Med Genet，1988，31（1）：63-73.
8. MILLER M E，GRAHAM J M Jr，HIGGINBOTTOM M C，et al. Compression-related defects from early amnion rupture：evidence for mechanical teratogenesis. J Pediatr，1981，98（2）：292-297.
9. MILLER M E. Structural defects as a consequence of early intrauterine constraint limb deficiency，polydactyly，and body wall defects. Semin Perinatol，1983，7（4）：274-277.
10. HUNTER A G，CARPENTER B F. Implications of malformations not due to amniotic bands in the amniotic band sequence. Am J Med Genet，1986，24（4）：691-700.
11. PALACIOS J，RODRIGUEZ J I. Limb body wall malformation complex associated with vascular steal. Hum Pathol，1990，21（8）：875-876.
12. BAMFORTH J S. Amniotic band sequence：Streeter′ s hypothesis reexamined. Am J Med Genet，1992，44（3）：280-287.
13. HARTWIG N G，VERMEIJ-KEERS C，DE VRIES H E，et al. Limb body wall malformation complex：an embryologic etiology？ . Hum Pathol，1989，20（11）：1071-1077.
14. HARTWIG N G，STEFFELAAR J W，VAN DE KAA C，et al. Abdominal wall defect associated with persistent cloaca. The embryologic clues in autopsy. Am J Clin Pathol，1991，96（5）：640-647.
15. VERMEIJ-KEERS C，HARTWIG N G，VAN DER WERFF J F. Embryonic development of the ventral body wall and its congenital malformations. Semin Pediatr Surg，1996，5（2）：82-89.

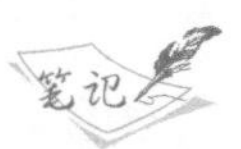

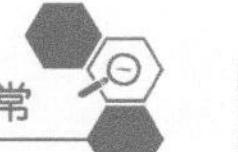

16. MOERMAN P，FRYNS J P，VANDENBERGHE K，et al. Constrictive amniotic bands，amniotic adhesions，and limb-body wall complex：discrete disruption sequenceswith pathogenetic overlap. Am J Med Genet，1992，42（4）：470-479.

17. GINSBERG N E，CADKIN A，STROM C. Prenatal diagnosis of body stalk anomaly in the first trimester of pregnancy. Ultrasound Obstet Gynecol，1997，10（6）：419-421.

18. COLPAERT C，BOGERS J，HERTVELDT K，et al. Limb-body wall complex：4 new cases illustrating the importance of examining placenta and umbilical cord. Pathol Res Pract，2000，196（11）：783-790.

19. SMRCEK J M，GERMER U，KROKOWSKI M，et al. Prenatal ultrasound diagnosis and management of body stalk anomaly：analysis of nine singleton and two multiple pregnancies. Ultrasound Obstet Gynecol，2003，21（4）：322-328.

20. BIANCHI D W，CROMBLEHOLME T M，D' ALTON M E，et al. Fetology：diagnosis and management of the fetal patient. 2ed th. United States：McGraw-Hill Professional，2010：416-420.

21. GIACOIA G P. Body stalk anomaly：congenital absence of the umbilical cord. Obstet Gynecol，1992，80（3 Pt 2）：527-529.

笔记

031 羊膜带综合征

病历摘要

孕妇，37 岁，孕 3 产 1，主因"停经 13^+ 周，发现胎儿畸形 2 天"收入院。

孕妇平素月经规律，7/（30 ～ 35）天，月经量中，无痛经，末次月经 2019 年 5 月 14 日，预产期 2020 年 2 月 18 日。2019 年 5 月 30 日于我院行 IVF-ET 术。2 天前 B 超提示羊膜带综合征可能，现为引产收入院。

孕产史：2009 年足月剖宫产 1 次，2001 年药物流产 1 次。

体格检查：患者一般情况好，T 36.5℃，P 88 次 / 分，BP 110/68 mmHg，心脏听诊律齐、无杂音，肺部听诊呼吸音清，肝、脾肋下未触及。

辅助检查：B 超示胎儿头颈部可见囊性回声，范围 2.6 cm × 1.9 cm × 1.8 cm，脊柱形态异常呈（S）形，羊水厚径 3.2 cm，左前壁可见带状强回声宽约 0.1 cm，右上肢固定与带状回声紧贴，胎儿颅骨光环及颅内结构显示不清，提示胎儿形态及结构异常（脊柱弯曲变形、腹壁裂可能、颈部水囊瘤、露脑畸形不除外、右上肢形态异常），考虑羊膜带综合征可能（图 5-12，图 5-13）。

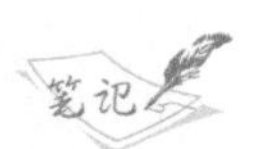

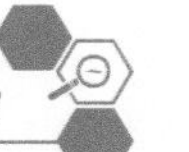

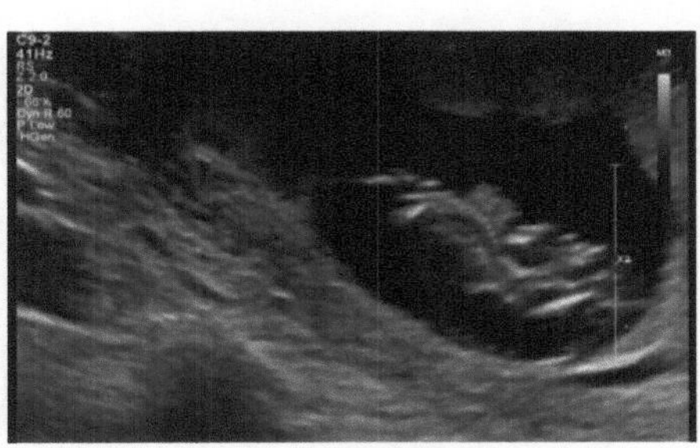

图 5-12　脊柱弯曲

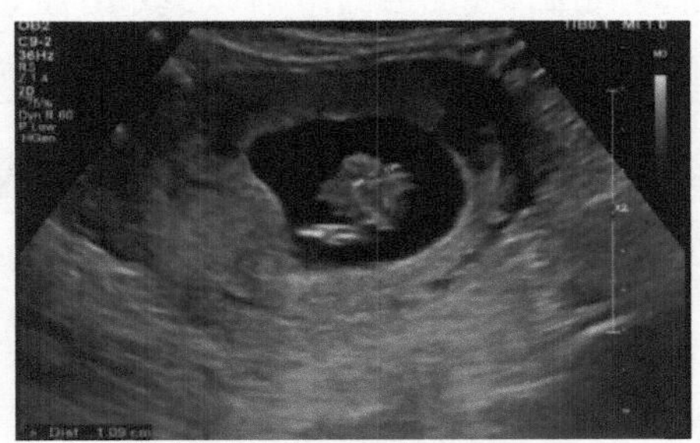

图 5-13　右上肢固定与带状回声紧贴

主要诊断： 孕 3 产 1 孕 12^+ 周；胎儿畸形（羊膜带综合征？）；剖宫产再孕；IVF-ET 术后。

妊娠结局： 入院后行药物流产术失败，遂行钳夹术，暴露宫颈间流产物堵塞宫颈口，钳夹出组织无，胎儿腹部缺失内脏外露，胎儿颈后组织增厚，留取组织送微缺失检测。

病例分析

1. 定义及发病率

羊膜带序列征（amniotic band sequence，ABS）是一组极为多样的先天性异常，其发生与羊膜带相关。这是由单一缺陷（羊膜带）造成的先天性异常，病因较多，包括胎膜破裂、

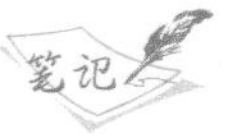

血管损伤等。目前尚无标准的ABS定义。羊膜带相关异常的临床表现、诊断和复发风险存在差异，因而其命名比较混乱。历史上，这些异常被冠以多种名称，包括羊膜带序列征ABS、羊膜带综合征、羊膜带缺陷复合征、肢体－体壁复合征、体壁复合征伴肢体缺陷、羊膜畸形、粘连和破坏序列征等。大多数ABS为散发性，病因有多种，且尚存争议。大多数病例中，松散的羊膜带附着并随后缠绕胚胎/胎儿或胚盘，从而使发育中的结构发生机械性或血管损伤。然而，部分病例可能不涉及羊膜带，原发病因可能是血管损伤或发育基因的突变。

羊膜带综合征发病率相对较低，有文献报道为出生活婴的1/1200 ～ 1/15000。

2. 病因假说

（1）外因论：妊娠早期不明原因的羊膜破裂，而绒毛膜完整，胎儿通过羊膜破裂处到达绒毛膜腔中。由于绒毛膜渗透性较好，羊水外渗，一过性羊水过少，胎儿与绒毛膜贴近。绒毛膜组织具有增生和浸润能力，与胎儿的各种组织接触后，对所接触的组织进行破坏，继而出现相应部位的畸形。近年随着胎儿医学特别是胎儿手术学的进展，已经成功对羊膜带综合征施行宫内羊膜带松解治疗，术后受累肢体得以摆脱羊膜带的束缚，恢复正常发育。

（2）内因论：虽然羊膜带综合征与羊膜带有关，但目前尚未发现羊膜带造成截肢或畸形的直接证据。有学者认为，羊膜带综合征的根本原因是遗传物质的异常，即遗传物质缺乏论。

（3）血管论：羊膜带综合征往往合并复杂的内脏畸形，多种复杂的内脏畸形难以用羊膜破裂的理论来解释，在没有羊

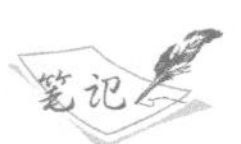

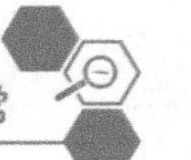

膜破裂的大白鼠体内通过应用血管活性物质建立羊膜带综合征动物模型。妊娠期间无特殊临床症状和体征，羊水亦无明显减少，子宫增长速度正常。

3. ABS 临床分类

缩窄环、神经缺陷（脊髓、脑）、颅面异常和肢体缺陷。缩窄环是环绕身体某部分的先天性组织凹陷。ABS 患者可能有累及多处指（趾）和肢体的多个缩窄环。羊膜纤维带可能局限于皮肤和软组织，但也可能蔓延至缩窄环深部；缩窄环深部的羊膜纤维带可影响血供、淋巴系统、骨和神经。这可导致淋巴水肿、神经病变、骨折和身体截断。如果缩窄导致身体截断，被截断的这部分身体常会被吸收，因此在分娩检查时不可见。尽管缩窄环和身体截断较常见，但 ABS 的临床表现差异较大：可以为轻度的单个异常，预后非常好，也可以为头颅、脊柱、肢体和躯干的多发性重度异常，严重影响生活。

4. 辅助检查

羊膜带综合征的诊断主要靠影像学检查，包括 B 超和 MRI。

（1）B 超是诊断羊膜带综合征的重要方法，在 B 超诊断羊膜带综合征的过程中须注意以下几点。

1）B 超诊断：羊膜带综合征首先在 B 超下发现各种胎儿畸形，常合并羊水过少。

2）仔细检查：胎儿畸形部位或其他部位有不规则带状回声，附着点位于羊膜板或胎体。

3）B 超检查：进一步明确胎儿畸形的种类。

①肢体部位：四肢截肢、淋巴水肿、并指（趾）、皮肤隆

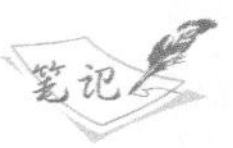

起，畸形足。

②颅骨部位：非对称性脑膨出、无脑畸形、颅骨缺如。

③颜面部位：唇腭裂，鼻发育异常，非对称性小头畸形。

④胸腔：肋骨裂，心脏异常。

⑤脊柱：脊柱侧凸，脊柱裂。

⑥腹壁部位：腹裂、脐膨出和膀胱外翻。

⑦外阴：生殖器不清，肛门闭锁。B 超诊断的畸形的特点是多发、非对称性和复杂多样。

（2）MRI 技术目前已经成功应用于产科，与 B 超比较最大优点是显像清晰度高，器官的空间结构分辨率和组织结构的分辨率好。受扫描厚度含气和骨性、器官的影响小。MRI 技术对子宫、胎盘、羊水和胎儿的各个器官，以及子宫周围的非生殖系统的器官和组织的显像清晰度明显超过 B 超。MRI 扫描不受孕妇肥胖和增大的妊娠子宫的影响。在上述两种情况下，B 超探头远端的结构显示不清楚，MRI 技术不受肠道内气体和骨盆骨性部分的影响。国内 MRI 技术在产科应用较少，国外已广泛应用，但仍将其作为 B 超技术的辅助技术。

5. 诊疗策略

（1）诊断：在影像学检查为主要依据的基础上，诊断羊膜带综合征必须满足下列因素：妊娠期无病毒或原虫感染史、无宫内手术史、无服药史、胎儿染色体正常、无明显遗传性胎儿畸形史。

（2）鉴别诊断

1）羊膜片：由 2 层羊膜和 2 层绒毛膜组成，边缘游离，基底较厚，有时可见血流，较羊膜带厚。产生原因：①宫内器

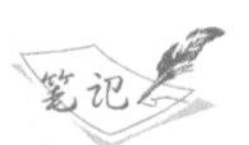

械操作损伤；②子宫腔粘连，绒毛膜沿宫内瘢痕生长。羊膜片不附着于胎体，不导致畸形，妊娠晚期可以消失。羊膜片主要与羊膜带鉴别，其他需要与羊膜带鉴别的是不完全纵隔子宫的纵隔和双胎妊娠两羊膜腔间的羊膜膈。

2）胚外体腔：胚胎在正常发育过程中，羊膜和绒毛膜未完全融合，羊膜和绒毛膜下积液，形成胚外体腔。特点是羊膜囊完整，且不附着于胎体，胎儿胎动不受限，不合并胎儿畸形。胚外体腔通常于孕 16 周消失。

3）短脐综合征：又称下侧腹露脏伴下肢不全畸形、肢体腹壁复杂畸形。胚胎发育 4 ～ 6 周时，由于血流改变导致胚胎组织发育不全或缺损引起体内出血、坏死、缺氧和腹壁闭合失败，表现与羊膜带综合征相似。短脐综合征有明显的脐带短或无脐带、明显的脊柱侧弯、腹腔内容到达胚外体腔、合并脊柱四肢多发的联合畸形等。另外 B 超下宫腔中见不到羊膜带回声。

4）羊膜外妊娠：原因与羊膜带综合征外因论相似，羊膜破裂，胎儿到胚外体腔中生长发育。羊膜的破裂时间较晚，羊膜与绒毛之间失去黏性，不会与胎儿粘连，所以一般不会有胎儿畸形。

（3）治疗原则

1）期待观察，分娩后自行恢复：主要针对较轻的畸形，对胎儿和新生儿的影响不大，妊娠期不予处理，足月分娩后再行处理。

2）引产：主要针对胎儿已死，严重或重要脏器畸形，对胎儿生长发育的远期和近期影响大，家属要求终止妊娠，新生

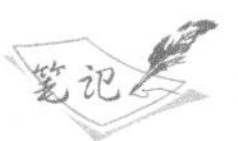

儿或胎儿医疗水平较差。

3）宫内治疗（宫内手术）：胎儿手术治疗学是近些年发展起来的一门新兴学科，目前已经成功对多种胎儿的畸形或结构异常进行宫内治疗。对于羊膜带综合征最常见的术式为羊膜带粘连松解术。羊膜带综合征胎儿宫内松解术后，部分异常具有可逆性，如肢体粘连带解除后，狭窄部位恢复正常生长和发育。若能在重度进展性下游血管受损前及时在宫内溶解缩窄环，则能恢复正常的灌注。尽管在胎儿镜下松解羊膜带可恢复血流和挽救肢体，但可能需要在出生后通过整形手术来修复皮肤上的瘢痕组织，并且妊娠可能发生早产或宫内胎儿死亡。

病例点评

羊膜带综合征具有发病率低、散发性等特点，临床无特殊性。孕早期无临床症状和体征，孕早期和中期既无明显的羊水过少，也无子宫增长的速度缓慢。临床上诊断多通过影像学检查、B 超检查和 MRI 检查。

羊膜带综合征一经诊断必须积极面对，最重要的是对疾病的严重程度进行充分评估，即评估新生儿预后，并充分告知孕妇及家属。对于轻度不影响新生儿预后者可以采取观察的期待方法；对于严重影响新生儿预后者，积极终止妊娠；对于可以通过宫内治疗改善新生儿预后者，应在充分告知手术风险和预后的前提下积极手术干预。

最后，引产或分娩后应对胎盘、胎膜、脐带和胎儿进行详细的检查。胎儿存活者可根据情况行各种影像学或介入性内镜

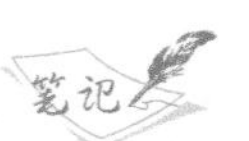

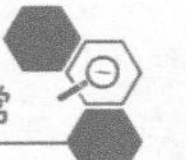

检查；胎儿死亡者应行尸检和组织学检查。另外，胎儿娩出后无论存活与否均应进行染色体相关检查。

参考文献

1. 周融聪，李俊男．羊膜带综合征 1 例并文献复习．重庆医学，2018，47（24）：3243-3244.
2. LÓPEZ-MUÑOZ E，BECERRA-SOLANO L E. An update on amniotic bands sequence. Secuencia de bandas amnióticas，una actualización. Arch Argent Pediatr，2018，116（3）：e409-e420.
3. 牛梓涵，孟华，张晓燕，等．孕 11-14 周羊膜带综合征早期超声诊断．中华超声影像学杂志，2019，28（6）：521-524.
4. GKOUROGIANNI A，DERMENTZOGLOU V，SKIATHITOU A V，et al. Human tail：a rare feature of amniotic band syndrome. Clin Dysmorphol，2016，25（1）：41-43.

第六篇 胎儿染色体异常

032 47, XYY 综合征

病历摘要

孕妇，36 岁，孕 2 产 1，主因“停经 39^+ 周，入院待产”入院。

孕妇平素月经规律，7/28 天，月经量中，无痛经，末次月经 2017 年 8 月 1 日，预产期 2018 年 5 月 8 日。停经 30 天测尿 hCG 阳性，依据早期超声胎儿大小核对孕周无误，孕 17^+ 周行无创 DNA 提示性染色体高风险，进一步行羊水穿刺细胞学检查，结果提示 47, XYY（47, XYY 综合征也称“Jacob 综合征”）。告知孕妇及家属胎儿预后，孕妇和家人要求继续妊娠。

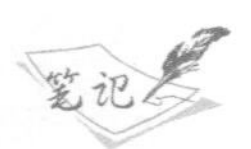

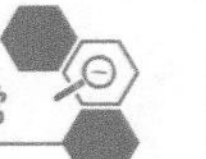

以后，孕期平顺，血压、血糖均正常。孕 39^{+} 周，头位以“孕2产1孕 39^{+5} 周头位、剖宫产再孕、胎儿性染色体异常”收入院。

孕产史：2009 年 7 月因臀位行剖宫产术，新生儿健康。

体格检查：患者一般情况好，身高 166 cm，孕前体重 66.6 kg，现体重 78 kg，孕期增重 11.4 kg，T 36.5℃，P 88 次/分，BP 120/70 mmHg，心脏听诊律齐、无杂音，肺部听诊呼吸音清、无异常，肝、脾肋下未触及，腹部膨隆，无宫缩，四肢活动自如，无水肿。

产检：宫高 32 cm，腹围 106 cm，胎儿头位，先露浅入盆，胎心 142 bpm。

辅助检查：①孕期超声检查未见异常。②无创 DNA：性染色体高风险。③羊水穿刺细胞学检查：47, XYY。

入院诊断：孕2产1孕 39^{+} 周头位；胎儿性染色体异常（47, XYY）；剖宫产再孕。

妊娠结局：要求继续妊娠，孕足月分娩。

病例分析

一、疾病定义

1. 47, XYY 性染色体变异

47, XYY 性染色体变异是 Klinefelter 综合征（47, XXY）之后最常见的性染色体异常，在每 1 000 例活产男性中约有 1 例发生，发病原因是在早期细胞分裂过程中 X 或 Y 染色体不分离，最常见的是在减数分裂过程中（图 6-1）。

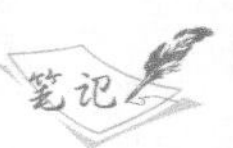

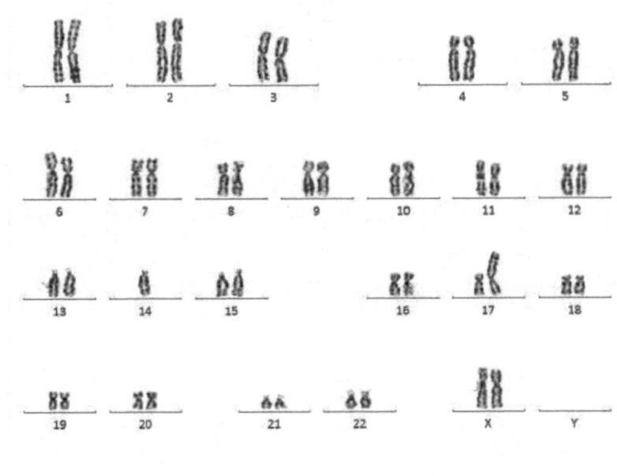

图 6-1 性染色体异常 47，XYY

2. 47, XYY 综合征

47, XYY 综合征患者表型一般正常，部分患者可表现有身材高大、大头畸形、大睾丸畸形、肌张力减退等，大多数男性可以生育，智商通常处于正常范围的下限，与一般人群相比，哮喘、癫痫发作、震颤和自闭症谱系障碍的发生率增加，大多数儿童在某种程度上具有特定的认知障碍，语言障碍和多动症的风险大大增加，性格暴躁，易冲动，有人认为 47, XYY 男性更有可能表现出反社会倾向。在描述男性 XYY 的早期文献中，有报道称，男性 XYY 住院患者的睾丸激素水平升高，这导致人们相信 XYY 男性的睾丸激素升高会导致攻击行为。对 XYY 男性的随访研究确实发现一些犯罪行为有所增加。随着研究的不断深入，XYY 男性被发现与同龄男性相比具有较高的总睾丸激素水平，但研究人员并未发现其与攻击性行为有关，迄今为止，还没有关于 47, XYY 综合征患者的社会行为潜在致病遗传机制的研究

一旦产前诊断确诊胎儿为 47, XYY 综合征，应该向孕妇及亲属告知胎儿预后，大多数患有 47, XYY 综合征的患者都有正

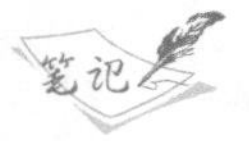

常的生活，但应该意识到由于轻度学习障碍和语言障碍的可能性，对这类患儿进行早期干预可能会使其在特殊教育或言语治疗中受益；许多47, XYY综合征患者都能生育，通常会产生具有正常核型的后代。他们可能会从早期精子分析中（筛查低精子数量或精子异常）受益，如果确实出现困难，辅助生殖技术会有帮助。

二、诊疗策略

该孕妇高龄36岁，行无创DNA检查提示性染色体高风险，进一步行羊水穿刺细胞学检查，染色体核型结果确诊胎儿为47, XYY综合征。向孕妇及家属交代胎儿预后，孕妇夫妻要求继续妊娠。孕 39^{+} 周因剖宫产再孕择期行剖宫产术，术中娩一男婴，新生儿体重4 130 g，Apgar评分10分。

病例点评

随着无创产前诊断技术的广泛应用，产前性染色体异常的诊出率升高，产前筛查出的高危孕妇通过进一步行细胞遗传学检查可确诊。该孕妇高龄36岁，行无创DNA检查提示性染色体高风险，进一步行羊水穿刺，染色体核型结果确诊胎儿为47, XYY综合征。充分向患者及家属告知胎儿预后，孕妇夫妻要求继续妊娠，孕足月分娩。

无创产前检测（non-invasive prenatal testing，NIPT）是针对孕妇外周血浆中来自母体和胚胎的游离DNA片段，利用新一代的高通量测序技术测序检测及特定的数模计算，分析胎儿是否发生染色体非整倍体变异的一项检测技术。这一技术的产

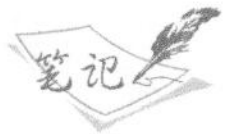

生是建立在孕妇外周血中存在胎儿的游离 DNA 这一科学发现上的，1997 年，香港中文大学的卢煜明教授在孕妇外周血的血浆中发现了胎儿的游离 DNA 片段，自此，卢教授开展了一系列研究，并随着基因测序技术的不断发展，以及高通量基因测序技术的产生及应用，NIPT 已在全球范围内得到了广泛的临床应用与推广。大量的研究报道已经证实 NIPT 技术的敏感性和特异性均超过 99%。

NIPT 对 21、18 和 13- 三体综合征检出率分别为 99.2%、96.3% 和 91.0%。另外，研究也发现 NIPT 对检测性染色体非整倍性非常准确，表现出 100% 的敏感性和特异性，因此，传统的侵入性的羊膜穿刺术在性染色体非整倍性检测方面不再是首选方法。

参考文献

1. SOOD B，CLEMENTE FUENTES R W. Jacobs syndrome//StatPearls. Treasure Island（FL）：StatPearls Publishing，2021.
2. VAN RIJN S. A review of neurocognitive functioning and risk for psychopathology in sex chromosome trisomy（47，XXY，47，XXX，47，XYY）. Curr Opin Psychiatry，2019，32（2）：79-84.
3. BARDSLEY M Z，KOWAL K，LEVY C，et al. 47，XYY syndrome：clinical phenotype and timing of ascertainment. J Pediatr，2013，163（4）：1085-1094.
4. RUDD B T，GALAL O M，CASEY M D. Testosterone excretion rates in normal males and males with an XYY complement. J Med Genet，1968，5（4）：286-288.
5. RATCLIFFE S. Long-term outcome in children of sex chromosome abnormalities. Arch Dis Child，1999，80（2）：192-195.

笔记

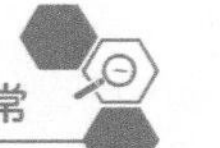

6. SCHIAVI R C，THEILGAARD A，OWEN D R，et al. Sex chromosome anomalies，hormones，and aggressivity. Arch Gen Psychiatry，1984，41（1）：93-99.

7. BARDSLEY M Z，KOWAL K，LEVY C，et al. 47，XYY syndrome：clinical phenotype and timing of ascertainment. J Pediatr，2013，163（4）：1085-1094.

8. KIM I W，KHADILKAR A C，KO E Y，et al. 47，XYY syndrome and male infertility. Rev Urol，2013，15（4）：188-196.

9. LO Y M，CORBETTA N，CHAMBERLAIN P F，et al. Presence of fetal DNA in maternal plasma and serum. Lancet，1997，350（9076）：485-487.

10. VERWEIJ E J，OEPKES D，DE BOER M A. Changing attitudes towards termination of pregnancy for trisomy 21 with non-invasive prenatal trisomy testing：a population-based study in Dutch pregnant women. Prenat Diagn，2013，33（4）：397-399.

11. GIL M M，ACCURTI V，SANTACRUZ B，et al. Analysis of cell-free DNA in maternal blood in screening for aneuploidies: updated meta-analysis. Ultrasound Obstet Gynecol，2017，50（3）：302-314.

12. KYPRI E，IOANNIDES M，TOUVANA E，et al. Non-invasive prenatal testing of fetal chromosomal aneuploidies：validation and clinical performance of the veracity test. Mol Cytogenet，2019，12：34.

笔记

033 21- 三体综合征

病历摘要

孕妇，32 岁，妊娠 24 周因“筛查提示 21- 三体综合征”入院。

孕妇平素月经欠规律，6/（25 ～ 35）天，月经量中，有痛经，末次月经 2018 年 3 月 12 日，孕妇于停经 30^{+} 天查尿 hCG 阳性，早期无阴道出血，因停经 7^{+2} 周超声相当于孕 6^{+4} 周，停经 13^{+2} 周超声相当于孕 12^{+5} 周，后推预产期 3 天至 2018 年 12 月 20 日。孕 4^{+} 个月自觉胎动至今，根据孕早期 B 超，核对孕周无误。孕妇孕期平顺，孕 12^{+} 周超声提示 NT 1.9 mm，孕 16 周唐氏筛查提示 21- 三体 1 ∶ 6，遂行羊水穿刺，结果为 47，XN，+21，血压、血糖无异常。现无腹痛及阴道流血、流液，要求引产，门诊以“孕 1 产 0 孕 23^{+} 周、胎儿染色体异常，21- 三体综合征”收入院。

辅助检查：2018 年 8 月 29 日 B 超示 BPD 5.9 cm，FL 3.8 cm，AC 19.4 cm，AFV 7.0 cm，胎盘位于后壁。

诊断及依据：孕 1 产 0 孕 23^{+} 周头位：平素月经欠规律，6/（25 ～ 35）天，末次月经 2018 年 3 月 12 日，因停经 7^{+2} 周超声相当于孕 6^{+4} 周，停经 13^{+2} 周超声相当于孕 12^{+5} 周，后推预产期 3 天至 2018 年 12 月 20 日，现孕 23^{+6} 周，超声提示胎儿头位，既往孕 0 产 0。通常停经时间与胎儿实际大小相差 1 周以内，可以按照实际月经日期计算，本例为核对唐氏筛查风险，后推月经 3 天。此外，胎儿实际大小和超声提示之间可

笔记

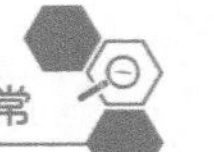

能存在差异，通常情况下，妊娠 9 周内，超声测量胎儿大小与胎儿实际大小误差不超过 5 天，妊娠 12 ～ 28 周，超声测量与胎儿实际大小的误差加大，可能相差 1 ～ 2 周，妊娠晚期，在各种因素影响下，超声测量指标已不作为核对孕龄的参考。另外，在进行唐氏筛查时，应仔细核对孕龄，其原因在于，唐氏筛查所纳入的指标为人绒毛膜促性腺激素、胎甲球蛋白和游离雌三醇，这三项主要指标均为独立风险因素，只与孕龄相关，当孕龄有误时直接影响筛查风险值。

本病例孕妇年龄 32 岁，尚未达到"高龄孕妇标准"，也没有染色体异常家族史，否认不良物质接触史，因此，依照常规产前筛查，于妊娠 15 周后进行血清学筛查，21- 三体高风险 1：6，建议羊水穿刺，进行胎儿染色体核型分析。核型分析证实为 21- 三体。

妊娠结局：本病例在明确诊断 21- 三体后，告知患儿父母 21- 三体的临床表现，以及再发风险，经患儿父母考虑后决定终止妊娠（图 6-2）。

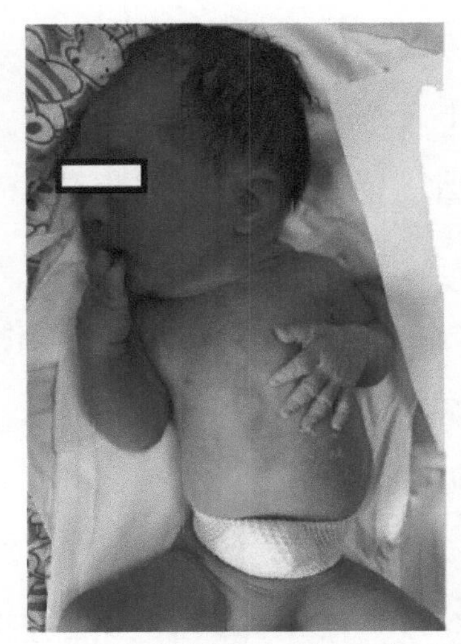

图 6-2　21- 三体新生儿（低耳位，颈蹼）

病例分析

1. 疾病定义

唐氏综合征（Down syndrome，DS）又称21-三体综合征、先天愚型，是21号染色体三倍体异常导致的染色体病，是人类最早发现、最为常见的染色体畸变。主要临床特征是智能落后、特殊面容和生长发育迟缓，并可伴有多发畸形。本病目前尚无有效的治疗方法，育龄人群应通过孕前和孕期检查来预防。

2. 流行病学

在活产新生儿中发生率为1∶600～1∶1000，占小儿染色体病的70%～80%。孕母年龄越大，患病风险则越高，母亲年龄＞35岁，发病率明显上升，40岁以上的妊娠妇女做羊水穿刺筛查，该病的发现率约为5%。

3. 疾病类型

根据孕妇的染色体核型组成不同，将唐氏综合征分为三种遗传学类型：标准型、易位型、嵌合型。

（1）标准型（21-三体型）：占临床95%，染色体总数47条，由于精子细胞或卵细胞发育过程中细胞分裂异常，产生一条额外的21号染色体，核型为47，XX（或XY），+21。

（2）易位型：占2.5%～5%，染色体总数46条，其中一条是易位染色体，常见是21号和14号易位，核型为46，XX（或XY），-14，+t（14q 21q）。

（3）嵌合型：占2%～4%，受精卵早期分裂过程中发生21号染色体不分离，使患儿体内有一部分正常细胞，一部分

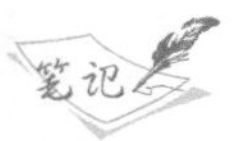

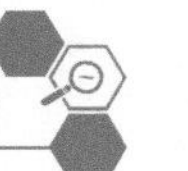

为21-三体细胞。两种核型：46，XY（或XX）/47，XY（或XX），+21。

4. 遗传因素

21-三体女性有生育能力，其子代发病率为50%，唐氏综合征患儿的父母再生育患儿的概率也更高。

5. 致畸物质

环境中致畸物质（如放射线、农药、苯等），以及某些药物（如磺胺类等）可引起染色体畸变。孕前或孕早期（如腹部）接受放射线照射、病毒感染（如乙肝病毒感染）等也可引起畸变。

6. 典型症状

唐氏综合征的患儿主要特征是智能落后、特殊面容和生长发育迟缓，可伴有多种畸形。

（1）智能落后：智能落后是该病最突出和严重的表现。绝大多数患儿都有不同程度的智能发育障碍，随着年龄增长越发明显。语言、记忆、抽象思维等能力均会受损。

（2）特殊面容：患儿在出生时即有明显的特殊面容伴有表情呆滞，表现为睑裂小，双眼外眦上斜，面部扁平、鼻梁低平、外耳小，常张口伸舌、流涎多，头小而圆、颈部短而宽。

（3）生长发育迟缓：一些患儿出生时身长和体重较正常儿低，体格、动作发育均迟缓，身材矮小，骨龄落后于实际年龄，长牙较晚且顺序异常，四肢偏短，肌张力低下，腹部膨隆可伴有脐疝，手指粗短，小指尤甚，中间指骨短宽，且向内弯曲。但也有一些患儿体重在正常范围或为巨大儿。

（4）伴发畸形：一些患儿生殖器官发育不良，女孩无月

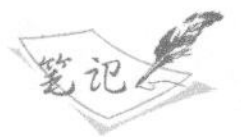

经，仅少数可有生育能力，男孩多无生育能力，阴茎短小，部分患儿有隐睾。约 50% 患儿可有先天性心脏病，其次是消化道畸形等。

（5）皮纹特点：手掌出现猿线，俗称贯通手，即仅一条横贯手掌的纹路。

7. 伴随症状

（1）约 50% 的患儿有先天性心脏病，其中常见室间隔缺损、房间隔缺损、动脉导管未闭等。

（2）部分患儿有消化道畸形，表现为肠闭锁、膈疝、脐疝等。

（3）眼部异常，包括斜视、眼震、白内障等。

（4）约 90% 的患儿会出现听力障碍。

（5）容易患先天性甲状腺功能低下、急性淋巴细胞白血病、传染性疾病等。

（6）如存活至成人期，则常在 30 岁以后即出现老年痴呆症状。

8. 鉴别诊断

（1）21- 三体儿又称唐氏儿，表现为第 21 号染色体三体，患儿具有特殊面容：表现为眼距宽、鼻梁低平、眼外眦上斜、耳位低、张口吐舌，双手可表现为特殊掌纹“通贯掌”，大脚趾与第二脚趾间距增大；95% 伴有先天性心脏病；智力中到重度障碍（图 6-3）。

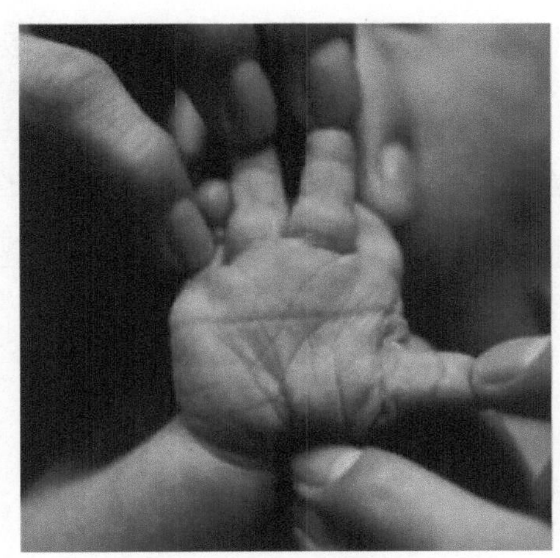

图 6-3 猿掌

（图片来源：CLARK DA.Atlas of Neonatology. Philadelphia：Elsevier，2000.）

（2）对于嵌合型患儿或症状不典型的智力低下患儿，外周血细胞染色体分析为确诊的唯一方法。

（3）先天性甲状腺功能减低症：生后即可有嗜睡、哭声嘶哑、喂养困难、腹胀、便秘、舌大而厚等症状，但无本病的特殊面容，检测血清 TSH、T_4 和核型分析可进行鉴别。

9. 诊疗策略

染色体疾病目前尚不能治疗，只能通过一级预防：围孕期补充叶酸和微量元素，预防发生；二级预防：早期诊断，明确诊断后，告知患儿父母相关风险，请患儿父母决定是否继续妊娠。如果患儿父母可以接受出生后的问题，可以继续妊娠至足月分娩，如果没有产科指征，应尽可能自然分娩，出生后积极预防肺部感染，治疗先天性心脏病。

本病例孕妇年龄 32 岁，尚未达到“高龄孕妇标准”，也没有染色体异常家族史，否认不良物质接触史，因此，依照常规产前筛查，于妊娠 15 周后进行血清学筛查，21- 三体高风险

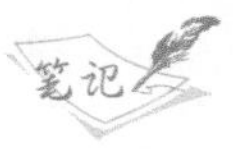

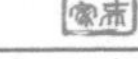

1：6，建议羊水穿刺，进行胎儿染色体核型分析。核型分析证实为 21- 三体。

医学遗传学咨询是产前筛查和产前诊断中的重要环节。医生应客观告知检查结果及可能的预后，以及是否具有治疗方法。由夫妻双方慎重考虑后决定是否继续妊娠。

病例点评

21- 三体是染色体异常疾病中常见的一种异常。患儿可以存活较长时间。相对于其他染色体异常，畸形可能较少，畸形多表现为心脏异常。患儿智力中到重度障碍。目前对于 21- 三体患儿的筛查主要是妊娠 12 ～ 14 周胎儿颈项透明层，妊娠 15 ～ 20^{+6} 周的血清学筛查，也称唐氏筛查，唐氏筛查与实际孕龄密切相关，进行唐氏筛查前应仔细核对孕周。本病例即经过孕周核对，唐氏筛查提示高风险。

胎儿细胞染色体核型分析是诊断金标准，本病例适时进行羊水穿刺、细胞核型分析，诊断 21- 三体。

进行医学遗传咨询时应客观告知后续风险，告知目前尚无治疗方法，遵从患儿父母的意愿，选择是否继续妊娠。一些患儿父母会选择保留胎儿，那么，在以后的妊娠和分娩期，均应按照正常胎儿进行产检，不应有疏漏。分娩方式取决于产科指征。

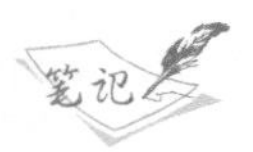

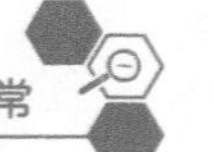

参考文献

1. WALD N J，HACKSHAW A K. Combining ultrasound and biochemistry in first-trimester screening for Down's syndrome. Prenat Diagn，1997，17（9）：821-829.

2. JONES K L. Down syndrome//STEIN R. Smith's recognizable patterns of human malformation，6th ed. Philadelphia：Elsevier Saunders，2006：7.

3. 赵晟隆，张为远 . 蛋白质组学在唐氏综合征产前筛查中的应用 . 医学综述，2021，27（11）：2228-2232.

4. KRATZER P G，GOLBUS M S，SCHONBERG S A，et al. Cytogenetic evidence for enhanced selective miscarriage of trisomy 21 pregnancies with advancing maternal age. Am J Med Genet，1992，44（5）：657-663.

笔记

034　6 号染色体微重复

病历摘要

孕妇，35 岁，初次妊娠。未避孕未孕 10 年，辅助生殖成功。

孕妇平素月经规律，7/30 天，7 个月前行胚胎移植术，移植新鲜胚胎 2 个，存活 1 个。根据孕早期 B 超，核对孕周无误。孕 23 周，超声提示单活胎，超声孕周 21 周 5 天，胎儿肱骨及股骨长小于均值，多发子宫肌瘤。孕 26 周复测超声：胎儿肱骨及股骨小于相应孕周，FL 3.9 cm ＜ –2 SD。遂至产前诊断中心行脐带穿刺，进行基因检测，结果回报：①经测序未发现 *FGFR3* 基因 2 ～ 18 号外显子及邻近内含子存在致病性变异；②经连锁分析未发现脐血母源性污染。芯片比较基因组杂交技术：6 号染色体短臂 2 区 1 带 2 亚带存在单拷贝重复变异，大小 0.519 Mb，提示临床患儿可能有面部畸形、肌张力低下等表现，但致病性并不十分明确。建议夫妻双方做 aCGH 检测，夫妻双方未行此检查。孕 28^{+} 周因胎儿长骨短住院给予氨基酸补充营养治疗后出院。孕 33 周超声提示 BPD 8.3 cm（小于均值），HC 31.1 cm，AC 27.8 cm，FL 5.2 cm（＜ –2 SD），肱骨 4.4 cm，足长 6.0 cm，FL/ 足长 =0.87，脐动脉 S/D 3.27，提示胎儿脐血流异常，胎心、胎动正常。观察 6 天后门诊复查 B 超：脐动脉 S/D 3.27，PI 1.11，RI 0.69，提示胎儿脐血流 S/D 值增高，胎儿大脑中动脉 PI 值偶见偏低，入院诊治，1 天

前因自觉中上腹痛，持续性肿痛，无恶心、呕吐，无腹泻、便秘，无尿频、尿痛，无阴道出血及阴道流液，就诊于产前诊断中心，超声提示脂肪肝，子宫肌瘤。外院化验提示：WBC 13.431×10^9/L，HGB 145 g/L，PLT 154×10^9/L，CRP 17.87 mg/L，Fib 4.37 g/L，FIB 4.43 g/L，D-D 1.89 mg/L，ALT 11 IU/L。给予奥美拉唑及头孢克肟口服，中上腹痛症状无明显缓解。现孕 34^+ 周，今日就诊于我院急诊，BP 140/90 mmHg，P 114 次 / 分，R 20 次 / 分，胎心监护基线 140 次 / 分，无宫缩，剑突下压痛，无反跳痛，双下肢水肿（+），余（–），因子痫前期急诊收入院。

体格检查：患者一般情况好，T 36.5℃，P 114 次 / 分，BP 140/90 mmHg，心脏听诊律齐、无杂音，肺部听诊呼吸音清、无异常，肝、脾肋下未触及，腹部膨隆，宫高 34 cm，腹围 110 cm，胎心 140 bpm，宫缩无，头位，先露浮，水肿无，估计胎儿大小 2100 g。

辅助检查

（1）妊娠晚期 B 超：单活胎，头位，脐带绕颈可能，多发子宫肌瘤，羊水指数 13.16 cm。

（2）血常规：WBC 12.21×10^9/L，PLT 96×10^9/L，GR 78.7%；CRP 111.0 mg/L；PCT 0.26 ng/mL。

（3）凝血检查：FIB 4.43 g/L，D-D 5.02 mg/L。

（4）生化：ALT 214.50 U/L，AST 176.20 U/L，TBIL 27.53 μmol/L，LDH 389.00 U/L，CRE 33.90 μmol/L，镁 0.61 mmol/L，铁 31.50 μmol/L，CHO 5.40 mmol/L，AMY 27.30 U/L，LPS 5.00 U/L。

诊断及依据

（1）孕 1 产 0 孕 34^+ 周头位：患者平素月经规律，7/30 天，

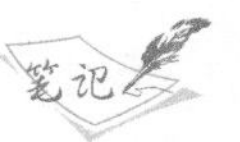

月经量中，无痛经，末次月经 2018 年 2 月 26 日，2018 年 3 月 16 日于外院行胚胎移植术，移植新鲜胚胎 2 个，存活 1 个。

（2）子痫前期：入院 BP 140/90 mmHg，尿常规：PRO（1+）。妊娠期高血压患者伴随蛋白尿，以及子宫胎盘功能障碍（胎儿生长受限、脐动脉多普勒血流波形异常），故符合子痫前期诊断。

（3）HELLP 综合征：妊娠期高血压的严重并发症，产妇入院 BP 140/90 mmHg，PLT 96×10^9/L，ALT 214.50 U/L，AST 176.20 U/L，符合 HELLP 综合征肝酶水平升高、低血小板计数的特点，故诊断。

（4）胎儿染色体异常（6 号染色体微重复）：穿刺脐带血行芯片比较基因组杂交技术：6 号染色体短臂 2 区 1 带 2 亚带存在单拷贝重复变异，大小 0.519 Mb，故诊断。

（5）IVF-ET 术后。见病史。

（6）多发子宫肌瘤：2018 年 10 月 28 日 B 超示多发子宫肌瘤。

（7）高龄初产：患者年龄 35 岁，孕 1 产 0。

（8）腹腔镜子宫肌瘤剔除术史，以及腹腔镜左侧输卵管异位妊娠切除术史。

妊娠结局：妊娠 34^+ 周剖宫产分娩一男活婴，体重 2035 g，小于胎龄儿、低体重儿，Apgar 评分 10 分 – 10 分 – 10 分。

病例分析

此病例孕 21 周发现股骨短，因症状出现较早，考虑不除

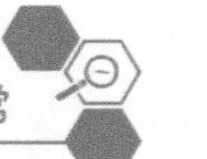

外是否为骨骼发育异常。于产前诊断中心行脐带穿刺基因检测，结果回报：①经测序未发现 *FGFR3* 基因 2 ～ 18 号外显子及邻近内含子存在致病性变异；排除了因 *FGFR3* 基因位点突变导致的软骨发育不全；②经连锁分析未发现脐血母源性污染，芯片比较基因组杂交技术：6 号染色体短臂 2 区 1 带 2 亚带存在单拷贝重复变异，大小 0.519 Mb，临床有面部畸形、肌张力低下等表现，但致病性尚不明确。建议夫妻双方做 aCGH 检测，夫妻双方未行此检查。基因检测除外了致死性侏儒症。

6 号染色体异常与多种疾病相关。文献报道，6 号染色体长臂、短臂异常都可能与血液疾病相关，主要是多个肿瘤和造血系统疾病中有位于 6 号染色体短臂上的杂合性缺失，可能与 6 号染色体短臂上的人淋巴细胞抗原（HLA）基因表达的改变相关。另外，有文献报道 1 例 6 号染色体异常，6 号染色体短臂 6p21.32-p21.1（hg19：32261671-43333192）存在 11.07 Mb 重复的患者，表型为轻度智力低下、体重和身高值均偏低、子宫卵巢发育不良、雌激素水平低下、原发闭经、第二性征发育不良。在该重复区域里，包括了多个组织的相容性抗原复合体Ⅱ类基因和相关基因，可能诱发免疫系统和代谢系统疾病。该区域还与一些生物酶基因相关，其中 *CUL7* 基因编码的蛋白是泛素蛋白连接酶复合物的组成部分，与 3-M 综合征相关，该综合征可导致生长受限。本病例是 6p21.2 存在单拷贝重复，可能导致面部畸形、肌张力低下，但患儿出生后体重明显低于相应孕周新生儿，外观未见明显异常，还需后续追踪随访生长发育。

鉴别诊断：软骨发育不全也称软骨营养障碍性侏儒，是侏

儒畸形中最常见的一种。其特征是患者肢体短小，但躯干和头发育正常，智力很少受影响。侏儒畸形自古以来就很闻名，其患者常成为一些国家的宫廷宠儿或玩物。过去曾将此病作为侏儒畸形的代称，实质上其只是侏儒畸形中最常见的一种。Warkany曾估计全世界约有6.5万名软骨发育不全性侏儒患者，说明这种畸形较常见。

病例点评

1. 本病例体现了高风险孕妇的孕期管理。

2. 孕妇35岁。

3. 接受了辅助生殖，并成功受孕。

4. 妊娠中期发现胎儿生长受限；介入性产前诊断提示6号染色体短臂2区1带2亚带存在单拷贝重复变异，大小0.519 Mb。

5. 子宫肌瘤剔除术史。

6. 子痫前期：子痫前期与胎儿生长受限被认为是同源疾病，均与胎盘早期发育时期子宫螺旋动脉重铸障碍相关，一些子痫前期患者的首发临床表现为生长受限。

本病例中，胎儿同时伴有6号染色体短臂有重复片段的异常，因此容易将胎儿生长受限的原因归结于染色体异常，忽略后期的子痫前期，本病例产前诊断流程清晰，孕期检查规范，及时发现子痫前期，而且，因为医学遗传学咨询到位，孕妇和家人已有充分心理准备，在发生产科危重症时，能够理解医生的意图，适时终止妊娠，保证母儿安全。

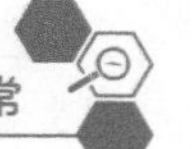

参考文献

罗清文，陈万紫 . 99 例伴 6 号染色体异常的血液病分析 . 中华医学遗传学杂志，2020，37（6）：665-668.

035 克氏综合征

病历摘要

孕妇27岁，孕1产0，主因“停经20周，胎儿性染色体异常，要求引产”入院。

孕妇平素月经规律，(6～7)/35天，月经量中，无痛经，末次月经2018年1月19日，预产期2018年10月26日。依据孕早期B超核对孕周无误，患者孕期平顺，无创DNA提示13-三体18-三体21-三体低风险，性染色体XXY，考虑克氏综合征。我院进一步为其行羊膜腔穿刺术，提示性染色体异常，羊水细胞核型47，XXY。现孕20周，要求入院引产，门诊收入院。

体格检查：患者一般情况好，T 36.5 ℃，P 76次/分，BP 120/70 mmHg，心脏听诊律齐，无杂音，肺部听诊呼吸音清、无异常，肝、脾肋下未触及，腹部膨隆，宫高脐平，胎心140 bpm。

辅助检查

(1) B超(2018年4月23日)：可见妊娠囊，大小8.2 cm × 5.7 cm × 3.5 cm，头臀长6.76 cm，NT 0.08 cm。

(2) 羊水穿刺细胞核型结果：47，XXY。

入院诊断：孕1产0孕20周；胎儿克氏综合征。

妊娠结局：向患者及家属交代胎儿预后，在其知情同意情况下行利凡诺羊膜腔内注射中期引产术。

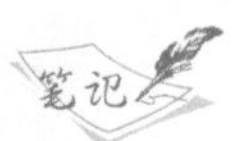

病例分析

克氏综合征（Klinefelter syndrome，KS）又称为原发性小睾丸症或生精小管发育不良，是男性最常见的性染色体异常疾病。KS 的经典形式存在于 80% ～ 90% 的病例中，其定义为性染色体非整倍性产生的 47，XXY 核型（同所示病例），在剩下的 10% ～ 20% 的病例中，由较高级的非整倍性（如 48，XXXY 或 48，XXYY）、结构异常的 X 染色体（如 47，iXq，Y）或镶嵌（如 47，XXY/46，XY）组成。不育男性中 KS 的患病率（新生男婴的 0.1% ～ 0.2%）为 3% ～ 4%，无精子症患者中 KS 的患病率为 10% ～ 12%。

KS 临床患者表型多样，但没有明显的面部畸形，主要有生殖功能低下（睾丸小，雄激素缺乏，血清睾丸激素水平低，加上促性腺激素升高，最后形成无精子症、少精症伴生精管的透明质酸化和纤维化等）、外貌异常（身材高大、骨骼细长、乳房发育及臀部宽大等女性特征）、认知心理障碍（智力低下、抑郁、焦虑、精神分裂、自闭症、孤独症等）及代谢综合征（高血脂、高血糖）等。KS 临床表型主要取决于多余的 X 染色体和性腺功能减退的影响。①遗传缺陷使得 KS 患者雄激素缺乏和雄激素受体敏感性变差，这种情况越严重临床表型就越严重，不太严重的遗传异常形式，如镶嵌症，通常会导致较不严重的临床症状和内分泌异常。②临床表型随着基因多态性的严重程度而逐渐恶化（如 49，XXXXY），语言和语言障碍随着 X 染色体数量的增加而增加，并且似乎每增加一条 X 染色体 KS 患者就减少 15 ～ 16 点的智商（IQ）。③ X 染色体的起

源也与表型差异有关，据报道，X 染色体起源于父系的 KS 患者起病较晚，青春期进展较慢，但是，其他研究表明，X 染色体的父母起源对患者的表型没有特别的影响。④ KS 患者临床体征和症状的出现还取决于患者的年龄，幼年及少年时期体征不明显，随着年龄的增长，表型趋于恶化，在 25 岁以后，约 80% 的 KS 男性患者抱怨与明显的性腺功能减退有关的症状（如性欲降低、勃起功能障碍）。

KS 的遗传背景基于性染色体的非分离，导致出现额外的 X 染色体。细胞在第一次减数分裂、第二次减数分裂或有丝分裂期间，染色体后期分裂失败，从而导致细胞染色体数目异常，这可能出现在卵子发生或生精过程中。47，XXY 以前常被误认为是两性共存，其实此类染色体异常患者表象多为男性。研究发现，这可能与 X 染色体的失活有关。在雌性的体细胞中，已知两个 X 染色体之一的转录是随机激活的，以确保 X 编码基因与雄性细胞的剂量相当，雌性细胞中的 Barr 体（性染色质）在显微镜下可识别，并代表可见的灭活 X 染色体，位于非活性 X 染色体长臂上的 Xist 基因翻译的产物可介导人类体细胞中多余 X 染色体的覆盖和沉默。因此，Xist 的表达表明在体细胞中存在第二个和其他任何超数 X 染色体。最近的研究发现，KS 患者和 41，XXY KS 小鼠动物模型中的 Xist 甲基化与雌性受试者中观察到的 Xist 甲基化相当，而 Xist 的表达在健康的 46，XY 男性中则没有，这就意味着 KS 患者会像雌性细胞一样适当地使多余的 X 染色体失活。

诊断为 KS 的患者需要终生随访，在性腺功能减退的情况下必须接受睾丸激素治疗，及时的教育和心理支持可能会改善

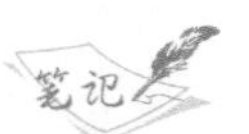

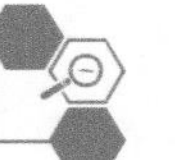

他们的语言障碍、学习障碍及神经心理障碍。诊疗策略如下。

（1）无高危因素孕妇常规行产前筛查，筛查结果高风险者进一步行产前诊断。

（2）胎儿染色体核型 47，XXY 确诊为克氏综合征，向患者及家属交代胎儿预后，新生儿远期可能有生殖功能低下、认知心理障碍及代谢综合征等表现，使患者及家属在充分知情同意的情况下决定是否继续妊娠。

病例点评

该孕妇无高危因素，孕期常规行无创 DNA 筛查提示性染色体异常高风险，进一步行羊水穿刺细胞遗传学检查，染色体核型为 47, XXY，确诊克氏综合征（图 6-4）。向患者及家属交代后给予引产。尸检结果如下。

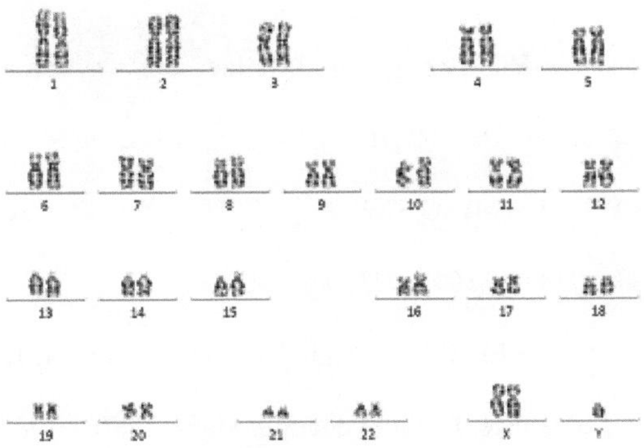

图 6-4　染色体核型

（1）未成熟性胎儿：孕 20 周，体重 310 g，身长 21 cm，

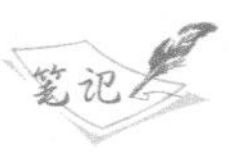

小于平均孕龄。

（2）染色体异常：47, XXY, Klinefelter综合征（产前检查）。

（3）双肺肺泡轻度膨胀，少量羊水吸入，局灶性肺泡间质及支气管旁静脉扩张淤血。

（4）心脏未见发育异常，主动脉弓、肺动脉及其分支未见发育异常，心肌纤维混浊肿胀；肝小叶及汇管区结构清楚，肝细胞混浊肿胀；髓外造血；双肾皮、髓质结构、肾小球及其所属肾单位结构清楚，肾小管上皮细胞混浊肿胀，灶性肾小球内毛细血管、间质及肾盂间质静脉扩张淤血。

（5）脉络丛间质淤血、水肿，脑组织水肿。

（6）余脏器均见不同程度组织自溶。

参考文献

1. BONOMI M，ROCHIRA V，PASQUALI D，et al. Klinefelter syndrome（KS）：genetics，clinical phenotype and hypogonadism. J Endocrinol Invest，2017，40（2）：123-134.

2. Forti G，Corona G，Vignozzi L，et al. Klinefelter's syndrome：a clinical and therapeutical update. Sex Dev，2010，4（4-5）：249-258.

3. LANFRANCO F，KAMISCHKE A，ZITZMANN M，et al. Klinefelter's syndrome. Lancet，2004，364（9430）：273-283.

4. GROTH K A，SKAKKEBÆK A，HØST C，et al. Clinical review：Klinefelter syndrome--a clinical update. J Clin Endocrinol Metab，2013，98（1）：20-30.

5. BOJESEN A，HERTZ J M，GRAVHOLT C H. Genotype and phenotype in Klinefelter syndrome - impact of androgen receptor polymorphism and skewed X inactivation. Int J Androl，2011，34（6 Pt 2）：e642-e648.

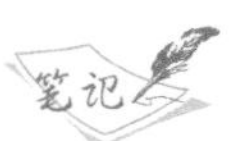

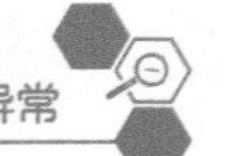

6. SAMPLASKI M K, LO K C, GROBER E D, et al. Phenotypic differences in mosaic Klinefelter patients as compared with non-mosaic Klinefelter patients. Fertil Steril, 2014, 101（4）: 950-955.

7. LINDEN M G, BENDER B G, ROBINSON A. Sex chromosome tetrasomy and pentasomy. Pediatrics, 1995, 96（4 Pt 1）: 672-682.

8. WIKSTRÖM A M, PAINTER J N, RAIVIO T, et al. Genetic features of the X chromosome affect pubertal development and testicular degeneration in adolescent boys with Klinefelter syndrome. Clin Endocrinol（Oxf）, 2006, 65（1）: 92-97.

9. JACOBS P A, HASSOLD T J, WHITTINGTON E, et al. Klinefelter's syndrome: an analysis of the origin of the additional sex chromosome using molecular probes. Ann Hum Genet, 1988, 52（2）: 93-109.

10. LORDA-SANCHEZ I, BINKERT F, MAECHLER M, et al. Reduced recombination and paternal age effect in Klinefelter syndrome. Hum Genet, 1992, 89（5）: 524-530.

11. ZINN A R, RAMOS P, ELDER F F, et al. Androgen receptor CAGn repeat length influences phenotype of 47, XXY（Klinefelter） syndrome. J Clin Endocrinol Metab, 2005, 90（9）: 5041-5046.

12. HØST C, SKAKKEBÆK A, GROTH K A, et al. The role of hypogonadism in Klinefelter syndrome. Asian J Androl, 2014, 16（2）: 185-191.

13. BARR M L, BERTRAM E G. A morphological distinction between neurones of the male and female, and the behaviour of the nucleolar satellite during accelerated nucleoprotein synthesis. Nature, 1949, 163（4148）: 676.

14. BROWN C J, BALLABIO A, RUPERT J L, et al. A gene from the region of the human X inactivation centre is expressed exclusively from the inactive X chromosome. Nature, 1991, 349（6304）: 38-44.

15. PLATH K，MLYNARCZYK-EVANS S，NUSINOW D A，et al. Xist RNA and the mechanism of X chromosome inactivation. Annu Rev Genet，2002，36：233-278.

16. PENNY G D，KAY G F，SHEARDOWN S A，et al. Requirement for Xist in X chromosome inactivation. Nature，1996，379（6561）：131-137.

17. WISTUBA J，LUETJENS C M，STUKENBORG J B，et al. Male 41，XXY* mice as a model for klinefelter syndrome：hyperactivation of leydig cells. Endocrinology，2010，151（6）：2898-2910.

18. POPLINSKI A，WIEACKER P，KLIESCH S，et al. Severe XIST hypomethylation clearly distinguishes（SRY+）46，XX-maleness from Klinefelter syndrome. Eur J Endocrinol，2010，162（1）：169-175.

19. WISTUBA J. Animal models for Klinefelter's syndrome and their relevance for the clinic. Mol Hum Reprod，2010，16（6）：375-385.

20. KLEINHEINZ A，SCHULZE W. Klinefelter's syndrome：new and rapid diagnosis by PCR analysis of XIST gene expression. Andrologia，1994，26（3）：127-129.

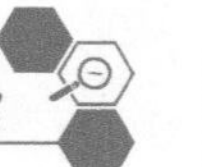

036　染色体平衡易位

病历摘要

孕妇，34 岁，孕 3 产 0，主因“停经 24 周，发现胎儿染色体异常 2 天”入院。

孕妇平素月经规律，6/26 天，月经量中，无痛经，末次月经 9 月 1 日。患者于停经 105 天查尿 hCG 阳性，早孕期有阴道出血，孕 4 个月自觉胎动至今，根据 NT B 超，将末次月经推后 1 周，预产期后延 1 周。

患者本人染色体平衡异位 [46, XX，t（14；17）（q11.2；p13）]，男方染色体未见明显异常。此次妊娠行羊水穿刺，胎儿染色体 [（45，XN，-14，der（17）t（14；17）（q11.2；p13）]，详见图 6-5。CNVs 提示 14 号染色体 q11.2 缺失 3.5 Mb 区域，涉及 32 个蛋白编码基因（图 6-6）。可能的临床表现包括大头畸形、下斜睑裂、便秘、胃肠道问题、自闭症、智力障碍、睡眠障碍、癫痫等；17 号染色体 p13.3-13.2 区域缺失 6.28 Mb 区域，涉及 91 个蛋白编码基因，提示可能的临床表现为胎儿宫内发育迟缓，中枢神经系统发育异常（无脑回畸形、巨脑回畸形、早期肌张力减退、晚期肌张力亢进、运动发育迟缓、精神发育迟滞、去大脑僵直、痉挛、癫痫、胼胝体发育不全、中脑钙化等），小头畸形，面部畸形（眉间和额缝合皮肤起皱纹、枕骨突出、额头窄小、睑裂下斜、鼻孔上翻、鼻子和下颌小），先天性心脏缺陷，多指，通贯掌纹，男性外生殖器

发育不全。癫痫通常在出生后 6 个月内发作，有的甚至发生在刚出生。通常，大脑皮层越光滑，相关症状越严重。患儿预期寿命严重减少，常在幼儿期死亡。

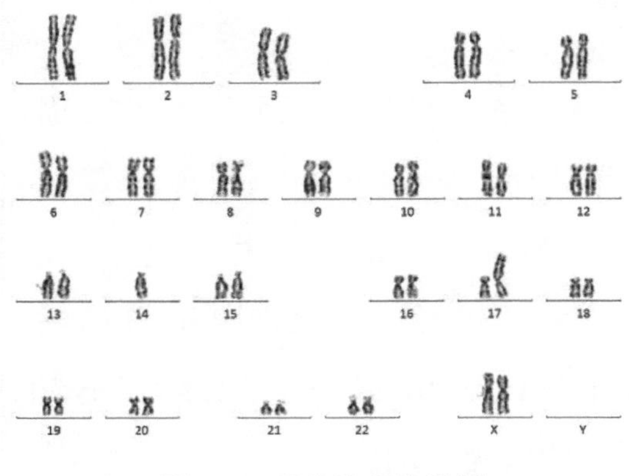

图 6-5　患儿染色体核型

染色体畸变检测报告

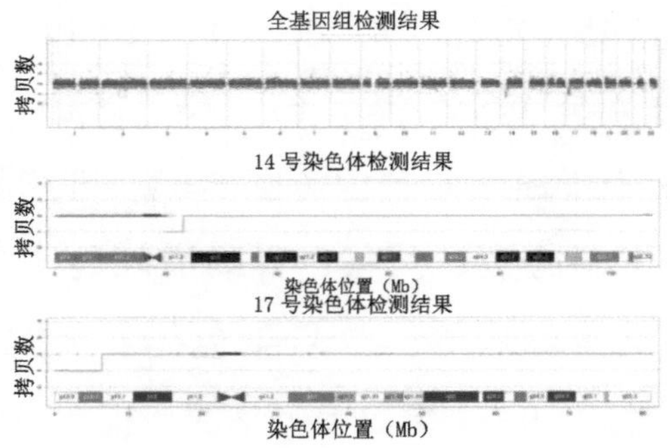

图 6-6　CNVs 检测报告

妊娠 22 周超声提示胎儿小于相应孕周，大脑外侧裂发育与孕周不符，双侧肾脏小于相应孕周，估计胎儿体重 300 g，小于第 1 百分位。孕 24 周，因要求终止妊娠收入院（表 6-1）。

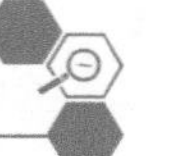

表 6-1 妊娠 22^{+1} 周超声结果

名称	测值	名称	测值
双顶径	4.7 cm	头围	17.1 cm
股骨长	3 cm	腹围	13.6 cm
FL/AC	0.22	脐动脉 S/D	4.1

孕产史：既往因胎儿染色体异常于孕 20 周引产，胎儿染色体提示 [45，XN，-17，der（14）t（14；17）（q11.2；p13）]。自然流产一次，曾行 3 次第三代试管，均着床失败。

辅助检查：B 超：BPD 4.7 cm，FL 3 cm，AC 13.6 cm，AFV 4.8 cm。大脑外侧裂与孕周发育不符，双肾小于相对孕周。

实验室检查：TORCH：风疹病毒 IgG 1.0；CMV IgG 1.0；HSV-IgG 0.22。细小病毒：阴性。EB 病毒核抗原 IgG 1.09，EB 病毒壳抗原 IgG 1.50。狼疮因子阴性；抗核抗体阴性。外周血白细胞计数 10.8×10^9/L，血红蛋白水平 124 g/L，血小板计数 200×10^9/L。

主要诊断：孕 3 产 0 孕 24 周头位、胎儿染色体异常 [45，XN，-14，der（17）t（14；17）（q11.2；p13）]、胎儿畸形 - 大脑外侧裂发育不良、染色体异常 [46，XX，t（14；17）（q11.2；p13）]、胎儿生长受限、不良孕史。

妊娠结局：入院后行利凡诺羊膜腔内注射术，术后 1 天流产一女婴，出生体重 330 g。流产儿特殊面容（图 6-7）。

笔记

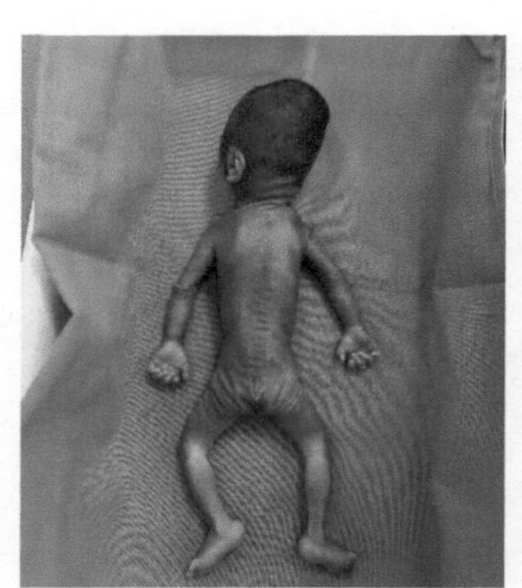
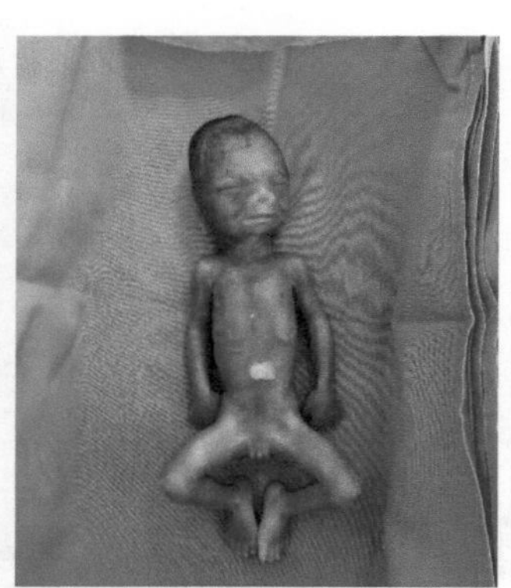

图 6-7　流产儿（大头、摇椅足、小下颌）

病例分析

一、疾病定义

1. 染色体平衡易位

平衡易位对于一个细胞来说，遗传信息的总量没有改变。是两条染色体发生断裂后相互交换，仅有位置的改变，没有染色体片段及基因的增减。所以，染色体平衡易位的人大多数不会表现出异常，但她（他）的孩子则可能出现异常，这是因为平衡易位的携带者与正常人婚后生育的子女中，子女可能得到一条来自双亲的正常染色体和一条易位染色体，导致某一节段的染色体增多或减少，由于遗传信息总量发生变化，患者就可能有异常表现。

平衡易位在普通人群发生率为 1/1000 ～ 1/500，发生胎停育、流产和胎儿畸形的可能性较高。

2. 染色体罗伯逊易位

罗伯逊易位导致两条近端着丝粒染色体发生着丝粒融合而

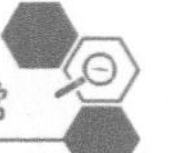

形成一条新的衍生染色体，染色体总数减少，但遗传信息依然保留。由于丢失的染色体短臂主要携带的是 rRNA 基因，遗传效应不明显，因此被认为是一种平衡的结构畸变。

罗伯逊易位携带者与染色体核型正常的人婚配后，易位涉及的 3 条染色体可能出现 6 种配型：正常核型、平衡易位、易位型三体、两种染色体单体（涉及的染色体）和三体。

二、诊疗路径

（1）产前诊断：孕妇本人为染色体平衡易位，既往有胎停育和胎儿染色体异常病史。本次妊娠应进行介入性产前诊断。孕妇于妊娠 18 周进行羊水穿刺，染色体核型和微重复、微缺失均提示胎儿染色体异常，并提示异常临床表现的风险很大。

（2）超声诊断：孕妇本人为染色体平衡易位，孕卵在分裂时可能发生异常，如除常规建议行介入性产前诊断查胎儿染色体外，还应结合影像学检查，进行更深层的产前诊断。超声检查证实胎儿小于相应孕周 $1^{th\%}$，大脑外侧裂发育与孕周不符，双侧肾脏小于相应孕周。

（3）风险告知：考虑到医学遗传学和临床影像学同时提示异常，出生后预后不良，经孕妇与家人商议后，慎重决定放弃胎儿。

（4）终止妊娠方式：妊娠中期，利凡诺羊膜腔注射简便易行，诱发的宫缩与生理性宫缩相似，故采用利凡诺羊膜腔注射。

病例点评

染色体平衡易位意味着遗传信息基本没有变化，因此平衡易位者在表型上多没有异常。但当该染色体平衡易位携带者生育时，染色体分离时可能会发生异常，其子女的遗传信息可能会丢失或重复，应该接受介入性产前诊断。

本病例中孕妇本人为染色体平衡易位携带者，胎儿则出现了染色体大片段的缺失，表现出多种异常和畸形。经慎重考虑，决定终止妊娠。

对于原发不孕或多次流产的女性，应警惕夫妻双方染色体异常，并应接受遗传咨询。受孕后应接受介入性产前诊断。常规核型分析，只能查出大片段重复或缺失，如果孕妇和丈夫存在染色体异常（包括平衡易位），可进行染色体微重复、微缺失的诊断。

参考文献

1. 李琳，朱东沂 . 120 例染色体平衡异位携带者的遗传学分析 . 中华医学遗传学杂志，2013，30，（3）：373-376.
2. 傅松滨. 医学遗传学 . 8 版 . 北京：北京大学医学出版社，2013.

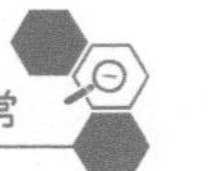

037　胎儿水肿

病历摘要

孕妇，42 岁，孕 3 产 1，主因“停经 13⁺ 周，发现胎儿畸形 1 周”入院。

孕妇平素月经规律，7/30 天，月经量中，无痛经，末次月经 2018 年 3 月 27 日，预产期 2019 年 1 月 2 日。患者于停经 30⁺ 天查尿 hCG 阳性，早期无阴道出血，根据孕早期 B 超，核对孕周无误。孕 12 周产检时发现胎儿头臀长 6.1 cm，NT 增厚 4.7 mm，胎儿全身水肿，胎儿颈部见囊性暗区环绕，范围约 2.1 cm × 1.7 cm，内见分隔，胸部皮肤厚约 4.7 mm，腹部皮肤厚约 4.1 mm，胎儿脐根部向外膨出一中等回声包块，大小约 1.0 cm × 0.6 cm，双附件区未见明显异常。建议进一步检查，患者及家属要求放弃胎儿，门诊以“孕 13⁺ 周，胎儿水肿”收入院，计划进一步检查及终止妊娠。

体格检查：患者一般情况好，T 36.5℃，P 80 次 / 分，BP 110/70 mmHg，心脏听诊律齐、无杂音，肺部听诊呼吸音清、无异常，肝、脾肋下未触及，腹部膨隆无宫缩。

B 超检查：2018 年 6 月 27 日 B 超示子宫增大，宫腔内可见胎儿轮廓，胎心、胎动可见，CRL 6.1 cm，NT 4.7 mm，羊水厚径 4.9 cm，胎儿全身水肿，胎儿颈部见囊性暗区环绕，范围约 2.1 cm × 1.7 cm，内见分隔，胸部皮肤厚约 4.7 mm，腹部皮肤厚约 4.1 mm。胎儿脐根部向外膨出一中等回声包块，大小约

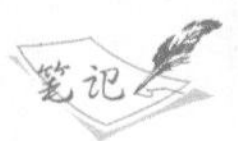

1.0 cm × 0.6 cm，双附件区未见明显异常，提示：胎儿全身水肿、NT 增厚、颈部淋巴水囊瘤可能、胎儿脐膨出可能（图 6-8）。

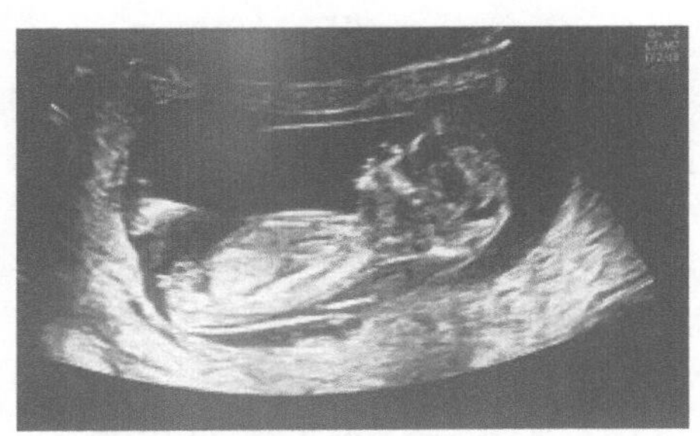

图 6-8　胎儿 NT 增厚

诊断及依据

（1）孕 3 产 1 孕 13^+ 周：已婚育龄期女性，既往孕 2 产 1，停经 13^+ 周，发现胎儿水肿 1 周，B 超示 CRL 6.1 cm。

（2）胎儿水肿：B 超示 NT 4.7 mm，羊水厚径 4.9 cm，胎儿全身水肿，胎儿颈部见囊性暗区环绕，范围约 2.1 cm × 1.7 cm，内见分隔，胸部皮肤厚约 4.7 mm，腹部皮肤厚约 4.1 mm。

（3）剖宫产再孕：2002 年因巨大儿行剖宫产术，剖出一活女婴，体健。

（4）腹腔镜下胆囊摘除术后：2010 年因胆囊息肉行腹腔镜下胆囊摘除术。

诊疗计划

（1）明确孕妇夫妻双方血型，包括 ABO 系统和 Rh 系统。有时还需进一步检查一些稀有血型系统的抗原。

（2）根据夫妻双方血型抗原型，检测母体血清中血型抗体的滴定度变化。

（3）超声监测胎儿大脑中动脉血流峰值，排除胎儿贫

笔记

血。如果胎儿大脑中动脉血流峰值大于相应孕龄平均值的1.5 MoM，则认为胎儿贫血的可能性很大。

（4）超声排除胎儿结构异常，特别是心血管异常。

（5）排除 TORCH、B19 导致的宫内感染。

（6）查胎儿染色体核型，以及相关的基因病（如 Noonan 综合征）、代谢病（如溶酶体储积症）。

妊娠结局：超声检查明确胎儿全身水肿，告知孕妇和家属可能的预后。同时建议进行胎儿染色体检查：妊娠 14 周前，可以进行绒毛穿刺。还可以进行细胞培养、荧光原位杂交或 aCGH、CNVs 检查。排除母儿血型不合和宫内感染。

因胎儿全身水肿，颈部水囊瘤、胎儿脐膨出可能性大，孕妇已有一子，尊重孕妇意见，终止妊娠。流产物送检，CNVs 提示 13- 三体。

病例分析

1. 关于 NT 增厚

早孕期胎儿 NT 是唐氏综合征最有效的筛查指标。NT 增厚可能的机制包括心脏功能失调、头部或颈静脉充血、细胞外间质成分转变、淋巴管排泄障碍、胎儿贫血、低蛋白血症及先天性感染等。某些染色体异常的胎儿、先天性心脏病的胎儿、先天性遗传病的胎儿常常在妊娠早期表现为 NT 增厚。因此，NT 可以作为一项染色体异常的标志物，NT 增厚会增加胎儿染色体异常的风险，根据单项 NT 指标可筛查出 60% ～ 70% 染色体异常胎儿及约 10% 的解剖结构异常胎儿。在妊娠 10 ～ 14 周

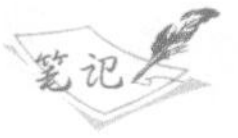

NT 增厚的胎儿中，约 10% 合并有染色体异常，其中包括 21-三体综合征、18- 三体综合征、13- 三体综合征、45，X（Turner 综合征）等。此外，胎儿 NT 增厚与自然流产、胎儿畸形有关，此时胎儿可能并无染色体异常。NT 增厚可以筛选 40.56% 的胎儿复杂心脏病；胎儿患某些疾病如早期心功能衰竭，静脉导管出现异常血流信号，双胎输血综合征中的受血儿，珠蛋白生成障碍性贫血纯合子型等，也可表现为胎儿 NT 异常增厚，因此，胎儿 NT 筛查也是发现上述疾病的重要线索。

NT 是一个超声筛查指标，病理上的原因包括胎儿染色体异常、胎儿心脏大动脉畸形和静脉导管血流异常、淋巴系统排泄失常等。因此，遇到 NT 增厚，除染色体问题外还要关注非染色体问题，除进行相关的介入性产前诊断外，还应加强后续超声的筛查，尤其是胎儿心脏结构，必要时需行胎儿超声心动图检查。

2. 关于 NT 增厚与囊性水囊瘤

早孕期颈项透明层厚度测量联合血清学检查，在假阳性率为 5% 的情况下，可以筛查出 87% 以上的唐氏综合征。多房性囊状水囊瘤或仅 NT 厚度 ≥ 3.0 mm 是绒毛活检的指征，无须等待血清学筛查结果。

目前已知，早孕期筛查发现颈项透明层明显增宽的胎儿发生非整倍体与其他不良妊娠结局的风险大大增高。该现象被描述为“多房性囊性水囊瘤”，表现为颈项透明层增宽并延展至胎儿全长，其中可见清楚的分隔。在早孕期每 300 例胎儿中就有超过 1 例为多房性囊性水囊瘤。在最近的一项针对早孕期常规超声筛查的前瞻性研究中发现，50% 的多房性囊性水囊瘤

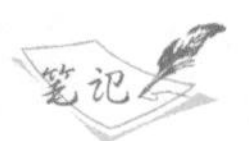

的胎儿会发生非整倍体，其中多数为唐氏综合征，还有 Turner 综合征、18- 三体综合征。此外，在被证实为整倍体但存在囊性水囊瘤的病例中，约有 50% 存在严重的结构畸形，包括心脏畸形、骨骼发育不良等。与单纯的颈项透明层增厚相比，多房性囊性水囊瘤病例发生非整倍体的概率增加 5 倍，发生心脏畸形的概率增加 12 倍，而发生胎儿或新生儿死亡的概率增加 6 倍。发现多房性囊性水囊瘤后，对于早孕期咨询的切实益处在于没有必要再等待血清学筛查结果或应用计算机进行风险计算后再做决定了。因面临 50% 的胎儿非整倍体的风险，应建议这些患者立即进行绒毛活检。当排除胎儿非整倍体后，应在 18 ～ 20 周对胎儿进行包括心脏超声在内的详细的结构检查。

3. 鉴别诊断及依据

胎儿水肿从免疫机制来分可以分为免疫性水肿和非免疫性水肿。

（1）免疫性水肿：主要见于母儿血型不合。主要发病机制是胎儿血型和母体相异，在各血型系统中，以母儿 Rh 血型不合最为常见，且病情更为严重。

人类 Rh 血型系统是临床最重要的血型系统之一，由 C、c、D、E、e 抗原组成，由位于 1 号染色体短臂 1p34.3-1p36.1 上 2 个紧密连锁高度同源的 RHD 和 RHCE 基因编码。其抗原强弱依次为 D ＞ E ＞ C ＞ c ＞ e，由于 D 抗原性最强，因此根据红细胞上 D 抗原的有无可分为 RhD 阳性和 RhD 阴性。Rh 阴性女性若有 Rh 阳性的免疫史，则可能产生 IgG 类抗 D 抗体。该抗体可通过胎盘进入胎儿血液循环，结合并破坏 RhD 阳性胎儿的红细胞，导致胎儿贫血或新生儿溶血病，造成新生儿不

同程度的溶血、水肿、黄疸、肝脾大等临床症状，严重的将造成新生儿缺陷甚至死亡。胎儿和新生儿溶血性疾病的治疗取决于胎儿贫血的严重程度。若病情较轻，胎儿可通过增加红细胞生成来代偿红细胞的破坏。若病情进一步加重则需要进行宫内输血治疗或剖宫产终止妊娠，胎儿出生后仍需要进行血液交换或完全性的输血治疗。但也有报道称在母体没有明确接触携带D抗原的红细胞情况下，却检测到抗RhD抗原同种抗体。这可能是临床上未识别早期妊娠丢失（包括双胎自然减灭）的结果。另外，还有人提出病因为“外祖母理论”，即宫内致敏所导致。除母体接触的胎儿血量外，初次免疫应答的发生与否还取决于其他一些因素，这些因素包括母胎输血的次数和母胎是否为ABO血型相容。胎儿红细胞的免疫原性和母亲免疫应答的能力在发病机制中均起一定作用。如为Rh血型不合同时伴有ABO血型不合时，胎儿红细胞进入母体即可被母体内抗体破坏，因此胎儿红细胞检出率低，也可使Klehaner-Betke法检出胎儿红细胞比例下降，所以报道ABO血型不合者母血中存在胎儿红细胞者占20%，而血型相合者占50%。

ABO血型抗原是人类最早发现的血型抗原，ABO血型不合主要见于“O”型血母亲。如果首次妊娠的胎儿血型和母亲不一致，且胎儿红细胞进入母体，则可能诱发母体初次免疫反应。初次免疫反应症状较轻，免疫应答时间也需要数月；当致敏的母体再次接触抗原时，强烈的再次免疫反应会导致严重的后果。再次免疫反应所需抗原量极少，发生应答的时间也很短，可能在数分钟之内即发生临床症状。但总的来说，临床症状轻于Rh血型不合。

笔记

当某些 RBC 抗原与微生物的抗原决定簇相似时，机体可以产生针对上述 RBC 抗原的自体反应抗体，该现象与新生儿溶血病无关。最常见的例子是 ABO 血型系统的 A 和 B 抗原。由于肠道细菌的分子拟态效应，抗 A 和抗 B 抗体几乎存在于缺乏相应抗原的所有个体中，但这些抗体是 IgM 和（或）IgA，不会穿过胎盘。然而，先前妊娠期中抗原 A 或 B 的同种免疫可能产生针对 A 或 B 抗原的 IgG 抗体，即可引起胎儿 / 新生儿红细胞溶血。

胎儿贫血时，胎心监护呈现正弦波形（图 6-9）。

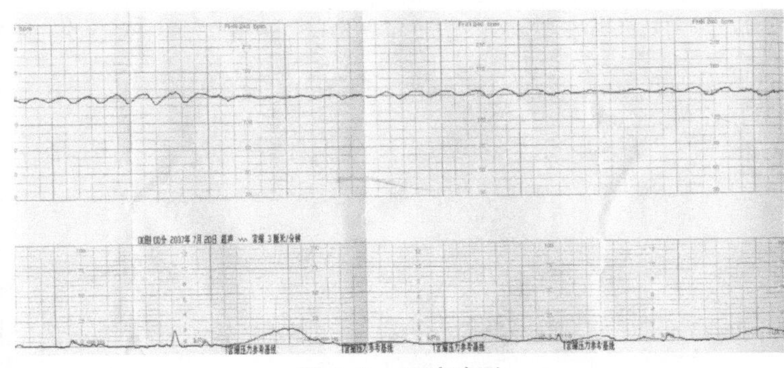

图 6-9　正弦波形

（2）非免疫性水肿：非免疫性水肿占胎儿水肿的 85%，其原因非常复杂。目前对非免疫性胎儿水肿来说，60% 可以在产前明确病因，如果加上分娩后的检查，约有 80% 可以明确病因，但仍有 15% ～ 25% 的非免疫性胎儿水肿难以明确病因。一项系统综述分析了 225 篇相关文章，描述了 5 437 种 NIFH 的相关病因，其中主要病因包括心血管（21.7%）、染色体（13.4%）、血液（10.4%）、感染（6.7%）、胸廓内的疾病（6.0%）、淋巴发育不良（5.7%）、综合征型（4.4%）、尿路畸形（2.3%）、先天性代谢病（1.1%）、胸廓外肿瘤（0.7%）。

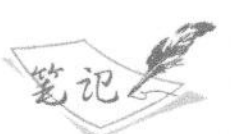

特别是妊娠 12 ～ 14 周即出现的胎儿水肿，多见于 18- 三体和 45，X。

非免疫性胎儿水肿的主要病理机制包括宫内贫血、心功能不全、低蛋白血症。水肿胎儿的预后取决于水肿的病因和发病孕龄。妊娠 24 周前诊断的胎儿水肿 50% 为染色体异常，预后较差。

病例点评

本病例中，孕妇年龄超过 40 岁，这是胎儿染色体异常的风险因素，有文献报道，当孕妇年龄大于 40 岁时，胎儿染色体异常的发生率可以达到 1/100。国内尹爱华等报道当孕妇年龄等于或大于 40 岁时，胎儿染色体核型异常的发生率可以达到 10.56%（362/3429），加上胎儿全身水肿、颈部水囊瘤、脐膨出等，都增加了胎儿染色体异常的风险。王清等报道，胎儿颈部水囊瘤较单纯胎儿颈部透明层增厚有更高的染色体异常风险。因此，对于本病例这种存在多重胎儿染色体异常风险因素者，应尽早进行介入性胎儿染色体检查，如孕妇和家属放弃胎儿，也应在流产后进行检查，以明确水肿原因，为再次妊娠时的产前检查提供依据。

参考文献

1. BHUTANI V K，ZIPURSKY A，BLENCOWE H，et al. Neonatal hyperbilirubinemia and Rhesus disease of the newborn：incidence and impairment estimates for 2010 at regional and global levels. Pediatr Res，2013，74（Suppl 1）：86-100.

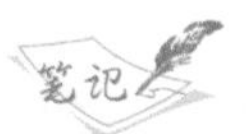

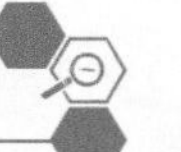

2. KUDVA G C，BRANSON K D，GROSSMAN B J. RhD alloimmunization without apparent exposure to RhD antigen. Am J Hematol，2006，81（3）：218.

3. KUMPEL B M. On the immunologic basis of Rh immune globulin（anti-D）prophylaxis. Transfusion，2006，46（9）：1652-1656.

4. 侯磊，王欣 . 非免疫性胎儿水肿的诊疗新进展——《非免疫性胎儿水肿的调查和管理指南》解读 . 中国全科医学，2018，21（35）：4289-4294.

5. 中华医学会围产医学分会胎儿医学学组，中华医学会妇产科学分会产科学组 . 非免疫性胎儿水肿临床指南 . 中华围产医学杂志，2017，20（11）：769-775.

6. 王游声，张翠翠，蔡婵慧，等 . 高龄孕妇年龄与胎儿染色体异常的相关性分析 . 中华医学遗传学杂志，2021，38（1）：96-98.

7. 王清，王欣 . 胎儿颈项透明层增厚与胎儿水囊状水囊瘤 . 中国计划生育杂志，2019，27（1）：127-129，136.

笔记

第七篇 胎儿代谢性疾病

038 胎儿甲基丙二酸血症

病历摘要

孕妇，28 岁，曾胎停育两次。后经剖宫产术娩一足月男婴，诊断为甲基丙二酸尿症合并同型半胱氨酸血症，后夭折。主因“停经 38^+ 周，不规律下腹阵痛半天”入院。

孕妇平素月经规律，7/29 天，月经量中，无痛经，末次月经 2018 年 7 月 2 日，预产 2019 年 4 月 8 日。产妇于停经 40 天查尿 hCG 阳性，早期无阴道出血，孕 4^+ 个月自觉胎动至今，根据孕早期 B 超，核对孕周无误。患者孕期平顺，孕前即有甲状腺功能减退，口服优甲乐治疗。因不良孕史剖宫产男

婴患有甲基丙二酸尿症合并同型半胱氨酸血症，出生后 5 月余夭折，遂本次在孕 19^+ 周于北京某产前诊断中心行羊水穿刺，结果提示：未检出甲基丙二酸，羊水提示酮症，营养障碍，羊水同型半胱氨酸 17.44 μmol/L，增高；胎儿血液同型半胱氨酸正常，尿液同型半胱氨酸正常。羊水基因检测提示：胎儿甲基丙二酸血症。患者及家属已知胎儿存在出生缺陷，经咨询要求继续妊娠，并且已经联系好相关专家以解决胎儿出生后续治疗等问题。孕 20 周行 FISH 检测提示：胎儿染色体核型未见异常。同时对患者本人行血液氨基酸及肉碱谱检验，结果提示：游离肉碱降低，继发性肉碱缺乏症；苏氨酸降低，为非特异性改变；尿液检验提示：营养障碍。治疗方案：口服左卡尼汀 1 支（10 mL/d），营养神经药物弥可保 1 片 / 日，保证营养；妊娠 22 周超声检查规明里异常（图 7-1）；孕 24^+ 周 OGTT 4.29 mmol/L-6.94 mmol/L-5.74 mmol/L，孕期血压正常，无头晕心慌、下肢水肿等症状。现孕 38^{+1} 周，无腹痛及阴道流血、流液，自觉胎动如常，入院当日产检胎心监护示不规律宫缩，患者剖宫产再孕，有阴道试产意愿，遂门诊以“孕 4 产 1 孕 38^+ 周头位先兆临产、剖宫产再孕、胎儿甲基丙二酸血症、不良孕史、甲状腺功能减退合并妊娠”收治入院。

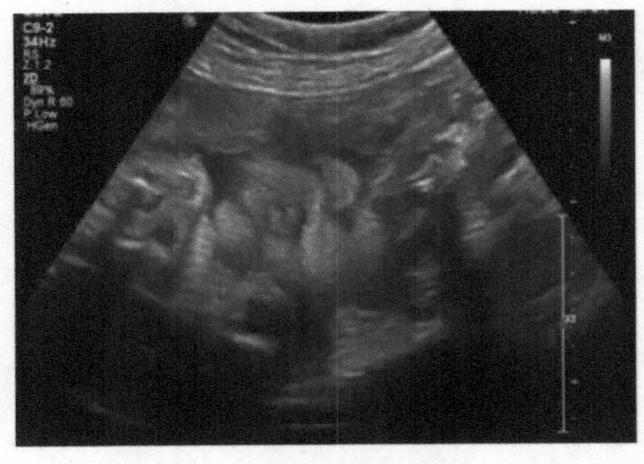

图 7-1　妊娠 22 周超声系统筛查（胎儿口唇）

孕产史： 胎停育两次。2 年前行剖宫产术娩一男婴，诊断为甲基丙二酸尿症合并同型半胱氨酸血症，后夭折。

体格检查： 患者一般情况好，T 36.3 ℃，P 72 次 / 分，BP121/78 mmHg，心脏听诊律齐、无杂音，肺部听诊呼吸音清、无异常，肝、脾肋下未触及，腹部膨隆，宫高 36 cm，腹围 107 cm，胎心 142 bpm，宫缩不规则，头位，先露浅定，水肿无，估计胎儿大小 3400 g。复测骨盆：TO=9.0 cm。

辅助检查

（1）2018 年 12 月 26 日维生素 D 39.8 ng/mL，2019 年 2 月 22 日维生素 D 40.6 ng/mL。

（2）2019 年 3 月 26 日 B 超：BPD 9.7 cm，FL 7.6 cm，AC 33.3 cm，AFI 12.4 cm，胎盘Ⅱ级，位于前壁，胎儿颈部可见一“U”形压迹，胎儿胆囊大小约 3.7 cm × 0.9 cm。单活胎，头位，脐带绕颈可能。

诊断： ①孕 4 产 1 孕 38^+ 周头位先兆临产。②剖宫产再孕。③甲减合并妊娠。④胎儿甲基丙二酸血症。

妊娠结局： 患者及家属已知胎儿存在出生缺陷，经儿科咨询，继续妊娠。

病例分析

1. 甲基丙二酸血症的诊断

（1）当出现呕吐、肌张力低下、脱水，以及中枢神经系统症状等急性脑病样表现时，应检查血气、血清乳酸水平、血氨水平、肝肾功能和外周血象，排除中枢神经系统疾病。

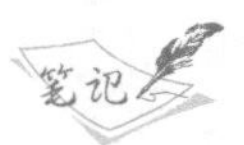

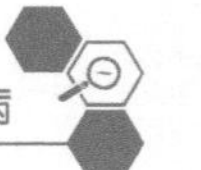

（2）除上述检查外，还应检测血氨基酸、酯酰肉碱谱。血丙酰肉碱（C3）增高，游离肉碱（C0）降低，C3/C0 比值增高，C3/ 乙酰肉碱（C2）比值增高，还有些患儿表现出游离肉碱水平下降和尿液甲基丙二酸、甲基枸橼酸水平升高。

（3）非特异实验室检查。血清同型半胱氨酸浓度升高。

（4）影像学检查。头颅 MRI 可能会见到双侧基底神经节受损、皮质萎缩或发育不良、脑白质异常等，但多见于幼儿，胎儿相关的报告较少见到。

（5）随着产前诊断技术的发展，对疑似患者可进行基因诊断或全外显子分析。甲基丙二酸血症相关 Panel 包括 *MMACHC*、*MUT*、*MMAA*、*MMAB*、*MCEE*、*MMADHC* 等基因，如果检出 2 个等位基因发生致病性突变即有诊断意义。

2. 鉴别诊断

（1）维生素 B_{12} 和叶酸缺乏：检测血清维生素 B_{12} 和叶酸水平，并给予治疗，进行治疗性诊断。

（2）丙酸血症：依据尿液中 3- 羟基丙酸、甲基枸橼酸水平增高而甲基丙二酸水平正常，即可进行鉴别诊断。

（3）诊断依据：血清钴胺素和叶酸浓度均正常，有代谢性酸中毒，有酮血或酮尿症，有高氨血症和低血糖症。也有报道，建议用皮肤成纤维细胞测定甲基丙二酰辅酶 A 变位酶的活性进行诊断。

3. 产前诊断

（1）明确先证者诊断和基因突变位点。

（2）羊水穿刺检测羊水中甲基丙二酸和同型半胱氨酸。

（3）甲基丙二酸进行 Panel 检查。

（4）影像学检查。

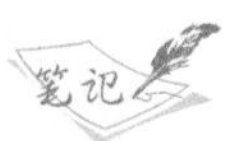

4. 治疗

（1）急性期治疗主要是对症治疗：纠正酸中毒、低血糖和电解质紊乱，限制蛋白摄入，口服或静脉滴注左卡尼汀，肌内注射维生素 B_{12}。如果发生高氨血症，则需进行血液透析；如果发生代谢性酸中毒，则需纠正酸中毒。

（2）长期治疗：饮食治疗有效。应尽早开始限制蛋白质摄入量，减少甲基丙二酸前体氨基酸的摄入。左卡尼汀和口服抗生素可能有效。部分病例对补充大剂量维生素 B_{12} 有效，即 B_{12} 依赖型甲基丙二酸血症，可首先给予维生素 B_{12} 一周，若出现效果则可长期给予维持量治疗，根据临床和生化反应调整。

补充肉碱可促进酯酰肉碱排泄，增加机体对自然蛋白的耐受性，不仅有助于急性期病情控制，亦可有效地改善预后。

5. 预后

发病越早，病情越危重；轻症、晚发性病例预后尚好，需要注意的是本症常发生严重并发症而影响预后。

6. 预防

基因突变目前尚无预防方法，因此本病主要依靠二级预防和三级预防。即产前诊断，尽早诊断甲基丙二酸血症胎儿；提供相应的遗传咨询，做好出生后喂养预案，尽可能避免或减少该病对患儿的损害，避免发生严重不良结果。

绝大部分的遗传性代谢性疾病无有效的治疗方法，因此预防更为重要。遗传性代谢性疾病产前诊断是防止遗传病发生的有效措施之一，是人类遗传学知识的实际应用，是优生的重要措施。遗传性代谢病的产前诊断是生化遗传、分子遗传和临床实践相结合的产物，具有很强的实际应用价值。

病例点评

甲基丙二酸是甲基丙二酰辅酶 A 的代谢产物，正常情况下在甲基丙二酰甲基钴胺辅酶 A 变位酶及维生素 B_{12} 的作用下转化生成琥珀酸，参与三羧酸循环。

遗传性甲基丙二酸血症绝大多数为常染色体隐性遗传病，根据酶缺陷类型分为两大类：甲基丙二酰辅酶 A 变位酶（mut）缺陷和辅酶钴胺素（cobalamin，cbl）（维生素 B_{12}）代谢缺陷。

甲基丙二酰辅酶 A 变位酶缺陷或维生素 B_{12} 代谢障碍导致甲基丙二酸、丙酸、甲基枸橼酸等代谢物异常蓄积，琥珀酸脱氢酶活性下降，线粒体能量合成障碍，使得各重要脏器细胞能量不足。

诊疗中需要注意以下几点。

（1）具有明确的先证者。

（2）产前诊断明确胎儿患病，遗憾的是没有得到基因检测报告的图片。

（3）孕期影像学检查未见明显异常。

（4）经过遗传咨询，了解疾病的转归和风险。

（5）建立新生儿喂养方案。

参考文献

1. 李璐，张改秀．甲基丙二酸血症的诊断及治疗研究进展．山东医药，2020，60（15）：99-103.
2. 杨艳玲，莫若，陈哲晖．甲基丙二酸血症的多学科综合治疗与防控．中华实用儿科临床杂志，2020，35（9）：647-652.
3. 余紫楠，张玉，黄新文．欧洲甲基丙二酸血症与丙酸血症诊治指南．中华急诊医学杂志，2019，28（5）：560-562.

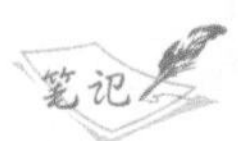

039 白化病 1

病历摘要

孕妇，24 岁，孕 5 产 2，主因“停经 21⁺ 周，因有白化病患儿分娩史，要求行胎儿镜检查”入院。

孕妇平素月经不规律，7/（26 ～ 35）天，月经量中，无痛经，末次月经 2017 年 10 月 17 日，预产期 2018 年 7 月 24 日。停经 40⁺ 天查尿 hCG 阳性，根据孕早期 B 超，核对孕周无误。患者孕期平顺，行无创 DNA 示低风险，血压正常，无头晕、头痛及双下肢水肿等不适。因其有白化病患儿分娩史，要求入院行胎儿镜检查，故门诊以“孕 5 产 2 孕 21⁺ 周、剖宫产再孕、白化病患儿分娩史”收入院。

孕产史： 2013 年剖宫产分娩一足月男婴，新生儿体重 3900 g，体健。2015 年剖宫产再娩一足月男婴，新生儿体重 3900 g，为白化病患儿，出生后 3 天夭折。2016 年、2017 年各孕早期人工流产 1 次。否认家族白化病史，2015 年分娩的白化病患儿为家族内唯一一例。

体格检查： 患者一般情况好，T 36.5℃，P 80 次 / 分，BP 120/80 mmHg，心脏听诊律齐、无杂音，肺部听诊呼吸音清、无异常，肝、脾肋下未触及，腹部膨隆，宫高脐上一指，腹围 90 cm，胎心 146 bpm，宫缩无，四肢活动自如，无水肿。

辅助检查： 超声（2018-03-28）：BPD 6.0 cm，FL 3.7 cm，AC 16.1 cm，AV 4.5 cm，胎盘前壁，活胎。

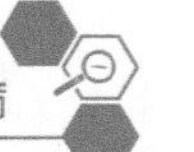

入院诊断：孕 5 产 2 孕 21^+ 周头位；剖宫产再孕；白化病患儿分娩史。

妊娠结局：在患者及家属知情同意情况下决定终止妊娠，予以利凡诺羊膜腔内注射中期引产。娩出后可见胎儿头发为白色，病理诊断白化病患儿（图 7-2）。

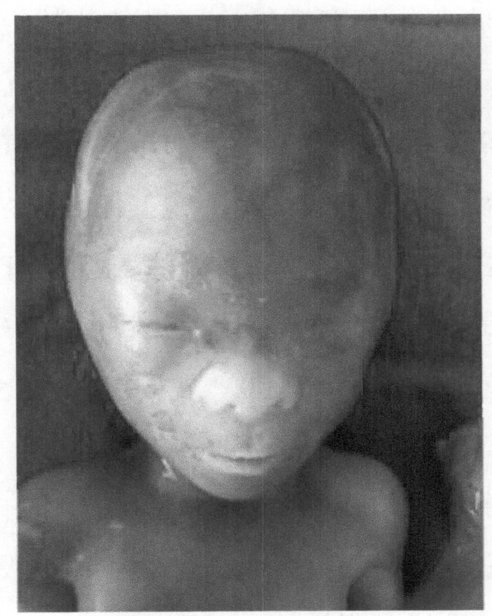

图 7-2　白化病患儿

病例分析

1. 白化病

白化病（albinism）是一组调控黑色素或黑色素小体合成、转运相关的基因突变导致眼、皮肤和毛发黑色素减少或缺乏的一种遗传病，主要为常染色体隐性遗传病，既往生育过白化病患儿的妇女，其再次妊娠胎儿患白化病的风险为 25%。根据涉

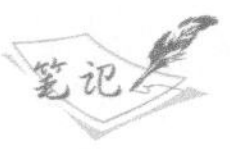

及的不同基因类型，白化病可以分为非综合征型和综合征型。常见的非综合征型包括眼皮肤白化病 1 ～ 4 型（OCA 1 ～ 4 型，色素减少或缺失累及皮肤、毛发、眼睛）和眼白化病型（OA 型，色素减少仅限于眼睛），临床上以非综合征型的眼皮肤白化病最常见，占 90% 以上。综合征型白化病，患者除具有一定程度的眼皮肤白化病表现外，还有其他特定异常，包括具有免疫功能低下的 Chediak-Higashi 综合征和具有出血素质的 Hermansky-Pudlak 综合征（1 ～ 9 型），其较 OCA 和 OA 更少见，这类疾病因累及除色素细胞外的其他细胞，具有更加严重的临床表型。白化病虽然是单基因病，但具有明显的遗传异质性，世界范围内白化病的患病率约为 1 ∶ 17 000，国内资料显示该病患病率约为 1 ∶ 20 000。人群携带白化病基因频率约为 1/70。

2. 白化病患者总的临床表现

全身皮肤呈乳白或粉红色，柔嫩发干；毛发变为淡白或淡黄；患者皮肤对光线高度敏感，日晒后易发生晒斑和各种光感性皮炎，皮肤晒后不变黑；眼部由于色素缺乏，虹膜为粉红或淡蓝色，常有畏光、流泪、眼球震颤及散光等症状。白化病患者的视觉系统受损，且无法有效修复或逆转，这是其主要致残原因，白化病视觉系统的缺陷包括视网膜中央凹发育不良、视网膜色素上皮细胞色素丢失、视神经交叉投射异常、虹膜色素丢失、畏光，以及眼球震颤等。

3. 白化病根据涉及的不同基因类型其表现亦不相同

（1）眼皮肤白化病 1 型（OCA1）：是由酪氨酸酶基因（*TYR*）突变导致酪氨酸酶功能低下或缺乏引起的 OCA 类型，约占

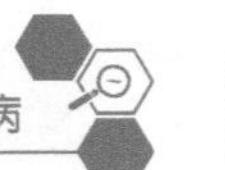

40%，我国的白化病患者常见于此种类型。根据酪氨酸酶活性是否完全丧失，OCA1 可分为两种不同的亚型，即 OCA1A 和 OCA1B。OCA1A 是最严重的一种亚型，其酪氨酸酶功能完全缺失，患者的毛发、皮肤和眼部组织终生完全缺乏黑色素，视力损害严重；而后者 OCA1B 酪氨酸酶活性明显下降但未缺失，故随着年龄的增长患者的毛发、皮肤和眼部组织可有部分色素沉着，患者的视力因眼部色素的增加有所改善。

（2）眼皮肤白化病 2 型（OCA2）：为全世界人口中最常见的类型，约占 50%，尤其是在非洲人群和美国移民的非洲人群中。OCA2 是由 *OCA2* 基因突变引起的，*OCA2* 基因又名 *P* 基因，定位于 15q11.2-q12，编码一种称为 P 蛋白的跨膜蛋白，该蛋白位于黑色素小体膜上，在维持黑素小体酸化中起重要作用。由于突变基因不是酪氨酸酶基因，患者酪氨酸酶阳性。OCA2 患者临床表型各异，皮肤、毛发和眼部组织色素沉着可表现为几乎正常至几乎完全缺如。非洲黑人或非裔美洲黑人可表现为黄色毛发及蓝灰或淡褐色虹膜，即“棕色 OCA”。OCA2 患儿出生时可有少量色素沉着，并随着年龄的增长而逐渐增加。

（3）眼皮肤白化病 3 型（OCA3）：是由编码酪氨酸酶相关蛋白酶 1（TYRP1）的基因突变引起的，TYRP1 在黑色素的合成中有酶催化作用，且可通过稳定酪氨酸酶而影响黑色素的合成，OCA3 型白化病发病率低，主要见于黑色人种。患者毛发、皮肤和眼部组织的颜色由淡赤黄色到棕褐色不等，且随着年龄增长色素沉着亦逐渐增加。OCA3 型患者的视觉损害较轻，斜视和眼球震颤等症状仅见于少数患者，与其他 OCA 型

患者相比，其发生日光性损害的风险相对较低。

（4）眼皮肤白化病 4 型（OCA4）：患者临床表现与 OCA2 相似，但症状较轻，多数患者色素沉着并不会随着年龄的增长或日晒而增加。OCA4 是由编码膜相关转运蛋白基因（*MATP*）突变而导致的白化病类型。近年来，研究者又相继发现OCA5、OCA6、OCA7 型，但其发生都较罕见。

（5）Hermansky-Pudlak 综合征：已经鉴定出 10 种不同的对应于 HPS 亚型的基因，表现有眼皮肤白化病，在组织（尤其是肾脏和肺部）中堆积蜡状脂肪蛋白化合物（类脂褐素），并且由于缺乏致密的血小板颗粒导致血小板异常聚集从而造成出血。

（6）Chediak-Higashi 综合征：由 *LYST* 基因突变导致的白化病类型。*LYST* 基因突变导致白细胞和血小板的趋化性降低，进而造成机体免疫功能低下，易导致化脓性感染。

4. 白化病诊断方法

（1）胎儿头皮或皮肤毛囊活检电镜诊断：根据白化病患者皮肤或头皮毛囊黑色素细胞内酪氨酸酶的活性，人们将白化病分为酪氨酸酶阴性和酪氨酸酶阳性两种。超声引导下取胎儿皮肤活检，酪氨酸酶阴性的白化病患者，电镜下皮肤或毛囊黑色素细胞内只能看到发育早期的黑色素小体（Ⅰ期和Ⅱ期），无晚期（Ⅲ和Ⅳ期）黑色素小体，而酪氨酸酶阳性白化病患者，由于残存部分酪氨酸酶活性，电镜下能看到Ⅲ期黑色素小体，但无Ⅳ期黑色素小体。目前为止，该方法仍是国外常用的产前诊断手段，限于酪氨酸酶活性阴性的白化病，仅能对一半左右的白化病做出产前诊断。

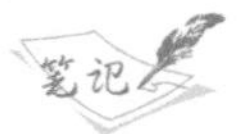

（2）胎儿镜直接诊断：由于我国人种具有黑发特征，目前我国对胎儿白化病的产前诊断方法主要为胎儿镜检查。于孕中期，在B超引导下应用胎儿镜进入羊膜腔，观察胎儿头发颜色，进行白化病产前诊断，同胎儿皮肤、毛囊活检电镜诊断比较，胎儿镜直观诊断较方便、快速，但因受主观因素影响较大，影响结果的准确性。

（3）产前基因诊断：国内外很多研究者尝试对白化病高风险胎儿进行产前基因诊断，证明了白化病产前基因诊断的可行性。目前发现至少有12种突变基因与白化病有关，仅*TYR*基因突变位点就高达上百种，由于基因突变位点的多变，产前基因诊断存在局限性。

5. 白化病的治疗

白化病除对症治疗外，目前尚无根治办法，应以预防为主。由于白化病主要为常染色体隐性遗传病，再次分娩白化病患儿风险为25%，通过产前诊断，预防患儿出生是有效的干预措施。

6. 白化病的诊疗策略

（1）对家族有先证者（白化病患者）的孕妇孕于中期行胎儿镜检查（图7-3，图7-4）。

（2）目前白化病药物治疗无效，由于白化病的特殊外观表型，白化病患者及其家庭均承受着巨大的痛苦，故胎儿镜检查一旦确诊白化病，向孕妇及家属交代胎儿预后，使其决定是否继续妊娠，在知情同意的情况下可终止妊娠。

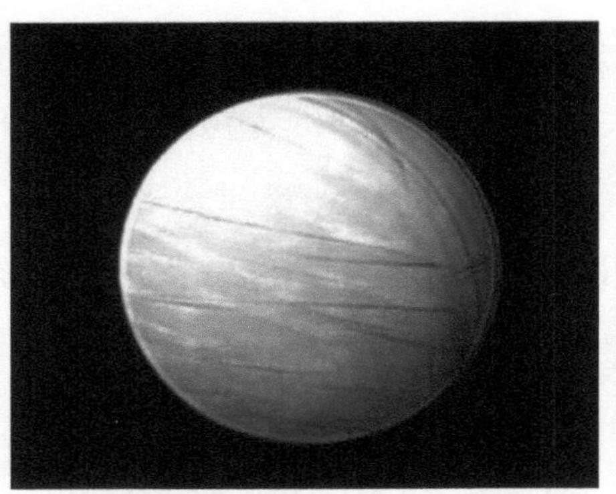

图 7-3　胎儿镜下正常胎儿为黑色头发

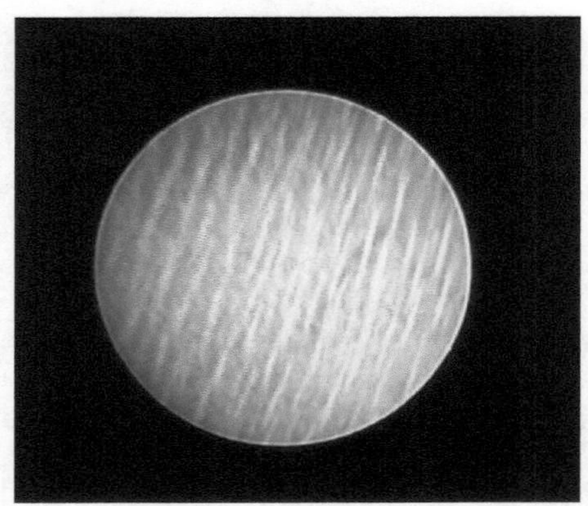

图 7-4　胎儿镜下白化病胎儿为白色头发

病例点评

白化病为常染色体隐性遗传病，既往生育过白化病患儿的妇女，再发风险显著高于一般人群。该孕妇有白化病患儿分娩史，故孕中期收入院行胎儿镜检查，以明确此次妊娠白化病再发情况。术中见胎儿头发为白色，考虑白化病，在患者及家属知情同意下给予终止妊娠。

笔记

参考文献

1. GRØNSKOV K，EK J，BRONDUM-NIELSEN K. Oculocutaneous albinism. Orphanet J Rare Dis，2007，2：43.

2. ZÜHLKE C，CRIÉE C，GEMOLL T，et al. Polymorphisms in the genes for oculocutaneous albinism type 1 and type 4 in the German population. Pigment Cell Res，200，20（3）：225-227.

3. ROORYCK C，MORICE-PICARD F，ELÇIOGLU N H，et al. Molecular diagnosis of oculocutaneous albinism：new mutations in the OCA1-4 genes and practical aspects. Pigment Cell Melanoma Res，2008，21（5）：583-587.

4. 袁萍，李卓，夏涛，等 . 中国白化病群体调查研究 25 年—回顾与展望 . 中国优生与遗传杂志，2006（12）：4-6.

5. SUMMERS C G. Albinism：classification，clinical characteristics，and recent findings. Optom Vis Sci，2009，86（6）：659-662.

6. LEE S T，NICHOLLS R D，SCHNUR R E，et al. Diverse mutations of the P gene among African-Americans with type II（tyrosinase-positive）oculocutaneous albinism（OCA2）. Hum Mol Genet，1994，3（11）：2047-2051.

7. PASSMORE L A，KAESMANN-KELLNER B，WEBER B H. Novel and recurrent mutations in the tyrosinase gene and the P gene in the German albino population. Hum Genet，1999，105（3）：200-210.

8. LUND P M，MALULEKE T G，GAIGHER I，et al. Oculocutaneous albinism in a rural community of South Africa：a population genetic study. Ann Hum Biol，2007，34（4）：493-497.

9. OKULICZ J F，SHAH R S，SCHWARTZ R A，et al. Oculocutaneous albinism. J Eur Acad Dermatol Venereol，2003，17（3）：251-256.

10. 龙燕，刘俊涛 . 白化病产前诊断的研究进展 . 实用妇产科杂志，2009，25（12）：705-706.

11. 赵蓉，姜海利，王小新，等 . 胎儿镜在白化病产前诊断中的临床应用 . 中国全科医学，2017，20（6）：741-744.

040 白化病 2

病历摘要

孕妇 36 岁，初次妊娠。主因“停经 40^{+2} 周，胎心监护异常半天”入院。

孕妇平素月经规律，5/28 天，月经量中，无痛经，末次月经 2018 年 5 月 9 日，预产期 2019 年 2 月 16 日。停经 28 天查尿 hCG 阳性，根据孕早期 B 超，核对孕周无误。孕期平顺，孕 12^{+} 周胎儿 NT 筛查未见异常，孕 16^{+} 周因孕妇年龄大于 35 岁，建议羊水穿刺，孕妇拒绝，要求行 NIPT，告知 NIPT 局限性后，进行 NIPT 筛查，提示低风险。孕 24 周胎儿系统超声未见异常，孕 25^{+} 周 OGTT 4.77 mmol/L–6.41 mmol/L–7.68 mmol/L，孕 34^{+} 周 GBS 检查阴性，孕 34^{+} 周测量骨盆，各径线正常，TO=8.5 cm。孕期血压正常，胎动好。孕 40^{+2} 周 2 次胎心监护均提示 NST（–），自觉胎动好，无不规律腹痛及阴道流液，超声提示 AFI 9.9 cm，门诊以“孕 1 产 0 孕 40^{+} 周头位，高龄初产，胎心监护异常”收入院。

体格检查：患者一般情况好，身高 165 cm，孕前体重 49 kg，BMI 18 kg/m^2，孕期体重增加约 17 kg，T 36.9℃，P 80 次 / 分，BP 124/85 mmHg，心脏听诊律齐、无杂音，肺部听诊呼吸音清、无异常，肝、脾肋下未触及，腹部膨隆，宫高 31 cm，腹围 101 cm，胎心 144 bpm，宫缩无，头位，先露浅定，水肿无，估计胎儿大小 3100 g。骨盆 TO=8.5 cm。

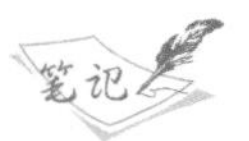

辅助检查

（1）2019 年 2 月 11 日 B 超：BPD 9.2 cm，FL 7.1 cm，AC 32.5 cm，AFI 10.6 cm，胎盘Ⅱ～Ⅲ级。

（2）2019 年 2 月 18 日 B 超：胎儿头位，AFI 9.9 cm，S/D 2.45，脐带绕颈可能。

初步诊断：孕 1 产 0 孕 40^+ 周头位，高龄初产。

妊娠结局：因妊娠 40^+ 周，胎心监护 2 次异常，为预防因胎盘功能减退所致胎儿窘迫，2 月 19 日因宫颈 Bishop 评分 4 分，予 OCT 试验加催产素引产，OCT 试验（–）。2 月 20 日宫颈评分 6 分，继续予催产素引产。2 月 20 日 16: 50 自然破膜，2 月 22 日 5: 00 宫口开全，7: 40 因胎儿窘迫（混合型）行低位产钳助产术。娩一女活婴，体重 3100 g，Apgar 评分 1 分钟、5 分钟、10 分钟均 10 分。小儿出生后全身皮肤苍白，毛发、皮肤均为黄白色，考虑白化病，但询问家属无家族史（图 7-5）。

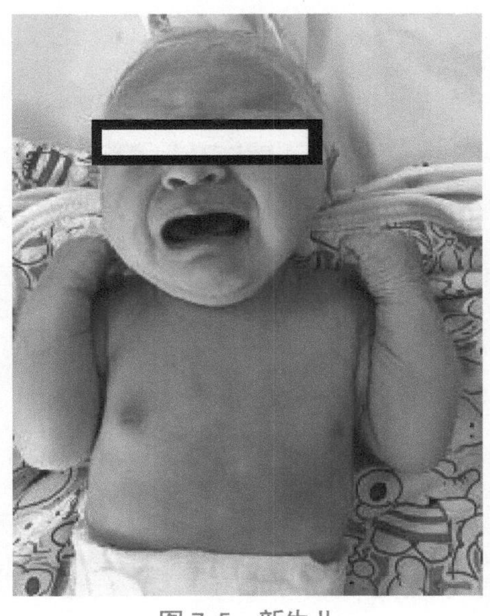

图 7-5　新生儿

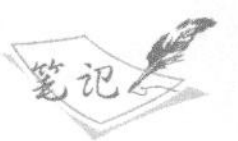

病例分析

白化病是由于相关基因的变异，导致黑色素或黑色素体生物合成缺陷所引起的一组单基因遗传病。许多遗传代谢异常的疾病，属常染色体隐性遗传病。按照“一基因、一个酶”或“一个顺反子、一个多肽”的概念，这些遗传代谢病的酶或蛋白分子的异常，来自各编码基因的异常。白化病的致病基因为隐性并且主要位于常染色体上，基因性状是隐性的，即只有纯合子时才显示病状。此种遗传病父母双方均为致病基因携带者，故多见于近亲婚配者的子女。双携带者的子代有 1/4 的概率患病，子女患病概率均等。

患者对紫外线敏感，可能伴有不同程度的眼球震颤、畏光、视力低下等眼部症状，部分综合征型白化病患儿因严重并发症而致死，白化病已被列为患有生命缺陷干预的疾病之一。世界范围内眼皮肤白化病（oculocutaneous albinism，OCA）的患病率约为 1：17 000，群体迁移率约为 1：65，即平均每 65 人中就有 1 人携带白化病致病基因；每 17 000 人中就有 1 人患白化病。白化病可在各种族裔发生，但发病率在不同种族，以及同一种族的不同亚型间相互不同。中国人群白化病基因的突变谱与高加索、日本和非洲人群均有所区别。文献报道中国白化病患者携带 *TYR* 基因突变者占 2/3，且主要集中在第 1、2 外显子和第 1 内含子区，以 p.R299H、c.929insC、p.R278X 等最为常见。一些高加索人群常见的白化病致病基因发生在中国人群时，有时即使是纯合子也不一定表现出白化病的典型症状。近亲婚育可显著提高患病率。

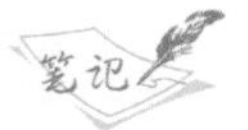

1. 疾病类型

根据临床表现分为眼、皮肤、毛发均有色素缺乏的眼皮肤白化病和仅眼部色素缺乏的眼白化病（ocular albinism，OA）。根据临床表现和所涉及的基因的不同，白化病可分为非综合征型和综合征型两大类。目前，已鉴定出 18 种白化病亚型及其致病基因。新的白化病致病基因和突变类型仍然在不断被发现。

（1）非综合征型白化病：又称“单纯型白化病”，患者只表现为眼或眼、皮肤、毛发等部位的色素减退和视力障碍，包括眼皮肤白化病 1 ～ 7 型和眼白化病 1 型。

1）眼皮肤白化病（OCA）：既往被称为“泛发性白化病”。全身皮肤、毛发和眼部皮肤色素减少或缺乏，包括眼皮肤白化病 1 ～ 7 型（OCA 1 ～ 7），是全球范围内最常见的一种白化病类型，呈常染色体隐性遗传。

2）眼白化病（OA）：既往被称为“部分白化病”，仅眼部色素缺乏，皮肤和毛发色素正常。包括 X 连锁隐性遗传的眼白化病 1 型（OA1）和常染色体隐性遗传的常染色体隐性眼白化病型（AROA）。OA1 是眼白化病中最常见的类型。

（2）综合征型白化病：患者除了出现眼或眼皮肤白化的表现，还常伴有其他器官或系统的并发症，如肺纤维化、心肌炎、炎性肠病等。有些可因严重的并发症而致死。这一类型包括：① Hermansky-Pudlak 综合征 1 ～ 10 型（HPS1 ～ 10）和 Chediak-Higashi 综合征 1 型（CHS1）。② Hermansky-Pudlak 综合征（HPS）：除 OCA 或 OA 表现外，常伴有出血倾向和组织中蜡样物质沉积导致的脑、肺、肾脏等器官损害的三联征。

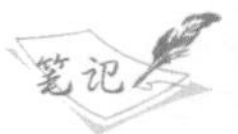

蜡样物质沉积可导致肺纤维化或心肌病，是部分患者中年期死亡的主要原因。部分患者还伴有炎性肠病（如 HPS 1 等亚型）或免疫缺陷（如 HPS 2 和 HPS 10 等亚型）。③ Chediak-Higashi 综合征（CHS）：临床特征包括 OCA 症状、核周围溶酶体肿大、进行性神经系统损害或出现噬血细胞性淋巴组织细胞增多症等。同时患先天性免疫缺陷导致患者易感染和易患肿瘤。

2. 鉴别诊断

白化病主要与其他色素减低疾病进行鉴别。

（1）斑驳病：又名“图案状白斑病”，也有人称之为“斑状白化病”，但其并非白化病的一种，斑驳病是一种以色素减少为特征的常染色体显性遗传病，可能与成色素细胞从神经嵴向表皮迁移缺陷及黑素细胞发育障碍有关，由原癌 *c-kit* 基因突变所致。皮损在出生时即有，最常见于额部，合并有白发、白斑，常呈三角形或菱形，胸、腹、四肢近端亦可发疹，皮损大小不随年龄增长而变化，该病部分患者还可合并有其他发育异常。

（2）白癜风：是一种比较常见的后天色素性皮肤病，可发生于任何年龄。表现为局限性或泛发性皮肤黏膜色素完全脱失。由皮肤的黑素细胞功能消失引起，但机制还不清楚。全身各部位均可发生，常见于指背、腕、前臂、颜面、颈项及生殖器周围等。其他器官和系统不受累，可与白化病鉴别。

3. 白化病初步诊疗流程

因白化病发病原因是酪氨酸激酶相关基因位点发生突变，对家族中初次发生的白化病患儿应进行医学遗传学检查，并进行家系检查，明确遗传方式，从而对以后的妊娠进行遗传指导。

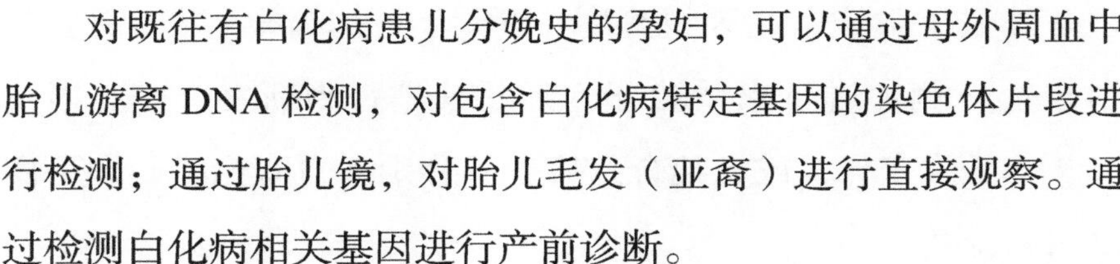

对既往有白化病患儿分娩史的孕妇，可以通过母外周血中胎儿游离 DNA 检测，对包含白化病特定基因的染色体片段进行检测；通过胎儿镜，对胎儿毛发（亚裔）进行直接观察。通过检测白化病相关基因进行产前诊断。

通过电镜观察胎儿黑色素细胞中有无成熟的黑素小体。

病例点评

本病例经详细询问病史，家族中并无白化病患者。因夫妻双方在分娩前没有接受白化病基因检查，分娩后依然拒绝接受白化病基因检测，故无法确定此白化病患儿的确切基因分型。

白化病的具体诊断有以下两点。

1. 白化病的分子诊断

白化病的具体诊断很难根据临床表型判断，准确诊断需要靠分子诊断。但是由于一些白化病的致病基因尚未阐明，因此判断白化病的分子分型也存在一定的困难。

有中国学者总结了针对中国人群特点优化的白化病分子诊断流程：①快速分型诊断：根据临床表现及人群突变频率和热点，利用 Sanger 测序对 *TYR*、*OCA2* 等基因进行检测；②如上述结果为阴性或致病基因较大（如 *CHS1*），可针对色素减退相关基因进行下一代测序（next generation sequencing，NGS）；③如果结果仍为阴性，或患者为纯合变异而亲代来源不明需要排除变异同源区的大片段缺失，或患者仅发现一个致病变异，或 NGS 数据提示存在基因拷贝数变异时，可通过荧光定量 PCR 或 MLPA 检测进行验证；④以上检查仍为阴性者，需进

行全外显子组或全基因组测序；⑤对 NGS 检测结果还需要利用 Sanger 测序进行家系验证，判断其是否为新发突变。当发现 2 个反式变异，或者纯合致病变异分别来自双亲时，即可做出明确诊断。

2. 白化病的产前诊断

白化病目前无有效治疗手段，通过产前诊断预防患儿的出生尤为重要。综合征型白化病可能累及多个器官，甚至导致死亡，故需产前干预。非综合征型白化病症状相对较轻，并非严格产前诊断指征，但是需要充分告知有生育风险的夫妇有关基因型与表型信息，让其自主决定是否进行产前诊断。如有明确致病基因，可以针对致病位点的特征，采用 Sanger 测序进行产前基因诊断或植入前遗传学诊断。如果家系基因型未明或突变位点致病性不确定，由于中国人具有黑发特征，可于 20 ～ 26 周通过胎儿镜直接观察胎儿头发颜色，判断胎儿是否患病。遗传咨询：除了眼白化病 1 型为 X 连锁隐性遗传外，其他白化病为常染色体隐性遗传。夫妻一方为白化病患者，另一方也需要做基因筛查，以排除携带同型致病基因的可能性。如夫妻双方均为白化病患者，需要先行分子分型诊断。相同亚型的夫妻可能再次生育白化病患儿。不同亚型的夫妻可生育表型正常的后代。行高通量测序有助于检出携带者。此外，全球建立了多个白化病相关基因数据库，是白化病研究及诊断的重要资源。

（1）产前基因诊断：较为准确，创伤小，流产率较低（小于 1%），但是对于家系致病基因不明、仅仅检测到一个变异或者胎儿样本被母血污染者，均无法准确预测胎儿表型。

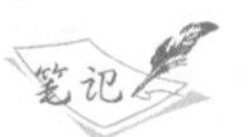

（2）胎儿镜：诊断直观快速，但是流产率相对较高

（3% ～ 5%），且受到主观影响，对操作者技术要求高以致不能常规开展，且手术中由于羊水血染、胎儿位置不佳或尚未长出毛发等，会有 15% ～ 20% 的漏诊误诊。此外，由于色素型白化病毛发棕黄或棕黑，眼白化病发色正常，均不能通过胎儿镜进行诊断。

如果将产前基因诊断与胎儿镜诊断两种方法有效地结合起来，白化病产前诊断的检出率可提高到 90%，准确性可达 95% 以上，同时可降低胎儿镜误诊率。总之，应当在分析我国白化病的分子流行病学特征的基础上，明确我国常见的白化病基因及突变类型。针对能够覆盖 90% 以上白化病基因突变类型，优化出一套快速、准确的白化病产前基因诊断方法，通过产前诊断技术达到早期诊断白化病的目的。妊娠 20 周后还可将胎儿镜检查作为补充措施，以提高产前白化病胎儿的检出率，最终建立起安全、有效、经济、规范的产前诊断白化病的流程，以降低白化病患儿的出生率和群体白化病基因频率，提高我国综合人口出生素质。

参考文献

1. MONTOLIU L，GRØNSKOV K，WEI A H，et al. Increasing the complexity：new genes and new types of albinism. Pigment Cell Melanoma Res，2014，27（1）：11-18.
2. SUZUKI T，LI W，ZHANG Q，et al. The gene mutated in cocoa mice，carrying a defect of organelle biogenesis，is a homologue of the human Hermansky-Pudlak syndrome-3 gene. Genomics，2001，78（1-2）：30-37.
3. AMMANN S，SCHULZ A，KRÄGELOH-MANN I，et al. Mutations in AP3D1

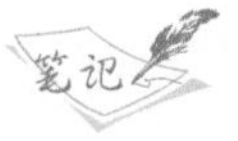

associated with immunodeficiency and seizures define a new type of Hermansky-Pudlak syndrome. Blood，2016，127（8）：997-1006.

4. 李巍，魏爱华，白大勇，等 . 白化病的临床实践指南 . 中华医学遗传学杂志，2020，37（3）：252-257.

5. WEI A，WANG Y，LONG Y，et al. A comprehensive analysis reveals mutational spectra and common alleles in Chinese patients with oculocutaneous albinism. J Invest Dermatol，2010，130（3）：716-724.

6. WEI A，YUAN Y，BAI D，et al. NGS-based 100-gene panel of hypopigmentation identifies mutations in Chinese Hermansky-Pudlak syndrome patients. Pigment Cell Melanoma Res，2016，29（6）：702-706.

7. LASSEAUX E，PLAISANT C，MICHAUD V，et al. Molecular characterization of a series of 990 index patients with albinism. Pigment Cell Melanoma Res，2018，31（4）：466-474.

8. WEI A H，ZANG D J，ZHANG Z，et al. Exome sequencing identifies SLC24A5 as a candidate gene for nonsyndromic oculocutaneous albinism. J Invest Dermatol，2013，133（7）：1834-1840.

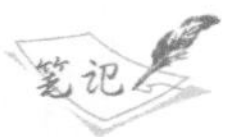

第八篇 复杂性多胎妊娠

041 单绒毛膜双羊膜囊双胎并发症之双胎输血综合征胎儿镜术后继发贫血 – 多血质序列综合征

病历摘要

孕妇，29 岁，主因“停经 31 周，双胎妊娠，超声发现一胎羊水偏少半天”入院。

孕妇平素月经规律，7/35 天，月经量中，无痛经。末次月经 2019 年 12 月 15 日，预产期 2020 年 9 月 22 日。患者停经 40 天查尿 hCG 阳性，孕早期无阴道出血。

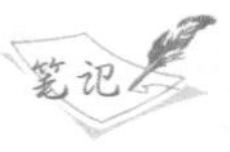

（1）孕9周超声提示：宫腔内可见一个妊娠囊，大小约5.5 cm × 3.3 cm × 3.2 cm，内可见2个胚胎，长径分别为3.3 cm和3.5 cm，胎心搏动可见，核对孕周无误。孕12周超声提示妊娠双活胎（单绒毛膜双羊膜囊性），NT 1.7/1.5 mm。遂行双胎NIPT检查，提示低风险。自妊娠16周后，每2周超声评估宫内状况和胎儿大脑中动脉血流一次。

（2）孕18周产前超声提示：羊水厚径0.5/11.3 cm，一胎固定于子宫右侧壁，膀胱未显示，考虑双胎输血综合征Ⅱ期，急诊收入院。经充分沟通，交代病情及手术风险，行胎儿镜胎盘血管交通支激光凝结术，术中所见：术中见胎盘后壁，上界脐上2指，下界脐下3指，左侧达正中线左侧2 cm，右侧达右腋前线；受血儿脐带插入位于胎盘上缘，帆状胎盘；供血儿脐带插入位于胎盘右下缘。共3组胎盘血管交通支：A-V吻合网状连接（图8-1）、小A-A吻合，以及小V-V吻合。遂行胎儿镜激光血管交通支凝结术，依次凝结三组血管，手术顺利。术后第1天超声提示：羊水厚径2.1/4.1 cm；术后第2天超声提示：羊水厚径4.5/5.6 cm，MCA-PSV 1.07/1.05 MoM，病情稳定出院。

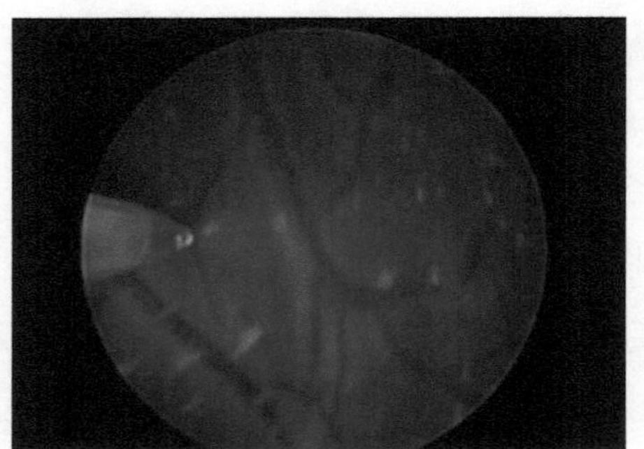

图8-1 胎儿镜下网状血管吻合

笔记

（3）孕 28 周超声提示：羊水厚径 4.0/2.2 cm，MCA-PSV 0.64/1.90 MoM，考虑 TTTS 术后，继发双胎贫血－多血质序列综合征（TAPS），急诊收入院。入院后，患者自觉胎动好，胎心监护 NST（+），予地塞米松促胎肺成熟。患者病情稳定，要求回家待产，与患者充分沟通后，嘱患者自数胎动、实施远程监护，每周复查超声。孕 29 周超声显示羊水厚径无明显变化，MCA-PSV 0.66/1.70 MoM；孕 30 周超声显示 MCA-PSV 0.81/1.72 MoM。

（4）孕 31 周超声提示：羊水厚径 6.0/1.4 cm，MCA-PSV 0.63/1.50 MoM，供血胎儿心胸比例增大，心包积液，考虑 TAPS Ⅳ期，急诊入院立即终止妊娠。

入院查体：一般情况好，T 36.5℃，P 78 次 / 分，BP 120/70 mmHg，心脏听诊律齐、无杂音，肺部听诊呼吸音清、无异常，肝、脾肋下未触及，腹部膨隆，宫高 30 cm，腹围 102 cm，胎心 140/150 bpm，宫缩无，头位 / 头位，先露浮，水肿无。估计胎儿大小 1600/1200 g。

妊娠结局：行剖宫产分娩，胎儿一：女，1615 g，Apgar 评分 8 分－8 分－8 分，脐血血气分析 pH 7.37，BE –6.1 mmol/L，Lac 2.6 mmol/L，HGB 244 g/L，Hct 74.8。胎儿二：女，1240 g，Apgar 评分 7 分－8 分－8 分，脐血血气分析 pH 7.38，BE –4.4 mmol/L，Lac 4.3 mmol/L，HGB 45 g/L，Hct 13.7。胎盘病理检查示部分区域绒毛干小血管欠充盈；另一区域绒毛内血管及绒毛干、绒毛内小血管淤血（图 8-2）。

产妇剖宫产术后 72 小时，病情稳定，如期出院。

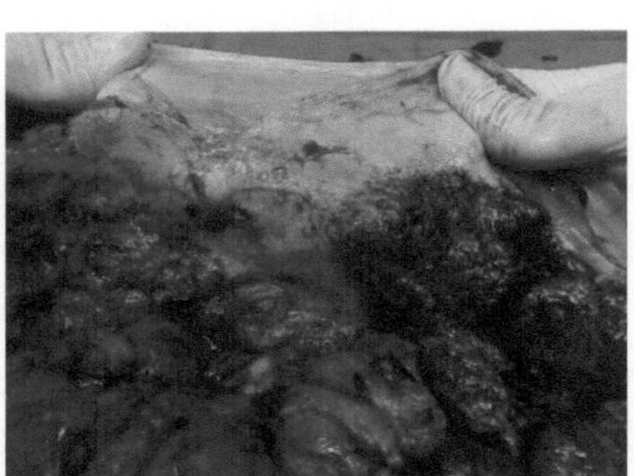

图 8-2　产后胎盘

新生儿 ICU 治疗方案：新生儿（大女）因血红蛋白过高，采取放血治疗，出生后 1 小时和 7 小时两次放血，于生后 24 天出院，出院时血红蛋白 180 g/L；新生儿（小女）因贫血而采取输血治疗，经 4 次输血，新生儿血红蛋白水平达到 145 g/L，出院（图 8-3）。

随访：术后 3 个月随访，两个婴儿体重分别为 5000 g 和 4500 g；术后 6 个月随访，两个婴儿行为评分量表评分均正常。

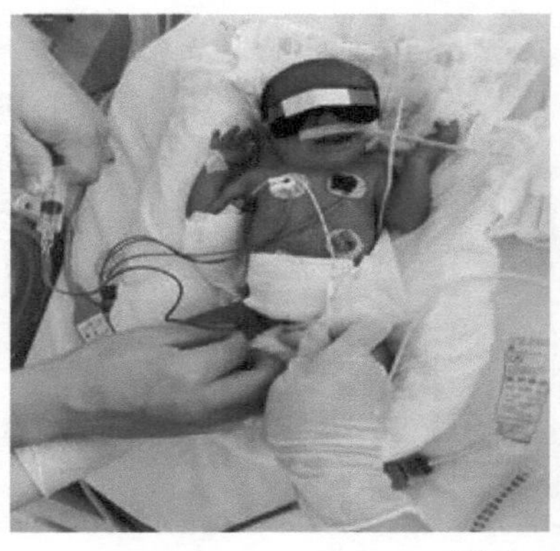

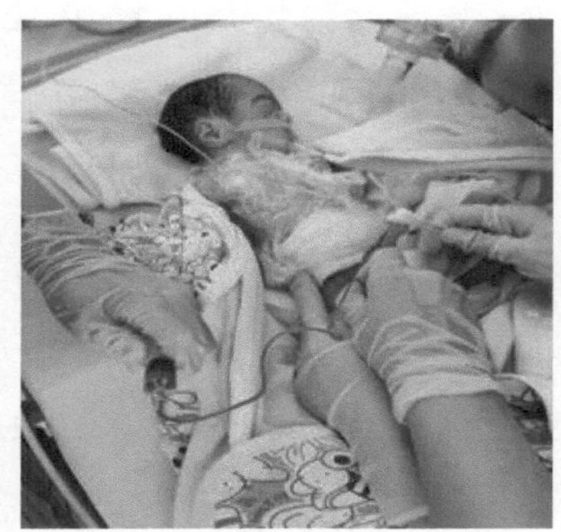

图 8-3　新生儿

笔记

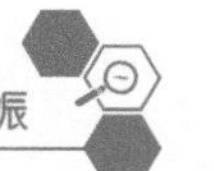

病例分析

一、疾病定义

1. 单绒毛膜双羊膜囊双胎

随着生育年龄的增长和辅助生育技术的普遍应用，全世界范围内多胎妊娠的发生率比例越来越高。双胎妊娠的发生率由1980年的1.89%上升到2009年的3.33%。文献报道，在英国，30%的双胎妊娠是单绒毛膜双羊膜囊双胎妊娠，而自然妊娠的双胎中，20%是单绒毛膜双羊膜囊双胎。

单绒毛膜和双绒毛膜双胎发生早产、胎儿生长受限、子痫前期、产后出血等并发症的风险明显增加。不仅如此，与双绒毛膜双胎相比，单绒毛膜双羊膜囊双胎中胎儿和围产儿死亡的风险更高，这是因为两个胎儿共享一个胎盘，胎盘间存在血管交通支吻合，导致胎儿循环中血流动力学改变，而这些病理改变可能引起特定的疾病，包括双胎输血综合征、选择性生长受限、红细胞增多序列甚至一胎死于宫内，并且一胎死亡可能引起存活胎儿神经系统发育异常。

2. 双胎输血综合征

双胎输血综合征（twin-to-twin transfusion syndrome，TTTS）约占单绒毛膜双羊膜囊双胎的15%，主要是因为胎盘间单向的动静脉交通支吻合占主导，导致双胎的血液循环不平衡，直接影响胎儿心功能、胎盘灌注，通过肾素 – 血管紧张素轴激活的不协调而影响胎儿肾脏功能。根据Quintero分为5期：Ⅰ期，羊水厚径差异明显，供血胎儿羊水过少，羊水最大厚径＜2 cm，受血胎儿羊水过多，羊水厚径＞8 cm，供血胎儿膀胱可见，

多普勒血流正常；Ⅱ期，供血胎儿膀胱不显示，严重羊水过少，多普勒血流无明显异常；Ⅲ期，供血胎儿和受血胎儿多普勒血流均异常，供血胎儿有典型的脐动脉血流异常和（或）受血胎儿有脐静脉血流异常[心房收缩时，静脉导管血流反向和（或）脐静脉血流停止]；Ⅳ期，受血胎儿常常出现腹水、心包积液、胸腔积液、头皮水肿或明显的胎儿水肿；Ⅴ期，一胎或双胎死亡。

胎儿镜激光凝结术是治疗双胎输血综合征的手段，手术指征是Ⅱ～Ⅳ期，研究报道，经胎儿镜手术治疗后，一胎存活的概率为 80% ～ 90%，而且 3% ～ 5% 的存活胎儿有神经系统损伤的风险；双胎均存活的机会明显减小，仅为 50% 左右。随着新技术的发展，目前胎儿镜激光凝结术主要有两种方法，一种是选择性激光凝结胎盘吻合支血管，另一种是随后报道的“Solomon technique”，即在选择性激光凝结胎盘间吻合支后，将此区域的胎盘表面凝结，从而使供血胎儿和受血胎儿的胎盘表面血管区域分开。尽管两种治疗方法的临床效果是否存在差异仍然有争议，但是胎儿镜激光凝结术被认为是双胎输血综合征治疗的最有效手段。

3. 双胎贫血 – 多血质序列综合征

双胎贫血 – 多血质序列综合征（twin anemia polycythemia sequence，TAPS）是由于胎盘间小的动静脉吻合，供血胎儿和受血胎儿间缓慢输血，导致血红蛋白差异显著，但羊水量差异不明显，它是双胎输血综合征的一种形式，发病率很低，仅仅占单绒毛膜双胎的 2%，常常继发于双胎输血综合征胎儿镜激光凝结术后，高达 13%。TAPS 的临床分期分为 5 期：Ⅰ期，

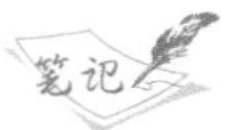

MCA-PSV：供血儿（Donor）＞ 1.5 MoM，受血儿（Recipient）＜ 1.0 MoM；Ⅱ期，MCA-PSV：供血儿＞ 1.7 MoM，受血儿＜ 0.8 MoM；Ⅲ期，Ⅰ期或Ⅱ期伴有供血儿心脏受损；Ⅳ期，供血儿水肿；Ⅴ期，任一胎儿或两胎儿死亡。关于选择性生长受限的文献报道中没有最佳治疗方法，但是可以选择期待疗法、分娩、宫内输血、选择性减胎或者胎儿镜激光手术，具体应根据发病孕周而定。

二、诊疗策略

（1）双胎早期应确定绒毛膜性：孕 11 ～ 14 周应确定是单绒毛膜双胎还是双绒毛膜双胎，再进一步确定是单绒毛膜单羊膜还是单绒毛膜双羊膜抑或双绒毛膜双羊膜。

（2）孕期规范产检和产前超声筛查；自孕 16 周开始，每 2 周行 1 次超声检查，观察羊水厚径、胎儿大小、脐血流、MCA-PSA 等指标。

（3）孕期遗传学筛查和诊断：双胎可采用 NIPT 进行筛查，必要时应进行介入性产前诊断，如羊膜腔穿刺或脐带血穿刺染色体检查。

（4）MCDA 发生并发症，如双胎输血综合征、贫血－多血质序列综合征，应根据孕周选择胎儿镜血管交通支激光凝结术、射频消融选择性减胎术、羊水减量或羊膜造口术，以及期待治疗。

（5）若进行宫内治疗，需严密监测胎儿指标，特别关注胎儿脑组织发育情况，必要时 MRI 进一步检查。

（6）分娩方式的选择根据孕周、产科情况决定，分娩前联系新生儿科。

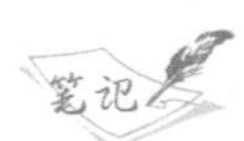

（7）终止妊娠后，仔细查看胎盘大体标本，送病理检查。

（8）新生儿出生后，儿科医生仔细查体，关注新生儿一般情况，特别是血红蛋白情况；新生儿远期严密随访，通过行为智力评分量表进行评分。

病例点评

单绒毛膜双胎在总体双胎中占比接近30%，而单绒毛膜双羊膜囊双胎在其中占比接近70%，其中双胎输血综合征发生率约为15%，贫血–多血质序列综合征发生率约为2%，由此可见，单绒毛双胎并发症发生率高。

本病例发病于妊娠18周，超声提示羊水厚径0.5 cm/11.3 cm，一胎儿羊水过少，膀胱未显示，考虑为双胎输血综合征Ⅱ期，由于孕周小，病情危急，积极进行胎儿镜血管交通支凝结术。将胎盘间血管交通支凝结后，切断两胎儿胎盘间血液或血管活性物质转运，术后第1天，两胎儿羊水量接近正常范围，而第2天恢复正常。

根据国内外双胎指南和临床诊疗常规，需每2周复查1次超声。在孕28周，胎儿镜术后10周，超声提示胎儿大脑中动脉峰值流速，一胎大于1.7 MoM，一胎小于0.8 MoM，由于双胎输血综合征胎儿镜激光凝结术治疗后，继发性TAPS发生率高达13%，因此考虑本病例系胎儿镜术中微小血管交通支的遗漏所致。

TAPS的病理基础是胎盘间小的动静脉吻合，由于血管微小，供血胎儿和受血胎儿间输血过程缓慢，血流动力学代偿

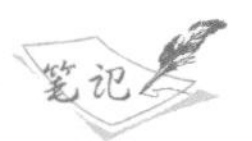

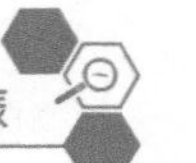

也缓慢。本病例孕 28 周，在胎动良好、胎心监护正常的情况下，给予了期待治疗，在严密监测下延长了孕周 3 周。经超声复查，提示病情加重，进展为 TAPS Ⅳ期，立即给予终止妊娠。

术后新生儿血红蛋白相差约 200 g/L，验证了 TAPS 的存在，而胎盘大体标本可见微小血管吻合支，胎盘病理提示两不同区域内的绒毛内小血管欠充盈和淤血的不同表现，均证实了 TAPS 的病理基础。

总之，单绒毛膜双胎应严格按照临床诊疗常规进行产前检查，及早发现异常，及早宫内治疗。胎儿镜激光凝结术后，应考虑到继发 TAPS 或一胎死亡等相应手术并发症，严密监测。分娩时机和分娩方式需根据产科情况而定，与患者及家属的充分沟通，十分必要，建立良好的医患信任关系，可以促进医疗的良性进展。

参考文献

1. MARTIN J A，HAMILTON B E，OSTERMAN M J. Three decades of twin births in the United States，1980-2009. NCHS Data Brief，2012（80）：1-8.

2. KILBY M D，BRICKER L. Management of monochorionic twin pregnancy：green-top guideline No. 51. BJOG，2016，124（1）：e1-e45.

3. CORDERO L，FRANCO A，JOY S D，et al. Monochorionic diamniotic infants without twin-to-twin transfusion syndrome. J Perinatol，2005，25（12）：753-758.

4. QUINTERO R A. Twin-twin transfusion syndrome. Clin Perinatol，2003，30（3）：591-600.

5. National Collaborating Centre for Women's and Children's Health（UK）. Multiple

Pregnancy：the management of twin and triplet pregnancies in the antenatal period. London：RCOG Press，2011.

6. KILBY M D，BAKER P N，CRITCHLEY H O，et al. Multiple pregnancy. Consensusviews arising from the 50th Study GrouP Multiple Pregnancy. London：RCOG Press，2006：283-286.
7. KILBY M D，PLATT C，WHITTLE M J，et al. Renin gene expression in fetal kidneys of pregnancies complicated by twin-twin transfusion syndrome. Pediatr Dev Pathol，2001，4（2）：175-179.
8. QUINTERO R A，MORALES W J，ALLEN M H，et al. Staging of twin-twin transfusion syndrome. J Perinatol，1999，19（8）：550-555.
9. QUINTERO R A，DICKINSON J E，MORALES W J，et al. Stage-based treatment of twin-twin transfusion syndrome. Am J Obstet Gynecol，2003，188（5）：1333-1340.
10. SIMPSON L L. Twin-twin transfusion syndrome. Am J Obstet Gynecol，2013，208（1）：3-18.
11. SENAT M V，DEPREST J，BOULVAIN M，et al. Endoscopic laser surgery versus serial amnioreduction for severe twin-to-twin transfusion syndrome. N Engl J Med，2004，351（2）：136-144.
12. ODIBO A O，CAUGHEY A B，GROBMAN W，et al. Selective laser photocoagulation versus serial amniodrainage for the treatment of twin-twin transfusion syndrome：a cost-effectiveness analysis. J Perinatol，2009，29（8）：543-547.
13. SALOMON L J，ORTQVIST L，AEGERTER P，et al. Long-term developmental follow-up of infants who participated in a randomized clinical trial of amniocentesis vs laser photocoagulation for the treatment of twin-to-twin transfusion syndrome. Am J Obstet Gynecol，2010，203（5）：444，e1-e7.

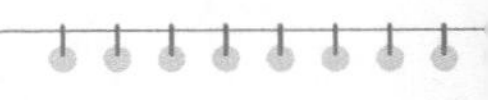

14. LENCLEN R，CIARLO G，PAUPE A，et al. Neurodevelopmental outcome at 2 years in children born preterm treated by amnioreduction or fetoscopic laser surgery for twin-to-twin transfusion syndrome：comparison with dichorionic twins. Am J Obstet Gynecol，2009，201（3）：291，e1-e5.

15. MOON-GRADY A J，RAND L，LEMLEY B，et al. Effect of selective fetoscopic laser photocoagulation therapy for twin-twin transfusion syndrome on pulmonary valve pathology in recipient twins. Ultrasound Obstet Gynecol，2011，37（1）：27-33.

16. CHMAIT R H，KONTOPOULOS E V，KORST L M，et al. Stage-based outcomes of 682 consecutive cases of twin-twin transfusion syndrome treated with laser surgery：the USFetus experience. Am J Obstet Gynecol，2011，204（5）：393，e1-e6.

17. CHALOUHI G E，ESSAOUI M，STIRNEMANN J，et al. Laser therapy for twin-to-twin transfusion syndrome（TTTS）. Prenat Diagn，2011，31（7）：637-646.

18. QUINTERO R A，BORNICK P W，ALLEN M H，et al. Selective laser photocoagulation of communicating vessels in severe twin-twin transfusion syndrome in women with an anterior placenta. Obstet Gynecol，2001，97（3）：477-481.

19. LOPRIORE E，SLAGHEKKE F，MIDDELDORP J M，et al. Residual anastomoses in twin-to-twin transfusion syndrome treated with selective fetoscopic laser surgery：localization，size，and consequences. Am J Obstet Gynecol，2009，201（1）：66，e1-e4.

20. RUANO R，RODO C，PEIRO J L，et al. Fetoscopic laser ablation of placental anastomoses in twin-twin transfusion syndrome using “Solomon technique”. Ultrasound Obstet Gynecol，2013，42（4）：434-439.

21. LOPRIORE E，SLAGHEKKE F，OEPKES D，et al. Hematological characteristics

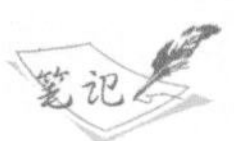

in neonates with twin anemia-polycythemia sequence（TAPS）. Prenat Diagn，2010，30（3）：251-255.

22. SLAGHEKKE F，KIST W J，OEPKES D，et al. Twin anemia-polycythemia sequence：diagnostic criteria，classification，perinatal management and outcome. Fetal Diagn Ther，2010，27（4）：181-190.

23. ROBYR R，LEWI L，SALOMON L J，et al. Prevalence and management of late fetal complications following successful selective laser coagulation of chorionic plate anastomoses in twin-to-twin transfusion syndrome. Am J Obstet Gynecol，2006，194（3）：796-803.

24. GENOVA L，SLAGHEKKE F，KLUMPER F J，et al. Management of twin anemia-polycythemia sequence using intrauterine blood transfusion for the donor and partial exchange transfusion for the recipient. Fetal Diagn Ther，2013，34（2）：121-126.

笔记

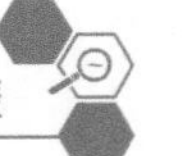

042　单绒毛膜双羊膜囊选择性生长受限

病历摘要

孕妇，32 岁，主因“停经 35^{+} 周，发现选择性胎儿生长受限 3^{+} 个月”入院。

孕妇平素月经欠规律，7/45 天，月经量中，无痛经，末次经 2020 年 6 月 10 日，预产期 2021 年 3 月 17 日。患者于停经 30 天查尿 hCG 阳性，早期无阴道出血，孕 4 个月自觉胎动。孕 13^{+} 周 B 超提示：双胎妊娠（单绒双羊），第一胎儿 NT 2.2 mm，第二胎儿 NT 1.1 mm。孕期行无创 DNA 提示低风险。孕 20^{+} 周产检 B 超提示两胎儿体重相差大于 25%（图 8-4），诊断为“选择性胎儿生长受限（Ⅰ型）”。孕 26^{+} 周予赖氨肌醇维 B_{12} 口服溶液治疗，孕 28 周予阿司匹林肠溶片 75 mg/d 口服至孕 34 周，B 超监测两胎儿生长速度均在正常范围（BPD 和 FL 生长速度均为 2 mm/w），定期监测脐血流及大脑中动脉血流无异常。孕 24^{+} 周 OGTT 4.97 mmol/L-6.50 mmol/L-5.20 mmol/L。血压、血糖正常，GBS（–）。2021 年 2 月 5 日因 B 超检查（图 8-5）提示“两胎儿体重相差 29%，小胎儿两周无明显生长”，住院给予地塞米松促胎肺成熟，胎心监护正常出院。孕 35^{+5} 周，无腹痛，无阴道出血及流液，门诊以“孕 3 产 1 孕 35^{+} 周头 / 臀位、双胎妊娠（单绒双羊）、选择性胎儿生长受限（Ⅰ型）、乳腺结节剥除手术史”收入院。

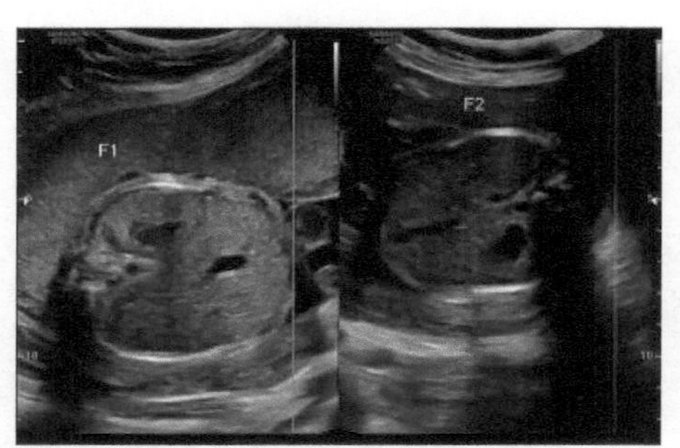

图 8-4　妊娠 20^+ 周超声检查

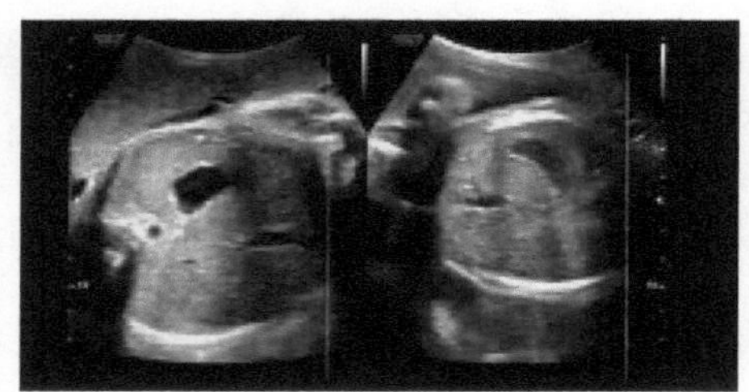
图 8-5　妊娠 33 周

体格检查：患者身高 163 cm，孕前体重 60 kg，现体重 76 kg，孕前 BMI 体格检查 22.58 kg/m^2，孕期增重 16 kg。

孕产史：孕 2 产 1，2017 年足月顺产一女活婴，体重 3440 g，现体健。2015 年自然流产行清宫术 1 次，术后未送病理检查。否认产后出血及产褥感染史。

影像学检查

（1）2021 年 2 月 2 日 B 超：BPD 8.7/7.8 cm，FL 6.2/5.4 cm，AC 28/25.5 cm，羊水深度 4.4/3.9 cm，胎盘位于前壁。第一胎儿头位，MCA-PSV 0.97 MoM，第二胎儿臀位，MCA-PSV 0.91 MoM，两胎儿静脉导管 a 波正向，估计胎儿大小 2 000/1 400 g，体重差异 29.53%，第二胎儿选择性胎儿生长受限（Ⅰ型）。

（2）2021 年 2 月 16 日 B 超：BPD 9.0/8.1 cm，FL 6.6 / 5.6 cm，

笔记

AC 29.8 /24.3 cm，羊水深度 4.2 / 4 cm，估计胎儿大小 2355 /1400 g。

实验室检查：未见异常。

妊娠结局：2 月 19 日行剖宫产术，术后诊断：孕 3 产 2 孕 36^+ 周 LOA/LSA 剖宫产、早产、球盘状胎盘（小男）、双胎妊娠（单绒双羊，图 8-6）、选择性胎儿生长受限（Ⅰ型）、低出生体重儿（大男、小男）、乳腺结节剥除手术史。大男体重 2225 g，Apgar 评分 10 分 – 10 分 – 10 分，cLac 1.9 mmol/L，ABE –4.2 mmol/L，pH 7.320（图 8-7）；小男体重 1475 g，Apgar 评分 10 分 – 10 分 – 10 分，pH 7.343，cLac 1.6 mmol/L，ABE –3.7 mmol/L（图 8-8）。

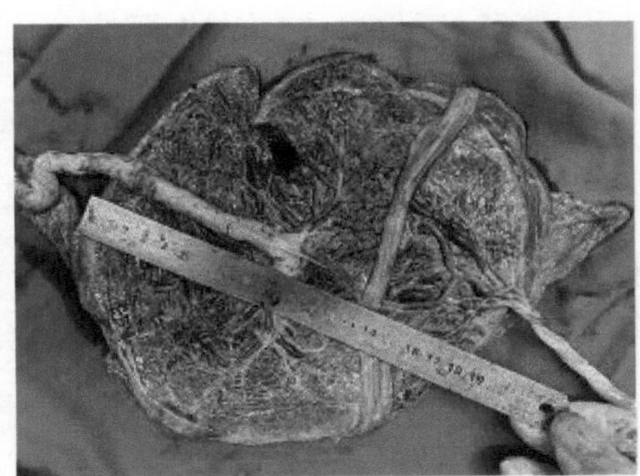

图 8-6　胎盘分配

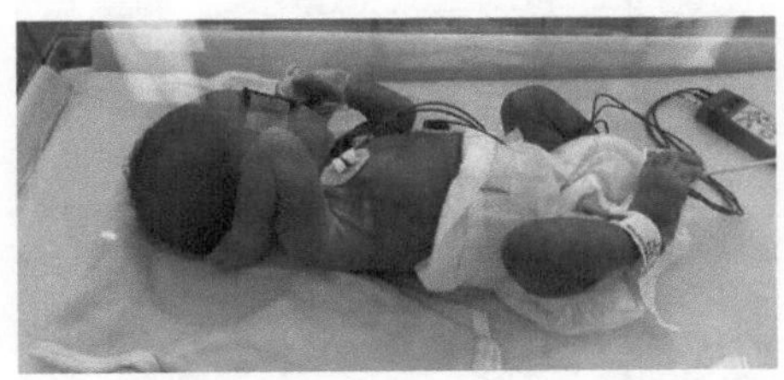

图 8-7　新生儿之大婴

笔记

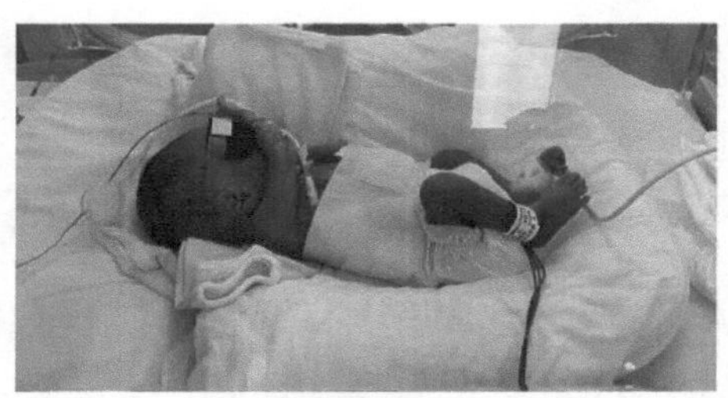

图 8-8　新生儿之小婴

病例分析

双胎妊娠的风险取决于绒毛膜性。不同绒毛膜性双胎风险不同。绒毛膜性应在妊娠 6 ～ 14 周进行判断。妊娠 6 ～ 7 周行超声检查，有时卵黄囊发育较晚时不好确定双胎，最好在 8 ～ 10 周通过孕囊数目判断绒毛膜性。(11 ～ 13) $^{+6}$ 周行超声检查，进一步确定其绒毛膜性。可以通过胎膜与胎盘插入点之间形态 (呈“双胎峰”或者“T”字征) 来判定双胎的绒毛膜性 (图 8-9)。

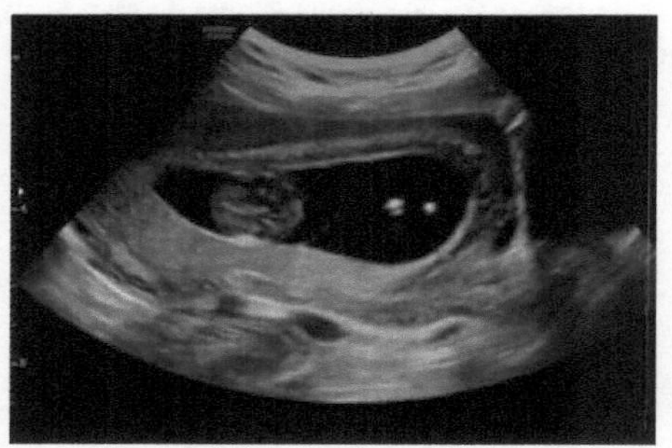

图 8-9　T 字征（妊娠 12 周，单绒双羊双胎“T”字征）

总体来说，约 2/3 的双胎为双卵双胎，1/3 为单卵双胎。所有双卵双胎均为双绒毛膜双胎；而单卵双胎由于分裂时间不

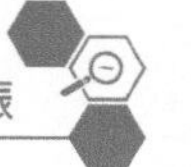

同，33% 为双绒双胎，66% 为单绒双胎。因此绝大多数的双绒毛膜性双胎（约 86%）为双卵双胎，而几乎所有的单绒毛膜性双胎为单卵双胎。

1. 产前筛查

双胎妊娠的非整倍体异常的产前筛查策略包括：①单纯根据母亲年龄；②孕早期的超声颈部透明层的筛查；③孕早期的超声血清联合筛查；④孕中期的血清筛查；⑤无创性胎儿游离 DNA 的筛查。

在单卵双胎，一胎发生染色体异常的风险与相同年龄母亲单胎的风险一致。而在双卵双胎，理论上至少一胎发生染色体异常的风险高于相同母亲年龄的单胎妊娠，据研究双卵双胎妊娠年龄 32 岁（也有研究采用 31 岁或 33 岁）时发生染色体异常的风险与单胎妊娠孕妇年龄 35 岁时相近。也就意味着需为≥ 32 岁的双卵双胎孕妇提供侵入性产前诊断的选择。

2. 双胎一胎生长受限

双绒毛膜双胎生长不一致的诊断标准为双胎中一胎估测体重＜同胎龄第 3 百分位数；或一胎符合以下 3 个条件中的至少 2 个：①一胎估测体重＜第 10 百分位数；② 2 个胎儿估测体重差异≥ 25%；③较小胎儿的脐动脉搏动指数＞第 95 百分位数。诊断选择性生长受限（sFGR）需符合双胎中一胎估测体重＜第 3 百分位数，或符合以下 4 项中的至少 2 项：①一胎估测体重＜第 10 百分位数；②一胎腹围＜第 10 百分位数；③ 2 个胎儿估测体重差异≥ 25%；④较小胎儿的脐动脉搏动指数＞第 95 百分位数。

3. 分娩方式

双绒双胎生长不一致，在妊娠晚期，主要是加强监护，监测脐血流参数和胎心，综合评价母体状况、胎儿大小、孕龄和分娩医院的医疗条件，选择适宜的分娩时机。对于单绒双羊选择性生长受限来说，首先应该排除双胎输血综合征，并根据胎儿脐血流参数，对 sFGR 进行分型。①Ⅰ型：脐血流舒张末期血流频谱正常，胎儿大小差异由胎盘份额分配不一致决定，胎盘份额不足引起的生长受限，对于病情稳定的Ⅰ型 sFGR，可期待妊娠至 34 ～ 36 周分娩。②Ⅱ型：两胎儿胎盘面积差异较大，小胎儿出现持续性脐血流舒张末期血流消失或倒置。Ⅱ型 sFGR 的小胎儿多存在严重的胎盘灌注不良，70% ～ 90% 的胎儿在孕 30 周前出现病情恶化。中华围产医学会胎儿学组推荐每周评估胎儿羊水与血流，每 2 周评估胎儿生长发育与趋势。若小胎儿病情稳定，建议一般不超过孕 32 周终止妊娠。③Ⅲ型：sFGR 两胎盘差异相对较小，胎盘之间可能存在较粗大的血管吻合支，对两胎盘间的血流起到一定的平衡作用，小胎儿可出现间歇型脐血流舒张末期血流消失或倒置。通常在妊娠 34 周前出现病情恶化的情况较少，两胎都存活的可能性较大。但如果小胎儿突然发生心率过缓、血压下降，则可能发生急性的双胎输血，大量血液从大胎流向小胎，导致大胎死亡。

4. 诊疗策略

（1）影像学检查明确绒毛膜性。

（2）进行产前筛查和胎儿染色体检查（一胎异常）。

（3）孕期监测：监测胎儿生长速度和脐血流阻力。

（4）适时分娩：妊娠 32 周即应促胎肺成熟，为分娩做好准备。

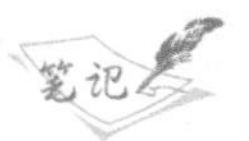

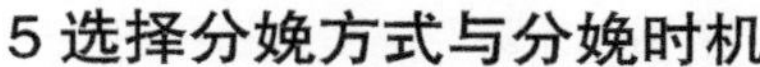

5 选择分娩方式与分娩时机

如前所述，双绒双羊双胎生长不一致在孕晚期需要综合评价母胎状况、医疗环境、救治水平，选择适宜的终止妊娠时机。单绒双羊选择性生长受限，则需根据 sFGR 分型、脐血流状况、胎心监护图形分类，在妊娠 32 ～ 34 周选择终止妊娠。国内专家认为可根据孕妇和胎儿情况，以及当地医疗水平选择妊娠在 34 ～ 36 周终止妊娠。

病例点评

该病例妊娠早期超声检查即明确绒毛膜性为单绒双羊双胎，妊娠 13 周再次证实为单绒双羊双胎。

（1）产前筛查规范：妊娠 13 周两胎儿 NT 测量均在正常范围，母外周血胎儿游离 DNA 筛查低风险。

（2）妊娠 16 周后，每 2 周超声评估胎儿宫内状况和大脑中动脉血流，妊娠 30 周入院促胎肺成熟。因选择性生长受限，小胎儿生长停滞，于妊娠 36 周终止妊娠。

（3）孕期检查规范，对小胎儿严密监测。在妊娠晚期，小胎儿停止生长 2 周后，经促胎肺成熟，手术终止妊娠。分娩后可见胎盘面积存在较大差异，两胎儿大小相差 33.7%，证实了 Ⅰ 型选择性生长受限。出生后继续随访胎儿神经运动系统发育。

参考文献

1. 孙路明，赵扬玉，段涛．中华医学会“双胎妊娠临床处理指南（第一部分）：双胎妊娠孕期监护及处理（2015）”解读．中国实用妇科与产科杂志，2016，32（4）：291-297.

2. 中华医学会围产医学分会胎儿医学学组，中华医学会妇产科学分会产科学组．双胎妊娠临床处理指南（2020年更新）．中华围产医学杂志，2020，23（8）：505-516.

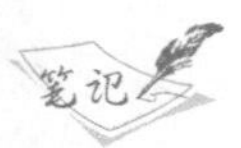

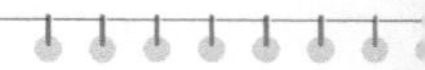
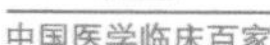

043 无心畸胎序列征

病历摘要

孕妇，36岁，孕1产0，主因“孕37周，双胎，入院手术”入院。

孕妇平素月经规律，6/30天，月经量中，无痛经，末次月经2019年11月26日，预产期2020年9月3日。孕6^+周超声提示：宫内早孕（单绒三羊可能），内见三个卵黄囊及两个胎芽；孕8^+周超声提示：宫腔内可见三个卵黄囊及三个胎芽，其中两个见胎心搏动，第三胎芽未见胎心搏动。孕11周超声提示：双活胎（单绒三羊），第一胎儿NT 1.2 mm，第二胎儿NT 3.1 mm；另见一低回声，大小约1.5 cm×1.1 cm，未见胎心搏动。转诊至我院，孕18周超声提示：宫内第三胎儿为无头无心畸胎。进一步行羊水穿刺，结果提示：第三胎为45，X[20%]/46，XN[80%]的嵌合体；seq[hg19]del（X）（p22.33q28）（mos）缺失。孕20^+周行B超引导下射频减胎术，手术顺利。术后动态监测超声提示无头无心畸胎无明显变化，监测存活两胎儿生长发育可，胎儿大脑中动脉血流正常。孕中期OGTT提示异常，诊断妊娠期糖尿病，予以运动及饮食控制血糖，监测血糖控制可。血压正常，孕37周，无产兆，入院择期手术。

体格检查：患者一般情况好，身高159 cm，孕前体重53 kg，现体重66 kg，孕期增重13 kg。T 36.5℃，P 82次/分，BP 110/70 mmHg，心脏听诊律齐、无杂音，肺部听诊呼吸音

清、无异常，肝、脾肋下未触及，腹部膨隆，无水肿。

产检：宫高 43 cm，腹围 112 cm，胎心 145/150 bpm，宫缩无，胎儿头位，先露浅定，估计胎儿大小 2 800/3 200 g。

辅助检查

（1）超声（孕 6 周）：宫内早孕（单绒三羊可能），内见三个卵黄囊及两个胎芽。

（2）超声（孕 8 周）：宫腔内可见三个卵黄囊及三个胎芽，其中两个见胎心搏动，第三胎芽未见胎心搏动。

（3）超声（孕 11 周）：双活胎（单绒三羊），第一胎儿 NT=1.2 mm，第二胎儿 NT=3.1 mm；另见一低回声，大小约 1.5 cm × 1.1 cm，未见胎心搏动。

（4）超声（孕 18 周）：宫内见三胎儿回声，第三胎儿位于宫腔右下方一胎块，胎体长约 4.8 cm，内部结构较乱，可见部分肢体，未见明显胎心搏动，但其内血管有血流信号，为无头无心畸胎。

（5）超声（孕 19 周）：宫内妊娠三活胎（单绒三胎），第一、二胎儿无异常，宫腔右下可见一不规则胎块，大小约 5.9 cm × 3.4 cm，可见部分肢体，未见明显胎心搏动，内部见一条状血流信号，羊水厚径约 2.3 cm，为无头无心畸胎。

（6）超声（孕 20 周射频减胎术后）：宫内双活胎，头 / 臀位，羊水厚径 AF 4.4/4.2 cm，脐动脉 S/D 4.04/3.32；大脑中动脉血流未见异常；宫腔内左下见不规则胎块，未见胎心搏动，未见血流信号（图 8-10）。

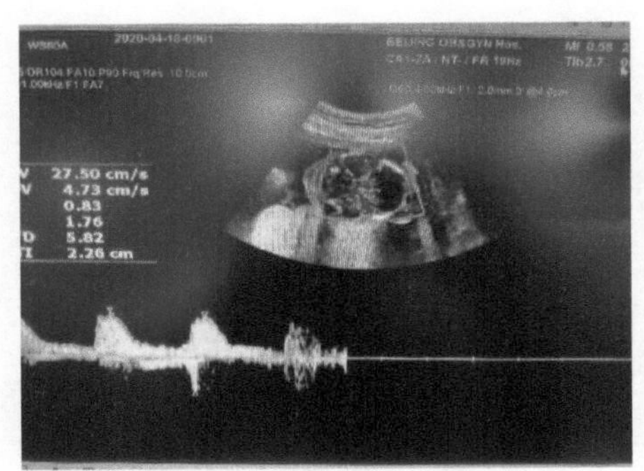

图 8-10　无头无心胎块血流终止

（7）超声（孕 33 周）：宫内双活胎，一胎头位，BPD 8.6 cm，FL 6.2 cm，AC 30.6 cm，AF 6.5 cm。二胎横位，BPD 8.7 cm，FL 6.3 cm，AC 30.8 cm，AF 7.4 cm。宫腔右下可见一胎体样结构，长径约 5.3 cm，CDFI 内未见明显血流信号。

（8）超声（孕 35 周）：宫内双活胎，一胎头位，BPD 9.5 cm，FL 6.6 cm，AC 30.6 cm，AF 5.5 cm。二胎横位，BPD 8.9 cm，FL 6.8 cm，AC 34.4 cm，AF 3.9 cm。宫腔右下未探及其他胎儿样结构。

（9）羊水穿刺细胞遗传学检查：第三胎（无头无心畸胎）45，X [20%] /46，XN [80%] 的嵌合体；seq [hg19] del（X）（p22.33q28）（mos）缺失。余二胎染色体未见异常。

入院诊断：孕 1 产 0 孕 37 周头 / 横位；双胎妊娠（单绒双羊）；三胎一胎射频减胎术后；妊娠期糖尿病。

妊娠结局及出院诊断：孕 1 产 1 孕 37 周头 / 横位剖宫产；双胎妊娠（双绒双羊，图 8-11）；三胎一胎射频减胎术后（图 8-12）；妊娠期糖尿病。

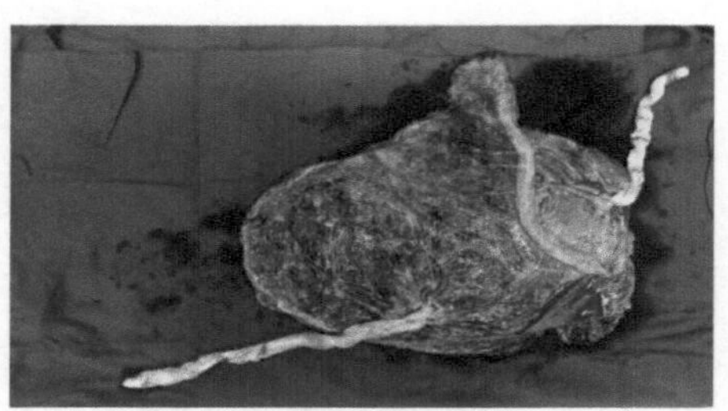
图 8-11　胎盘（双绒毛膜三羊膜囊）

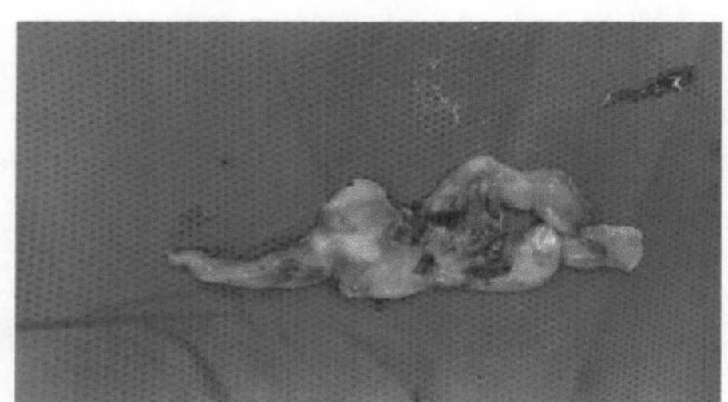
图 8-12　无头无心畸胎

病例分析

一、疾病定义

1. 无心畸胎序列征（双胎反向动脉灌注序列征）

无心畸胎序列征（twin reversed arterial perfusion sequence，TRAPS）是单绒毛膜性双胎的独特并发症，包括无头畸形、无心无头畸形、无心寄生胎畸形等。TRAPS 发生率在所有妊娠中占 1/35 000，在单绒毛膜性双胎妊娠中的发生率为 1%，大多数发生在双胎妊娠中，仅 8% 发生在三胎妊娠中。正常胎儿被称为泵血儿，畸形胎儿称为受血儿。无心胎的循环需要依赖于正常胎儿，超声检查未见异常胎儿的心脏显示，但胎体内可见血液流动。异常胎儿的脐带为单脐动脉，即入胎动脉血流，

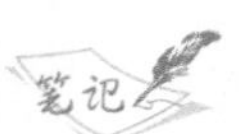

其血流频谱所显示的心率、心律与正常胎儿的心率、心律完全一致。本病的病因不明，已被广泛接受的假说是“血管反向灌注理论”。

应将 TRAPS 孕妇及时转诊到有经验的产前诊断中心或胎儿医学中心进行监测，给予相应的咨询和提供合理的治疗方案。部分 TRAPS 如不及时治疗，泵血儿可出现心力衰竭、水肿、早产等，其围产儿病死率为 50% ～ 75%。泵血儿也有较高的结构异常的发生概率，其出现染色体异常的概率约为 9%，应对其进行仔细的结构筛查及染色体检查。TRAPS 的治疗方式与单绒毛膜性双胎中一胎异常的方式相似，多采用血管凝固技术减胎（射频消融术或脐带凝固术）。是否需要减无心胎取决于无心胎与泵血儿的相对大小，以及是否出现泵血儿心脏功能受损的表现。关于对无心胎进行宫内干预的指征包括：①无心胎的腹围与供血儿相等甚至大于供血儿；②伴有羊水过多（羊水最大深度＞ 8 cm）；③泵血儿出现严重的超声血流异常，包括脐动脉舒张期血液缺失或倒置，脐静脉血流搏动或者静脉导管血流反向；④泵血儿水肿（胸腹水等腔隙积水）；⑤易出现脐带缠绕的单羊膜囊。

2. 双胎输血综合征

双胎输血综合征（twin to twin transfusion syndrome，TTTS）是单绒毛膜性双胎妊娠特有的并发症，占单绒毛膜性双胎并发症的 10% ～ 15%。TTTS 的发病机制尚不明确，但主要与单绒毛膜性双胎共用 1 个胎盘，在胎盘层面有大量的血管吻合有关。孕 24 周前未经治疗的 TTTS，其胎儿病死率可达 90% ～ 100%，存活胎儿中发生神经系统后遗症的比例高达

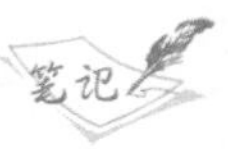

17%～33%。TTTS 的诊断标准是：单绒毛膜性双胎超声检查中，一胎儿出现羊水过多（孕 20 周前羊水最大深度＞8 cm，孕 20 周后羊水最大深度＞10 cm），同时另一胎儿出现羊水过少（羊水最大深度＜2 cm）。TTTS 诊断的必需条件是两个胎儿出现羊水过多－过少序列征（twin oligo-polyhydramnios sequence，TOPS）。

二、诊疗策略

（1）产前超声检查是进行多胎妊娠胎儿畸形判断的有效方法（图 8-13）。

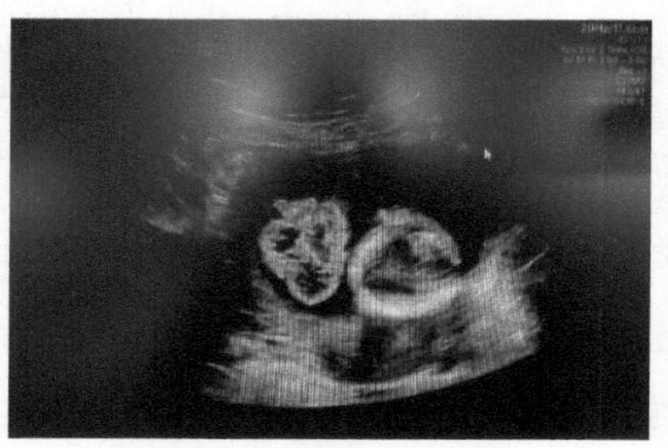

图 8-13　超声判断胎儿畸形

（2）应将 TRAPS 孕妇及时转诊到有经验的产前诊断中心或胎儿医学中心进行监测和检查。

（3）动态监测泵血儿及受血儿生长发育情况，包括胎儿脐血流、大脑中动脉、心功能监测。

（4）泵血儿也有较高的结构异常的发生概率，其出现染色体异常的概率约为 9%，应对胎儿进行仔细的结构筛查及染色体检查。

（5）出现宫内干预指征时，例如，胎儿大脑中动脉血流峰值＞1.5 MoM 或出现胎儿水肿等，应进行宫内干预，采用血

笔记

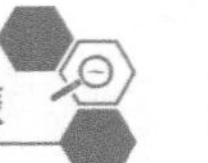

管凝固技术减胎（射频消融术或脐带凝固术）。监测超声提示受血儿胎块增大。

病例点评

一旦诊断无心畸胎序列征，应将孕妇及时转诊到有经验的产前诊断中心或胎儿医学中心进行监测，给予相应的咨询和提供合理的治疗方案。TRAPS 的治疗方式与单绒毛膜性双胎中一胎异常的方式相似，多采用血管凝固技术减胎（射频消融术或脐带凝固术）。是否需要减无心胎取决于无心胎与泵血儿的相对大小，以及是否出现泵血儿心脏功能受损的表现。

该病例外院超声检查提示无心畸胎序列征，及时转诊至我院，动态监测泵血儿及受血儿情况，胎块明显增大，孕 18 周行羊水细胞遗传学检查提示受血儿染色体异常，余两胎儿无异常，孕 20^+ 周行射频消融术凝固胎块脐带，手术顺利，术后监测剩余两胎儿生长发育良好。

孕 37 周择期行剖宫产术，术中分娩两女婴，体重 2645/2965g，Apgar 评分均 10 分，探查见第三胎儿为纸样儿。胎盘大体和病理检查为双绒双羊双胎。

单卵双胎通常被认为遗传上是相同的，然而本病例特殊之处在于胎块和其中一胎为单绒双羊，但染色体核型不一致，这是一种罕见但已知的现象，目前机制尚不清楚，有多种可能的解释，我们认为本病例中核型不一致可能是有丝分裂错误引起的。出生后大体检查，两胎儿和无头无心畸胎分属两个绒毛膜囊和三个羊膜囊。减胎后剩余的两胎儿为双绒双羊，但观察分

娩后胎盘，虽然无头无心畸胎和第二胎儿分属两个绒毛膜囊，但胎盘表面可见血管跨越绒毛膜羊膜分隔，这也是双绒双羊发生双胎输血的可能原因。

参考文献

1. WEISZ B，PELTZ R，CHAYEN B，et al. Tailored management of twin reversed arterial perfusion（TRAP）sequence. Ultrasound Obstet Gynecol，2004，23（5）：451-455.
2. 孙路明，赵扬玉，段涛，等 . 双胎妊娠临床处理指南（第二部分）——双胎妊娠并发症的诊治 . 中国产前诊断杂志（电子版），2015，7（4）：57-64.
3. LEWI L，JANI J，BLICKSTEIN I，et al. The outcome of monochorionic diamniotic twin gestations in the era of invasive fetal therapy：a prospective cohort study. Am J Obstet Gynecol，2008，199（5）：514，e1-e8.
4. ROBERTS D，GATES S，KILBY M，et al. Interventions for twin-twin transfusion syndrome：a Cochrane review. Ultrasound Obstet Gynecol，2008，31（6）：701-711.
5. SENAT M V，DEPREST J，BOULVAIN M，et al. A randomized trial of endoscopic laser surgery versus serial amnioreduction for severe twin-to-twin transfusion syndrome at midgestation. N Engl J Med，2004，351（2）：136-144.
6. ROCK K R，MILLARD S，SERAVALLI V，et al. Discordant anomalies and karyotype in a monochorionic twin pregnancy：a call for comprehensive genetic evaluation. Ultrasound Obstet Gynecol，2017，49（4）：544-545.
7. HALL J G. Twinning. Lancet，2003，362（9385）：735-743.

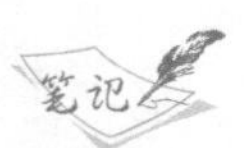